스타일
아이즈

스타일 아이즈

2012년 10월 11일 초판 1쇄 발행
지은이 · 이진수

펴낸이 · 박시형
책임편집 · 정현미, 이혜진

경영총괄 · 이준혁
마케팅 · 권금숙, 장건태, 김석원, 김명래, 탁수정
경영지원 · 김상현, 이연정, 이윤하
펴낸곳 · (주)쌤앤파커스 | 출판신고 · 2006년 9월 25일 제313-2006-000210호
주소 · 경기도 파주시 회동길 174 파주출판도시
전화 · 031-960-4800 | 팩스 · 031-960-4806 | 이메일 · info@smpk.kr

ⓒ 이진수 (저작권자와 맺은 특약에 따라 검인을 생략합니다)
ISBN 978-89-6570-073-9 (13590)

이 책은 저작권법에 따라 보호받는 저작물이므로 무단전재와 무단복제를 금지하며, 이 책 내용의 전부 또는 일부를 이용하려면 반드시 저작권자와 (주)쌤앤파커스의 서면동의를 받아야 합니다.

• 잘못된 책은 바꿔드립니다. • 책값은 뒤표지에 있습니다.

> 쌤앤파커스(Sam&Parkers)는 독자 여러분의 책에 관한 아이디어와 원고 투고를 설레는 마음으로 기다리고 있습니다. 책으로 엮기를 원하는 아이디어가 있으신 분은 이메일 book@smpk.kr로 간단한 개요와 취지, 연락처 등을 보내주세요. 머뭇거리지 말고 문을 두드리세요. 길이 열립니다.

스타일 아이즈

이진수 지음

CONTENTS

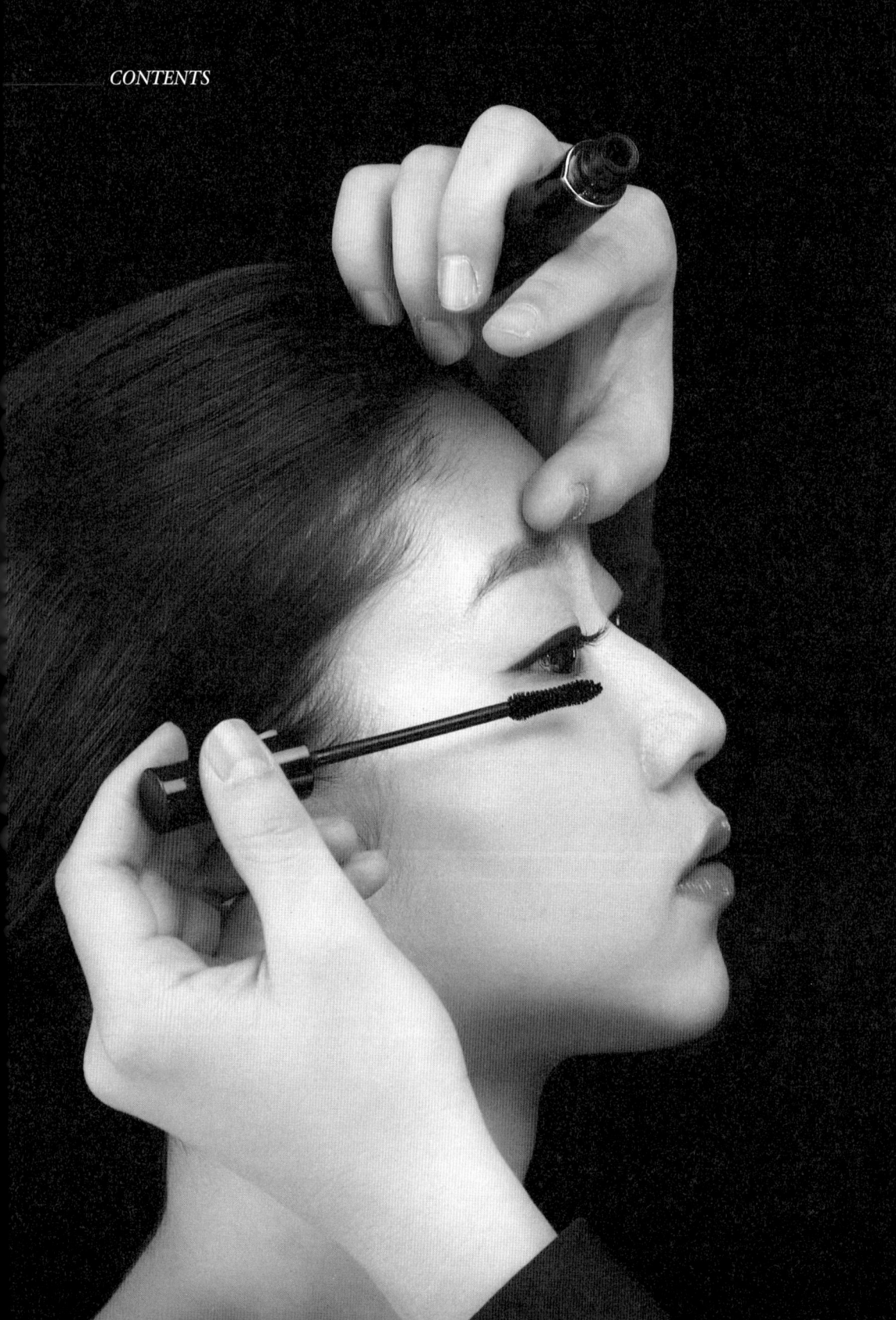

프롤로그
: 여자의 눈에 마법을 걸다… 10

1. 완벽한 아이 메이크업을 위한 베이스

ARTIST ESSAY 1 나는 피부 예쁜 여자가 좋더라 16

Chapter 1. 피부 베이스

가장 먼저 알아야 할 피부 상식, 피부 타입 22
내 피부 결점을 커버하는 피부 톤별 베이스 23
봄·여름·가을·겨울, 계절별 피부 케어 26
'그 피부가 탐난다!', 워너비 피부 표현 28

Chapter 2. 눈가 베이스

무결점 베이스 만드는 일등 공신, 컨실러 100% 활용하기 32
타입별로 똑똑하게 골라 쓰는 컨실러 34
적재적소에 활용하면 효과 2배! 컨실러 브러시 고르기 38
입체적으로 빛나는 눈가 조명 Turn On! 브라이트너 100% 활용하기 40
눈 밑 조명을 켜자! 다크서클 커버하기 42
동안 아이 메이크업의 필수! 통통 애교살 연출하기 43
360도 어느 각도에서 보아도 OK! 콧대 주변 하이라이팅하기 44
입체감이 느껴지는 눈가의 비밀, 눈썹뼈 하이라이팅하기 45

Chapter 3. 눈가 케어

제대로만 지워도 예뻐지는 아이 메이크업 클렌징 48
바르는 방법에 따라 효과가 다르다, 아이크림 바르기 49

JINSU LEE'S SPECIAL TIP
: 예뻐지기 위해 지켜야 할 습관 vs 고쳐야 할 습관 50

2: 기초 아이 메이크업 레슨

ARTIST ESSAY 2 아이 메이크업은 최소화하되, 섬세하게 하라　66

Chapter 4. 나만의 스타일 라인 만들기, 아이라인

쉽고 자연스럽게 그리기, 펜슬 아이라이너　72
강하고 선명한 눈매로 변신 완료! 리퀴드 아이라이너　73
메이크업 아티스트들이 사랑하는 이유가 있다, 젤 아이라이너　74
농도도, 컬러도 다양하게, 아이섀도 아이라이너　75
두 타입의 장점만 골라서 더 예쁘게! 펜슬 아이라이너 + 리퀴드 아이라이너　76
내 눈 모양에 따라 스타일나게 그리는 아이라인　78

성형한 것처럼 눈을 확 커 보이게 하는 앞트임 라인 & 언더라인　82
기초 탄탄, 기본 앞트임 라인　84
앞은 굵게, 뒤는 얇게! 반전 앞트임 라인　85
기초 탄탄, 기본 언더라인　86
포인트로 잡아주자, 눈꼬리 언더라인　87
티나지 않게 시원해지는 눈매, 점막 아이라인 + 언더라인　88
때로는 스페셜하게 라인에 색을 입히자! 컬러 아이라인　89

Chapter 5. 눈에 입히는 신비로운 옷, 아이섀도

브러시&손가락, 아이섀도 테크닉　92
전문가처럼 세심하고 부드럽게, 브러시　94
아이 메이크업 최고의 툴, 손가락　96
타입별로 똑똑하게 바르는 아이섀도　98

원 컬러 & 베이스 + 포인트 컬러 아이섀도 바르기　100
하나로도 그윽하고 다채롭게, 원 컬러 아이섀도　102
자연스러운 광택으로, 베이지 골드 + 포인트 아이섀도　104
진하지 않고 가볍게, 엷은 브라운 + 포인트 아이섀도　105
베이스로 충실한, 연한 핑크 + 포인트 아이섀도　106
생기 있고 청순하게, 라벤더 + 포인트 아이섀도　107

우아하고 여성스럽게, 베이지 + 포인트 아이섀도 108
상큼하고 발랄하게, 연한 코럴 + 포인트 아이섀도 109
환하고 깨끗하게, 화이트 + 포인트 아이섀도 110

Chapter 6. 깜빡이는 순간, 찰나로 매혹하는 마스카라

마스카라, 가장 일반적인 종류와 사용법 114
마스카라, 내용물에 따라 선택하기 115
마스카라, 용도에 따라 구별해 쓰기 116
마스카라, 브러시 종류별로 내게 꼭 맞게 골라 쓰기 118
아찔한 컬링 효과가 2배로! 뷰러로 속눈썹 올리기 120
추억 속 히팅 뷰러, 성냥개비로 속눈썹 컬링하기 121
인형 눈매의 비밀, 인조 속눈썹 붙이기 122

인형 눈 만드는 최고의 비법 마스카라 실전! 126
기초 탄탄, 윗 속눈썹 마스카라 바르기 128
번지지 않고 깔끔하게, 아래 속눈썹 마스카라 바르기 129
속눈썹에 위트를 더해주자! 컬러 마스카라 활용하기 130

Chapter 7. 아이 메이크업의 완성, 아이브로

그리지 않아도 자연스럽게 예쁘게, 아이브로 다듬기 134
눈썹만 바꿔도 분위기가 확 달라진다, 아이브로 메이크업 136
기초 탄탄, 기본 아이브로 138
내겐 어떤 타입이 어울릴까? 타입별로 그리는 아이브로 139
눈썹 형태에 따라 그리기 142

JINSU LEE'S SPECIAL TIP
: 그녀의 입술을 훔쳐라! 146

3. 실전 아이 메이크업 레슨

Chapter 8. 데일리 · 청순 · 내추럴 · 청초

ARTIST ESSAY 3 매일 똑같은 메이크업이라도 좋다 156

- 일락일락 닿을 듯 말 듯 아찔하게 160
- 실크앤누드 방금 샤워를 마친 듯 청초하게 162
- 소녀감성 오늘은 나도 소녀처럼 164
- 베이직데일리 매일매일 특별하게, 에지 있게! 166
- 이노센스 한 듯 안 한 듯 자연스럽게 170
- 글로시 피부 속부터 차오르는 촉촉함! 리얼 꿀광 172

JINSU LEE'S SPECIAL TIP
: 바쁜 당신을 위한 굿모닝 3·3·3 메이크업 174

Chapter 9. 귀여움 · 여성스러움 · 블링블링 · 소녀

ARTIST ESSAY 4 메이크업하는 남자의 과거 180

- 영스모키 처음 빠져드는 깊고 그윽한 스모키의 매력 186
- 키스미 남자의 보호본능을 자극하는 나만의 시크릿 188
- 에스닉가든 화사한 피어남을 준비하는 꽃봉오리 190
- 왕눈이 딱 2배 더 커보이는 눈매 만들기! 192
- 프렌치키스 달콤 쌉싸름한 첫키스의 추억 194
- 리얼돌메이커 살아 있는 진짜 인형으로 태어나다! 196

JINSU LEE'S SPECIAL TIP
: 아티스트 이진수's 메이크업 박스 오픈! 200

Chapter 10. 섹시·시크·도발

ARTIST ESSAY 5 스모키에 대하여… 204

글램브론즈 가을에 풍기는 그윽한 여인의 향기 208
듀얼홀릭 단 2가지 컬러로 신비스럽게 210
오렌지 레볼루션 통통튀는 매력, 강렬한 오렌지 컬러의 향연 212
업투라인 2개로 표현하는 스페셜 메이크업 I 214
언더투라인 2개로 표현하는 스페셜 메이크업 II 216
스머징라인 때로는 나도 나만의 메이크업 아티스트! 218
물고기라인 살아 펄떡이는 날렵함과 상쾌함을 느끼고 싶다면 220

JINSU LEE'S SPECIAL TIP
: 김태희, 신민아, 구은애… 헤라의 뷰티 뮤즈와 함께한 이진수의 이야기 222

Chapter 11. 스페셜 데이

ARTIST ESSAY 6 우리는 누구나 아름다워질 권리가 있다 230

네온사인 앙큼하고 섹시한 네온 컬러로 시선 집중! 234
락페스티벌 오늘 하루, 매력적인 악동이 되어 신나게 놀아보자! 236
엄친딸 많은 사람의 인정을 받는 지적인 나로 거듭나다 238
골드위스키 이보다 더 고급스럽고, 섹시할 순 없다! 240
크리스탈 내 눈을 수놓는 눈부신 반짝거림 242

JINSU LEE'S SPECIAL TIP
: 봄·여름·가을·겨울, 헤라의 대표 뮤즈 구은애 메이크업 246

에필로그
: 나는 이런 메이크업 아티스트가 되고 싶다 260

PROLOGUE

여자의 눈에
마법을 걸다…

남자 메이크업 아티스트가 흔하지 않던 시절, 부모님 눈을 피해 밤낮없이 브러시를 움직이던 때가 엊그제 같은데, 이 분야에 들어와 자리를 잡은 지도 벌써 14년이 넘었다. 이제는 '헤라'라는 누구나 아는 브랜드의 수석 아티스트가 되어 제품 개발 및 광고 촬영까지 모두 참여하고 있으니, 나의 남달랐던 꿈의 첫 단추는 제대로 꿴 셈이다. 물론 앞으로 가야 할 길이 더욱 많이 남아 있지만.

처음 메이크업 책을 내자는 제안을 받았을 때 무척 고민이 되었다. 한국에는 이미 오래 전부터 성형 열풍이 불어왔고, 메이크업에 대한 관심도 그 어느 나라보다 높아서 해마다 새로운 화장법들이 유행을 하고 있는데, 그 트렌드들을 어느 정도 반영해야 하지 않을까 하는 생각 때문이었다. 물론 뷰티 분야에 있는 한 트렌드에 민감하지 않을 수 없다. 나 또한 헤라의 시즌 룩을 개발하고 촬영을 진행할 때마다 한발 앞선 기획을 해야 한다. 그렇지만 메이크업에 대한, 나의 변하지 않는 생각이 있다면 "자신에게 가장 잘 어울리는 스타일을 찾고, 그것을 고수하라!"는 것이다. 그래서 결심했다. 어차피 한 번은 내 이름을 건 메이크업 책을 만들고 싶었고, 그렇다면 이번 기회에 그런 내 생각을 잘 쏟아내자고.

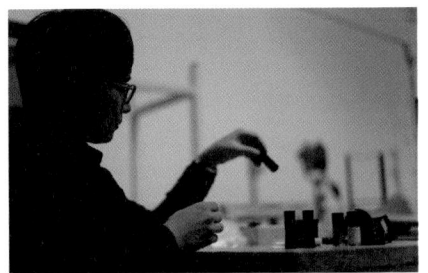

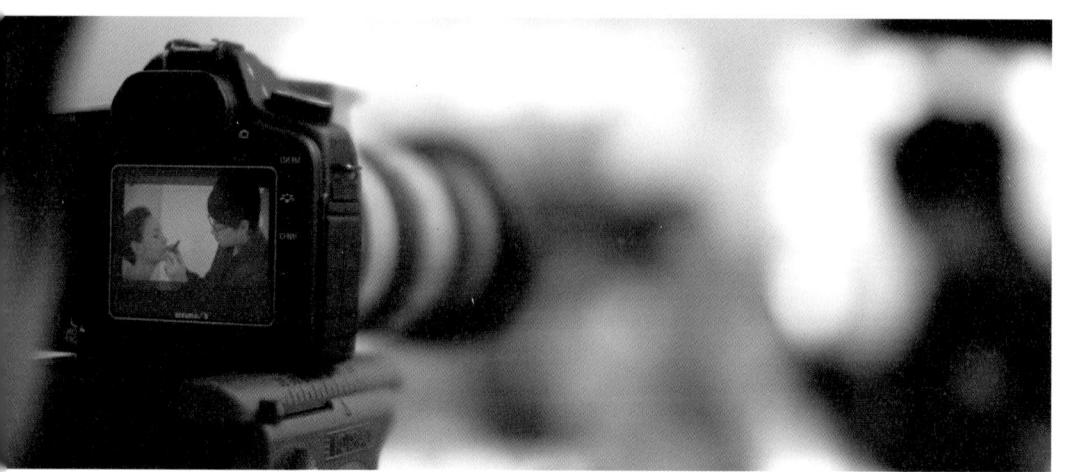

한국 여성들은 '예뻐지고' 싶은 욕구가 그 어느 나라보다 강하다. 물론 그것은 '무죄'다. 하지만 그 '예뻐지는' 방법에 대해서는 참 하고 싶은 이야기가 많다. 나는 성형을 반대하는 사람도, 메이크업의 정도를 '과하다', '부족하다'고 판단하고 싶은 사람도 아니다. 다만 메이크업을 하는 사람으로서 내 사명은 '그녀(혹은 그)가 가진 매력을 가장 잘 발산할 수 있게 해주자'는 것! 천편일률적으로 '미인'이라고 일컬어지는 사람들의 기준에 비견할 수 없다 하더라도, 누구에게나 한 가지씩 매력은 있다. 그것이 눈이든, 눈썹이든, 코든, 볼이든, 광대뼈든, 속눈썹이든, 입술이든…… 그것을 부각시키고 보는 사람들의 시선이 그곳에 가도록 하는 것. 그래서 그 매력이 한껏 발산되도록 하는 것. 그것이 진정한 메이크업의 마법이 아닐까.

피부가 깨끗한 사람이라면 다른 곳보다 피부 정돈에 가장 신경을 쓰고, 눈썹이 매력인 사람은 가지런한 눈썹을, 입술이 예쁜 사람은 립스틱 컬러나 바르는 방법에 신경을 쓰면 좋을 것이다. 그런 모든 메이크업 방법을 이 한 권의 책에 다 담아낸다면 더없이 좋겠지만, 그런 책은 너무 많이 나와 있기에 나는 한국 여성들이 가장 많은 관심을 갖고 있는 '눈화장'에 초점을 맞추었다.

사실 라인 하나만 신경 써서 그려도(혹은 제대로 된 방법만 알고 있어도) 앞트임을 한 것처럼 눈이 커 보이는 효과를 누릴 수 있는데, 욕심이 과한 나머지 잘못된 방법을 사용해 오히려 과장되어 보이는 듯한 느낌을 주는 경우가 많다. 또한 자신의 눈 모양을 잘 파악하고 그에 맞는 라인 그리기나 제형(화장품의 타입)을 선택해야 하는데 그러한 기본적인 지식 또한 잘 모르는 경우가 많아 안타깝다.

나는 이 책을 통해 적어도 '눈화장'에 대해서는 자신 있게 자신의 장점을 부각시킬 수 있는 방법을 제대로 찾도록 해주고 싶다. 눈화장은 그야말로 '마법'과 같아서 잘된 눈화장 하나만으로도 눈동자가 반짝거리고 피부 및 다른 결점을 커버하는 효과까지 누리게 해준다.
이 책에는 단순히 메이크업 아티스트로서가 아닌 제품 개발과 광고 촬영을 통해 몸에 익힌 나의 노하우를 모두 쏟아놓았다 해도 과언이 아닐 것이다. 이 책에 담긴 디테일하면서도 실용적인 팁들을 통해 자신에게 가장 잘 어울리는 눈화장 스타일을 찾고, 매력적인 여성으로 거듭나길 간절히 바래본다.

자, 이제부터 마법에 빠져보시길….

2012년 10월,

이진수

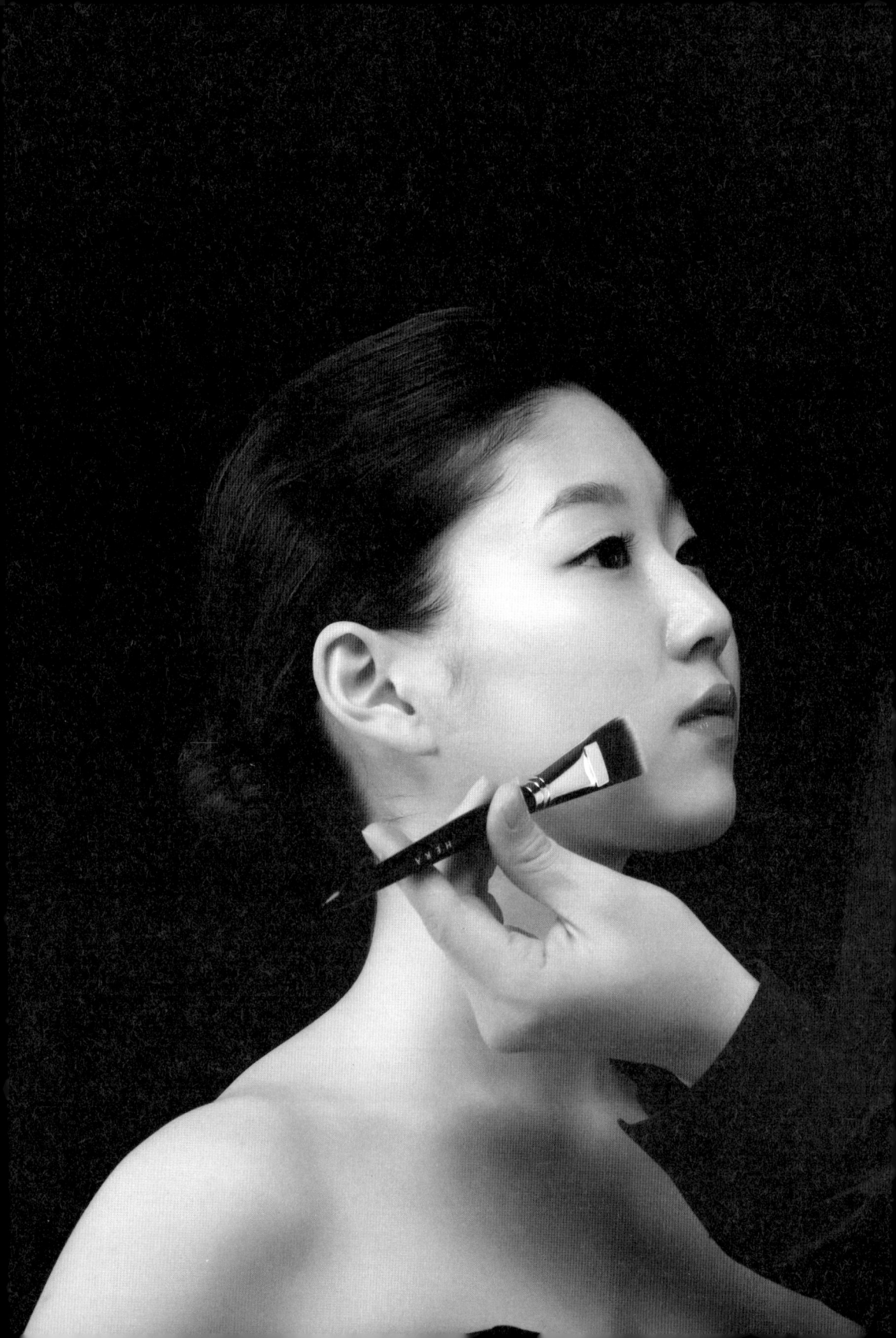

완벽한
아이 메이크업을 위한
베이스

1:

ARTIST ESSAY - 1

나는
피부 예쁜 여자가
좋더라

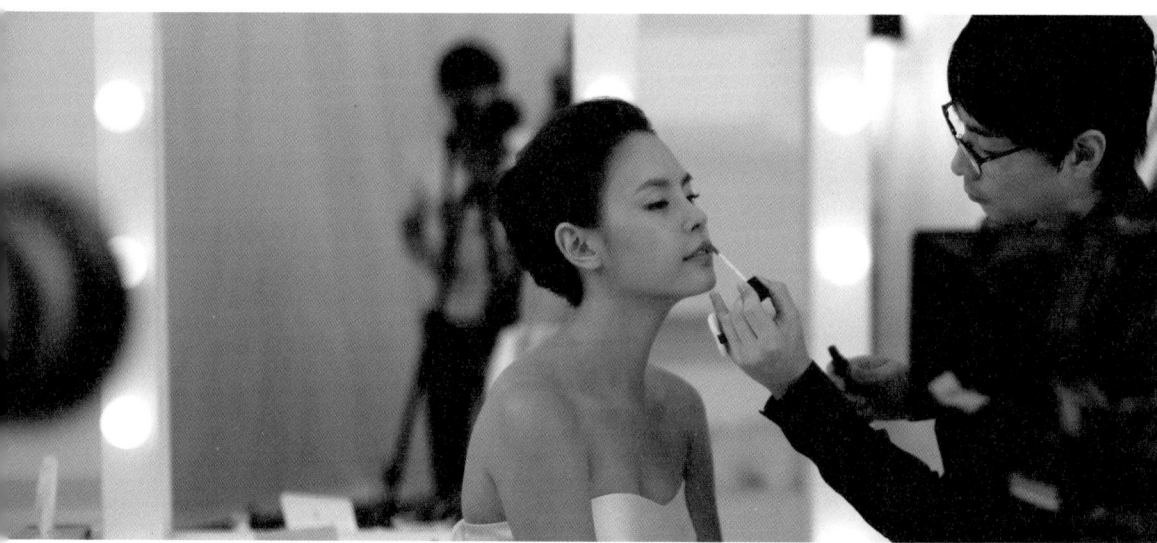

남자들이 말하는 '예쁜 여자'란 어떤 여자일까. 나는 피부가 예쁜 여자가 정말 미인이라고 생각한다(여기에 이의를 제기할 남자는 거의 없지 않을까?). 특별히 메이크업을 하지 않아도 예쁘고, 메이크업을 하면 더 예뻐지는(!) 여자. 그 관건은 피부다.

메이크업은 피부 컨디션을 체크하는 데서 시작한다고 해도 지나치지 않다. '지금 내 피부는 어떻지?' 한번 꼼꼼히 들여다보길. 어떤 컬러를 사용하고, 어떤 포인트를 줄 것인지부터 따지는 메이크업은 좋은 메이크업이 아니다. 피부 컨디션을 정확하게 파악하는 게 우선이며, 그 다음 지금 내 피부에 알맞은 메이크업을 더해야 한다.

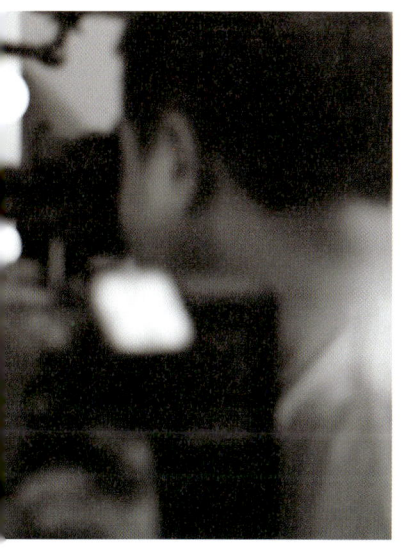

최근 피부 메이크업에서 가장 '핫'한 키워드는 '광光'이다. 물광, 꿀광, 윤광, 결광, 촉광… 그 표현도 다양하다. 사실 여기서 말하는 '광', 즉 광채란 피부 표면에 단순히 입혀지는 펄감이 아니다. 내 피부가 품고 있는 본연의 광채를 말하는 것이다. 그러니까 내 피부의 광채를 최대한 살려주는 메이크업이 바로 '광' 메이크업이라고 할 수 있다. 이는 메이크업에 의존하는 것이 한계가 있음을 역설적으로 보여준다. 내가 갖고 있는 아름다움을 더 빛내기 위한 메이크업은 필수지만, 모든 걸 메이크업으로 커버하려는 과도한 욕심은 금물이라는 것!

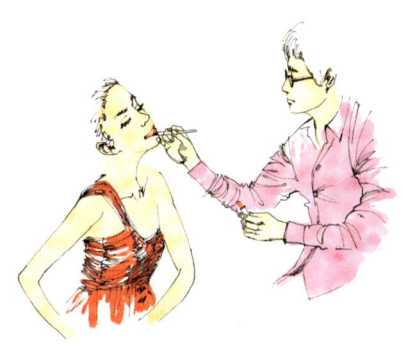

우리가 흔히 '패션 피플'이라 부르는 사람들, 트렌드를 좌지우지하는 사람들은 평소엔 과하게 꾸미지 않는 경우가 많다. 실제로 늘 완벽한 메이크업을 하고 다닐 것 같은 유명 메이크업 아티스트들조차 메이크업을 거의 하지 않은 듯 말간 얼굴로 방송에 출연하거나 인터뷰하는 모습을 본 적 있을 것이다. 그럼에도 불구하고 우리는 그들에게서 알 수 없는 우아함과 정돈됨을 느낄 때가 많다. 그 비결은 무엇일까? 바로 '기본'을 갖췄다는 것이다.

메이크업의 '기본'이 되는 피부에 먼저 관심을 기울여보자. 스케치가 충실하면, 그 위에 무슨 그림을 그려도 아름다운 법이니까.

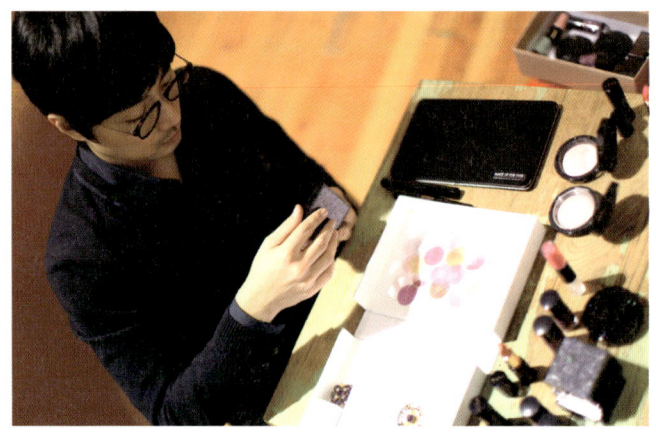

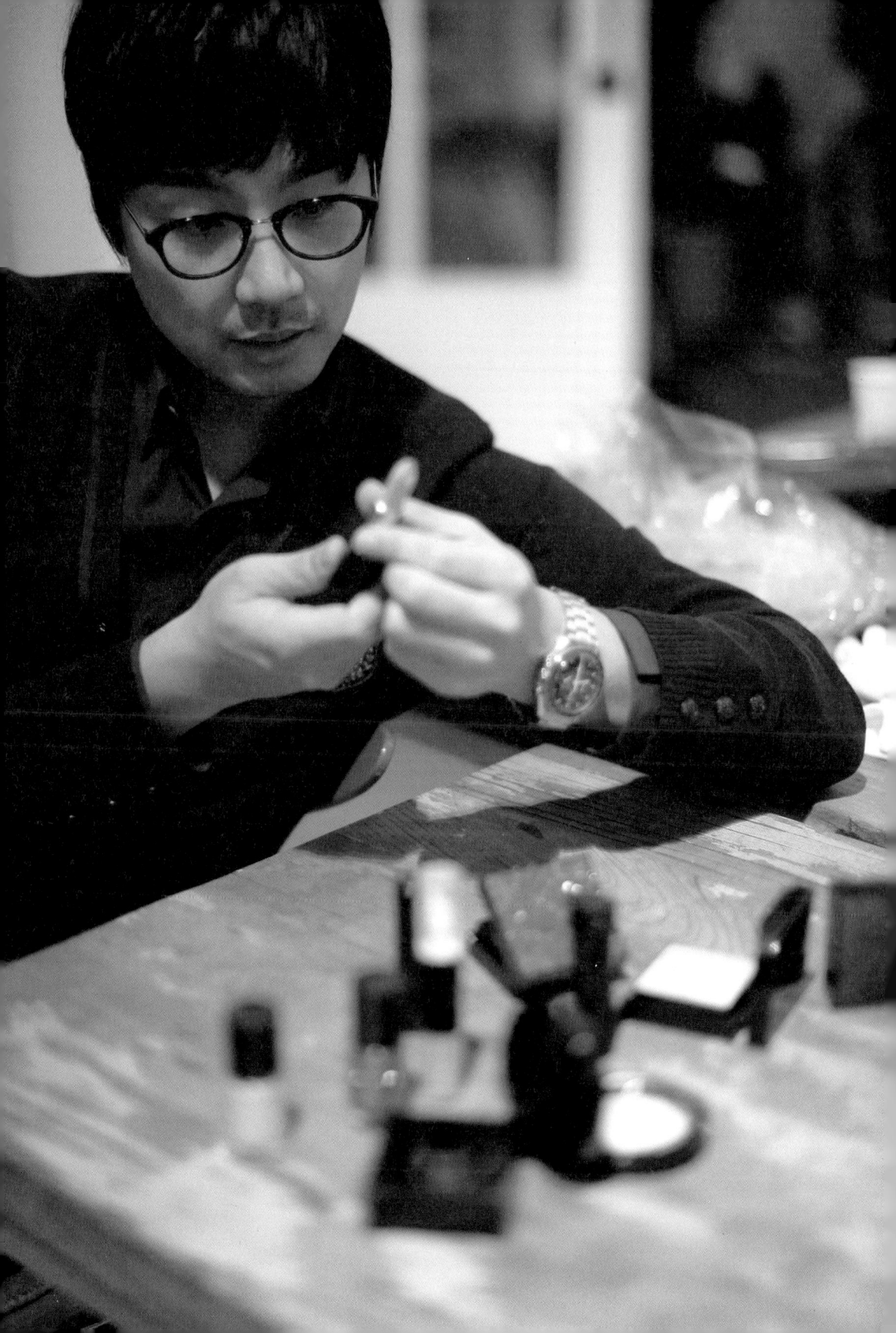

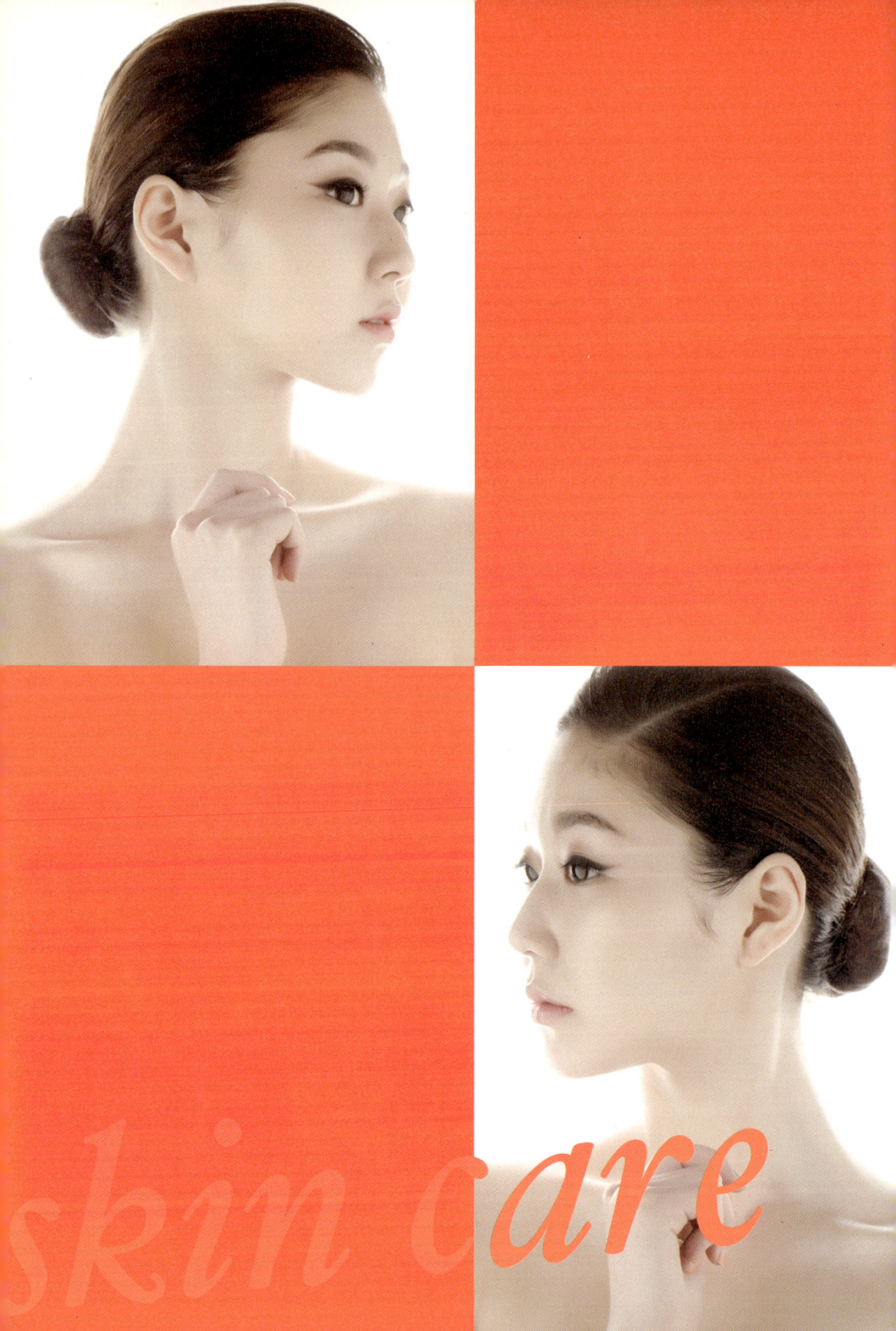

Chapter 1:

피부 베이스

사실 전문가들에게도 피부 표현은 쉽지 않다. 타고난 피부에 따라 좌우되기도 하며, 다양하고 섬세한 터치를 필요로 하기 때문이다.
그렇다면 피부 메이크업은 어떻게 하는 게 좋을까? 피부 메이크업에도 유행이 있다. 최근 몇 년 사이 꾸준히 인기 있는 피부 표현 키워드는 '페일'이다. 살짝 창백해 보일 만큼 하얗고 잡티가 없으며 깨끗한 피부 상태, 이 외에도 꿀광, 투명, 볼륨 등 여자들의 마음을 사로잡는 피부 표현은 그 종류도 다양하다.

다크서클과 눈가 주름, 잡티는 깐깐하게 감추고 돋보이게 할 부분을 은은하게 밝히는 피부 베이스 작업. 메이크업의 기본이 되는 피부를 먼저 깨끗하게 정돈하고, 자신이 갖고 있는 아름다움을 살리고 보완하는 베이스 메이크업이야말로 스타일리시한 아이 메이크업의 첫걸음이다. 이번 장에서는 완벽한 아이 메이크업을 위한 베이스 메이크업에 대해 알아보자.

가장 먼저 알아야 할 피부 상식,
피부 타입

TIP
미스트를 뿌리면 더 건조해진다?
미스트를 베이스 단계, 중간 단계, 수정 단계에 모두 사용하는 경우가 있는데 그러면 오히려 피부가 더 건조해질 수 있다. 미스트는 메이크업 후 일정 시간이 지난 다음 적절한 양을 사용하는 편이 좋다.

건조해 푸석푸석한 건성피부
건성피부의 경우 피부가 들뜨거나 당길 수 있으니 수분감 있게 표현하는 게 중요하다. 파운데이션과 수분 크림을 2:1 정도 비율로 믹스해 촉촉하게 연출해주는 게 노하우! 모이스처 수딩밤을 사용해 피부 속은 촉촉하게, 겉은 윤기 나게 마무리해준다. 수시로 미스트를 뿌려 피부에 수분을 공급해주는 것도 좋다.

유분이 많고 쉽게 번들거리는 지성피부

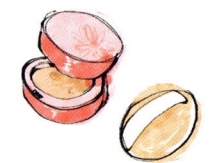

피지 분비량이 많은 지성피부의 가장 큰 고민은 메이크업이 쉽게 지워진다는 것. 유분 때문에 메이크업을 해도 지속력이 약하다. 이럴 경우 매트한 질감의 가루 타입 루스 파우더를 사용해 유분을 잡아주자. 만약 파우더를 쓰지 않을 경우 케이크 타입의 파운데이션을 수시로 덧발라주는 게 좋다.

T존, U존은 번들, 다른 곳은 건조한 복합성피부

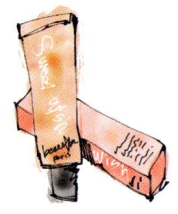

복합성피부는 번들거림과 건조함 모두를 잡아주는 똑똑한 메이크업이 필요하다. 피지 컨트롤 기능이 있는 프라이머를 T존 부위에 사용하면 번들거림을 잡는 데 도움이 된다. T존과 U존을 파우더로 한 번 더 눌러주면 마무리! 나머지 건조한 부분에는 사용하지 않는다.

내 피부 결점을 커버하는
피부 톤별 베이스

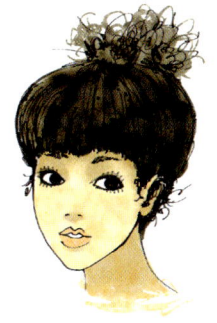

유난히 노란 빛이 많이 도는 피부 표현

톤 보정이 가장 중요하다. 핑크 혹은 라벤더 톤 베이스를 사용해 칙칙함을 잡아주고, 파운데이션 역시 핑크 톤이 가미된 컬러로 선택한다. 만약 옐로 톤 파운데이션을 갖고 있을 경우, 크림 타입 핑크 블러셔를 믹스해 사용하면 핑크 톤 파운데이션을 사용한 것 같은 효과를 연출할 수 있다.

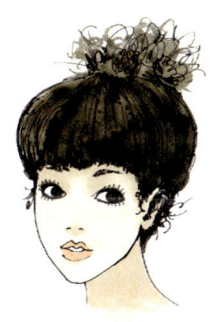

하얗고 창백한 피부 표현

컬러베이스를 사용할 경우 자칫하면 더 창백해 보일 수 있다. 이 타입엔 안색을 밝게 해주는 펄 베이스가 안성맞춤! 광택과 생기를 동시에 연출할 수 있다. 파우더는 가급적 적은 양을 꼼꼼히 발라 촉촉한 느낌으로 연출하고, 블러셔를 사용해 밝은 느낌으로 마무리해준다.

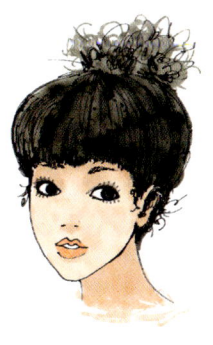

홍조가 돌고 톤이 고르지 못한 피부 표현

균일한 피부 톤을 유지하는 게 핵심! 그린 베이스로 전체적인 피부 톤을 잡아주고, 부분적으로 붉은 기가 심한 부분은 파운데이션과 컨실러를 2:1 정도 비율로 믹스해 발라준다. 파운데이션을 손으로 바를 경우 붉은 기가 올라올 수 있으니, 브러시를 이용해 자극 없이 바르는 게 포인트! 최근에는 블루 베이스가 붉은기를 커버하는 데 탁월해 많이 사용하기도 한다.

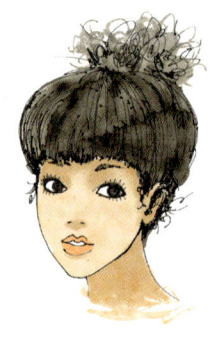

까무잡잡하고 어두운 피부 표현

화사한 피부로 표현하고 싶다고 메이크업베이스와 파운데이션 컬러를 내 피부보다 밝은 톤으로 선택하는 것은 금물! 그럴 경우 얼굴과 목선에 경계가 생기기 쉽고, 다크닝 현상이 일어날 수 있다. 이 경우에는 펄 베이스와 파운데이션을 믹스해 자연스럽게 피부 톤을 잡아주고 C존과 T존에 하이라이트를 넣으면 건강한 피부로 부각시킬 수 있다.

여드름, 주근깨 등 잡티가 많은 피부 표현

여드름 자국과 주근깨를 커버하기 위해 베이스 메이크업이 자꾸 두꺼워지는 경우가 있는데, 오히려 도드라져 보이거나 피부가 답답해 보일 수 있다.

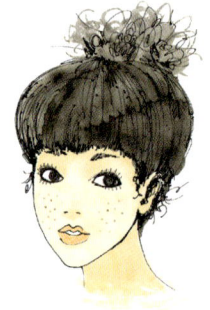

파운데이션과 컨실러를 1:1 비율로 믹스해 전체적인 여드름과 잡티를 커버하고 소량의 파우더를 꼼꼼히 펴발라 마무리하는 게 현명하다. 만약 신경 쓰이는 진한 잡티와 화농성 여드름이 있다면 컨실러의 유분감을 손등에서 조절한 뒤 덧발라준다. 파운데이션을 바를 때 브러시를 사용하면 자연스럽게 표현이 가능하며, 손이나 스펀지를 사용하는 경우 슬라이딩하지 말고 톡톡 두드려 밀착시키면 커버력이 높아진다.

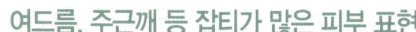

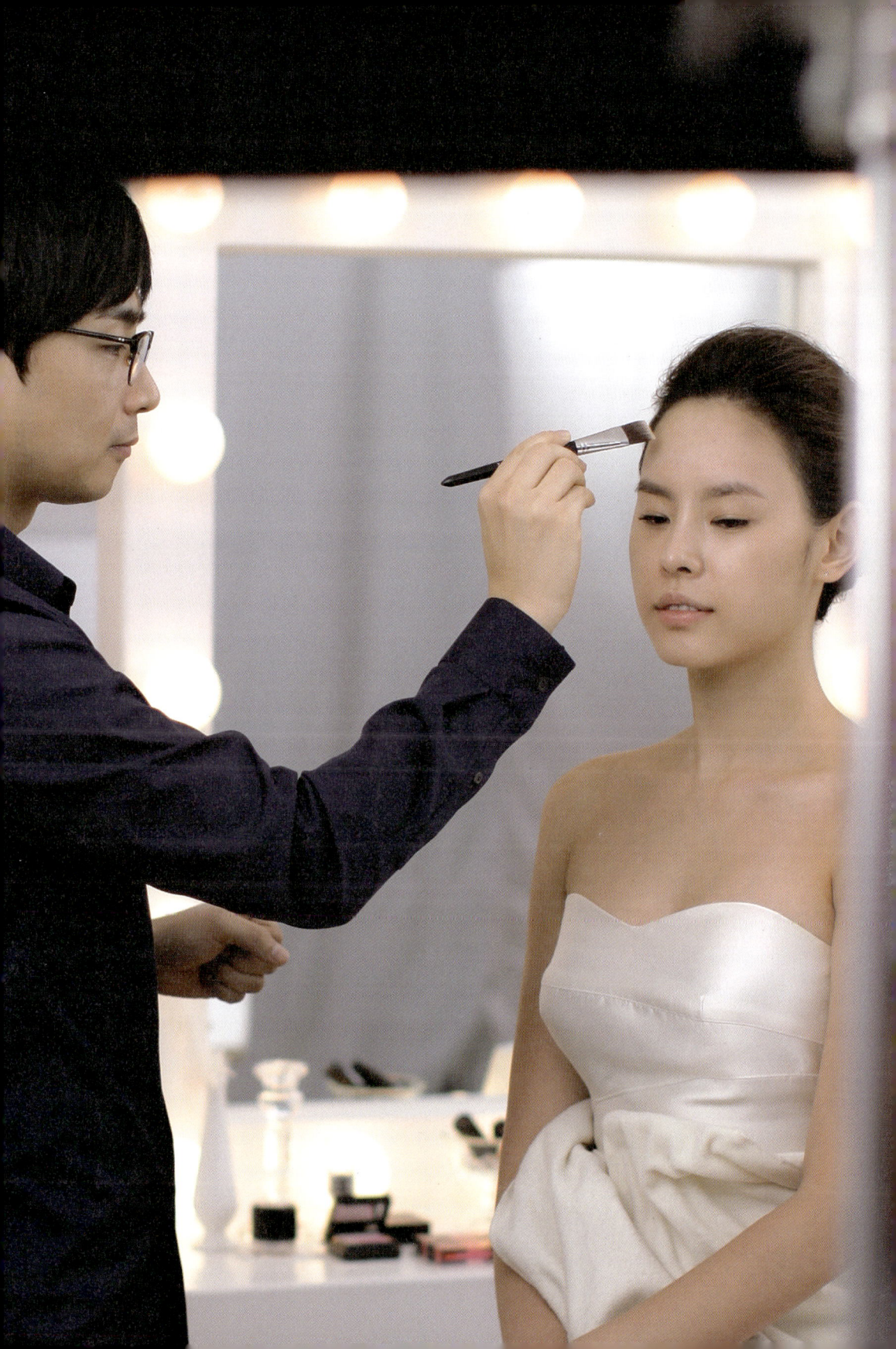

봄·여름·가을·겨울
계절별 피부 케어

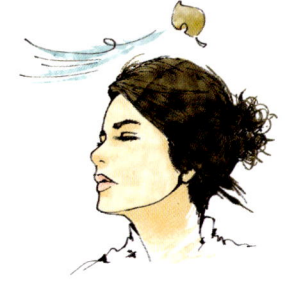

들뜨지 않게 신경 써야 하는 환절기 봄, 가을

피부가 쉽게 건조해지고 각질이 생겨 메이크업이 들뜨는 경우가 많다. 이때는 어떤 타입의 파운데이션을 선택하느냐도 중요하지만 바르는 방법에 따라 피부 표현이 달라지기도 하니 주의! 각질이 있는 부위를 손으로 밀어서 바르면 더 들뜨기 쉽기 때문에 페팅 기법으로 두드리듯 바르는 게 포인트다. 건성피부의 경우 모이스처 밤을 휴대해 수시로 바르고 미스트를 이용해 메이크업이 들뜨지 않게 신경써준다.

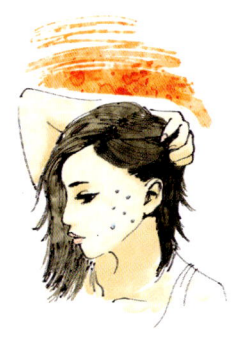

유·수분 밸런스가 중요한 여름

땀 분비가 많아 수분 함량은 낮아지고 피지분비량은 많아져 유·수분 밸런스가 깨지기 쉽다. 특히 자외선지수가 높아지는 계절이기 때문에 SPF가 들어간 제품을 사용하는 게 필수!
여름에는 메이크업을 수정해야 할 경우도 많다. 오일프리 제품으로 전체적인 피지분비를 잡아줘 지속력을 높이고, 쿨링 효과가 있는 쿠션 제품을 쓰면 한결 수월하다. 팩트를 사용할 경우 꼭 기름종이나 티슈로 유분을 잡아준 뒤 바르고, 미스트를 뿌려 수분을 채워준다.

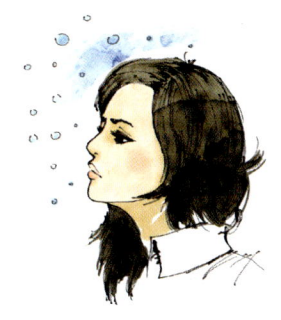

피부 속 물방울 사수 대작전! 겨울

기온이 내려가면서 피부 속 수분량은 낮아지고 피부가 거칠어지기 쉽다. 페이스오일이나 수분 크림을 사용해 피부에 수분을 채워주는 게 핵심이다. 파운데이션을 고를 때도 수분 함량이 높은 제품을 선택해 바르면 효과가 있다. 건조하기 때문에 파우더는 가급적 피하는 것이 좋지만, 포인트 메이크업을 할 경우 눈썹과 눈 부분에만 가볍게 터치해준다.

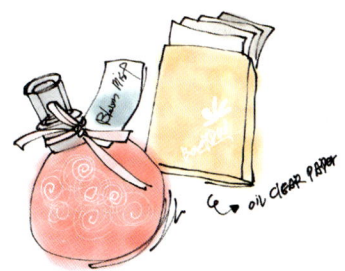

'그 피부가 탐난다!'
워너비 피부 표현

꿀광, 본래 피부 빛을 그대로 살려 촉촉하고 찰지게! 건강한 피부 표현

수분 함량이 높은 메이크업베이스를 두드리듯 발라 피부에 완벽하게 흡수시켜 다음 단계 메이크업의 밀착력을 높여준다. 뛰어난 커버력의 매트한 파운데이션과 오일이 혼합된 촉촉한 파운데이션을 1:1 비율로 섞어주고, 여기에 페이스오일도 1~2방울 떨어뜨려 섞어준다. 이를 브러시를 사용해 피부 결에 따라 고르게 펴바르면 윤기 있는 꿀광 피부를 연출할 수 있다.

쫀쫀하고 탄력 있는 피부처럼 보이기 위해 크림 타입의 파운데이션을 여러 번 덧바르는 경우도 있는데, 들뜨고 뭉치기 쉬우니 피해야 한다.

페일, 여리여리 하얗고 순수하게, 청순한 피부 표현

페일한 느낌의 피부 표현을 위해 무작정 피부 톤보다 밝은 파운데이션과 팩트를 사용할 경우 자칫 창백해 보여 어디 아픈 것 아니냐(?)는 걱정 어린 이야기를 들을 수도 있다. 목선과 얼굴 경계가 생기지 않도록 컬러를 선택하는 게 좋다. 펄감이 강한 하이라이터는 피하는 것이 청순한 피부 연출에 도움이 된다.

블링, 특별한 자리에서 더욱 빛나게, 블링블링한 피부 표현

자연스러운 광택을 표현하는 게 포인트! 건성피부의 경우 파운데이션을 바른 후 펄 베이스를 사용해 T존과 C존, 턱 끝부분에 하이라이트를 넣어주면 된다. 지성피부는 파우더로 가볍게 마무리한 뒤 펄이 있는 팩트 타입의 하이라이터 제품으로 T존과 C존, 턱 끝부분에 라이팅해준다.

투명, 맨 얼굴처럼 한 듯 안 한 듯 가볍게, 내추럴한 피부 표현

내추럴한 피부를 표현하는 베이스 제품으로 가장 많이 사랑받는 게 BB크림이다. 그러나 BB크림의 경우 컬러가 다양하지 않아 피부 톤과 맞지 않을 경우 다크닝 현상이 생기기 쉽다. 이때 파운데이션과 BB크림을 1:1 비율로 섞어 발라주면 톤도 보정되고 커버력도 좀 더 강화돼 일석이조의 효과를 얻을 수 있다. 유분이 생기기 쉬운 T존과 턱 외곽부분만 브러시를 사용해 파우더로 가볍게 마무리해준다.

아이 메이크업은 스킨 톤과 비슷한 컬러로 연출하고, 립 메이크업은 틴트나 립밤으로 자연스럽게 마무리하면 된다.

볼륨, 통통한 아기 얼굴처럼 생기 있게, 동안 피부 표현

피부 톤과 동일한 파운데이션과 두 톤 정도 밝은 파운데이션을 사용해 얼굴에 윤곽을 잡아준다. 꺼져 있는 콧망울 옆 볼과 이마, 턱 끝부분은 밝은 컬러를 발라 라이팅 효과를 주고, 외곽부분은 피부 톤과 동일한 컬러의 파운데이션으로 경계가 지지 않게 발라준다.

얼굴 옆선을 보았을 때 들어간 부위는 하이라이터 제품을 사용해 한 번 더 밝게 마무리해준다.

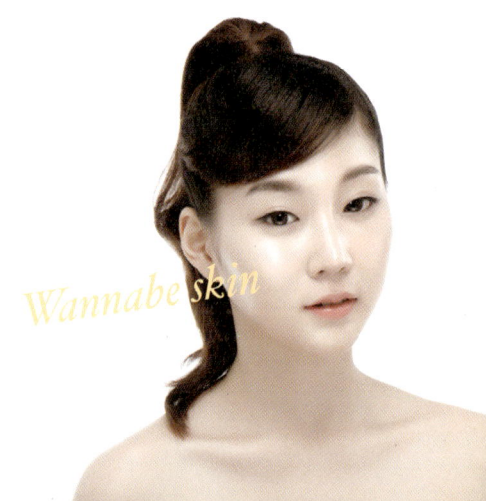

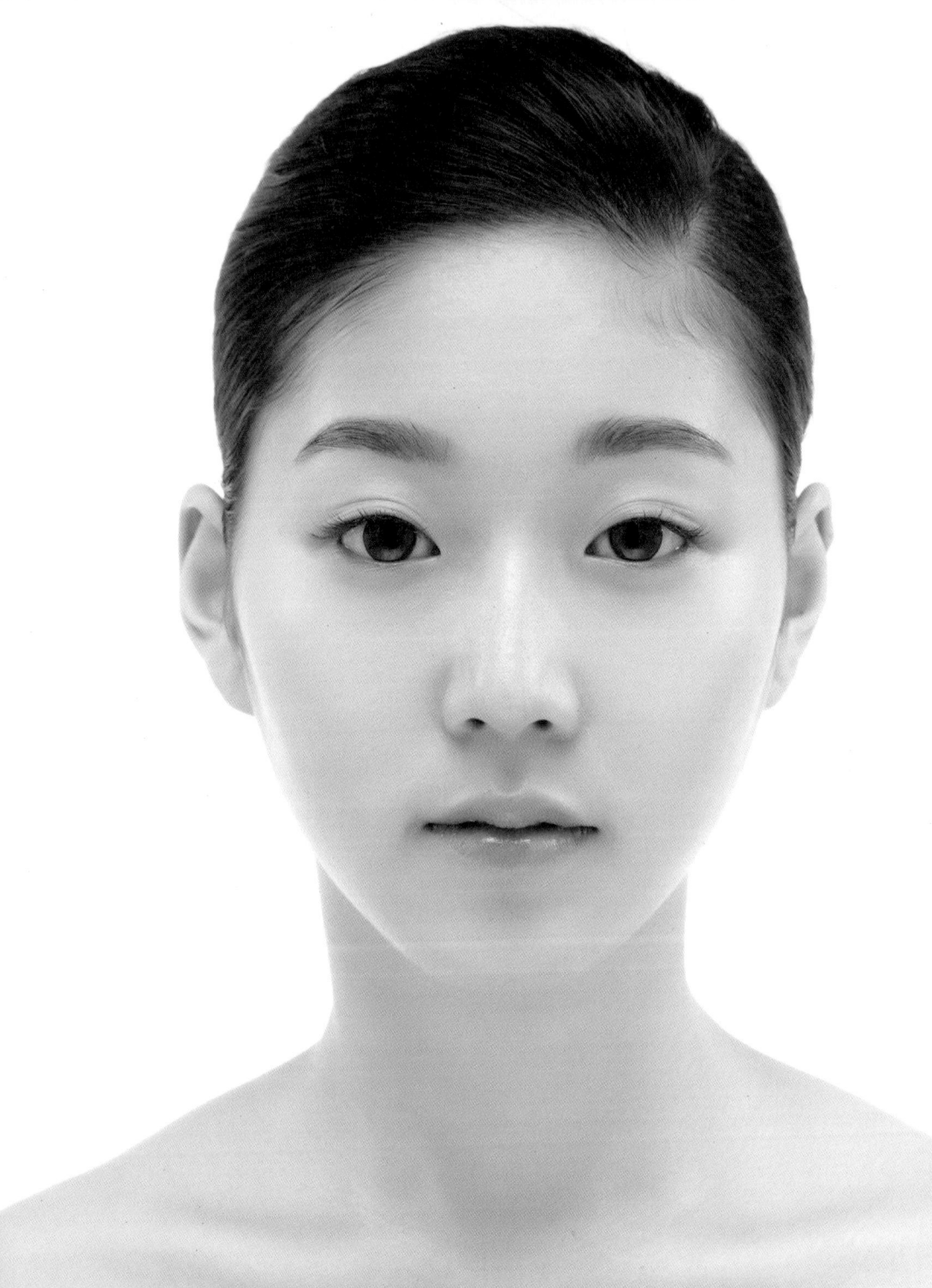

Chapter 2:

눈가 베이스

메이크업 중에서 가장 많은 단계의 메이크업을 해야 하는 부분을 꼽는다면 바로 '눈'을 들 수 있을 것이다. 아이섀도부터 아이라인, 마스카라까지… 아이 메이크업은 전체 메이크업의 포인트가 되는 가장 중요한 메이크업이라 해도 과언이 아니다.

이러한 아이 메이크업을 하기 전 먼저 해두어야 할 것이 눈가 기초공사. 눈가 베이스를 제대로 잡아두지 않으면 아무리 화려한 메이크업을 해도 얼굴이 살아나지 않는다. 자칫 잘못하면 어울리지 않는 옷을 입은 듯 과한 느낌을 주거나 메이크업이 제대로 정돈되지 않은 듯 지저분한 느낌을 줄 수도 있다. 피부 베이스를 마무리한 뒤 눈가에 한 번 더 신경을 써주는 것만으로도 확연히 다른 아름다움을 만끽할 수 있다.

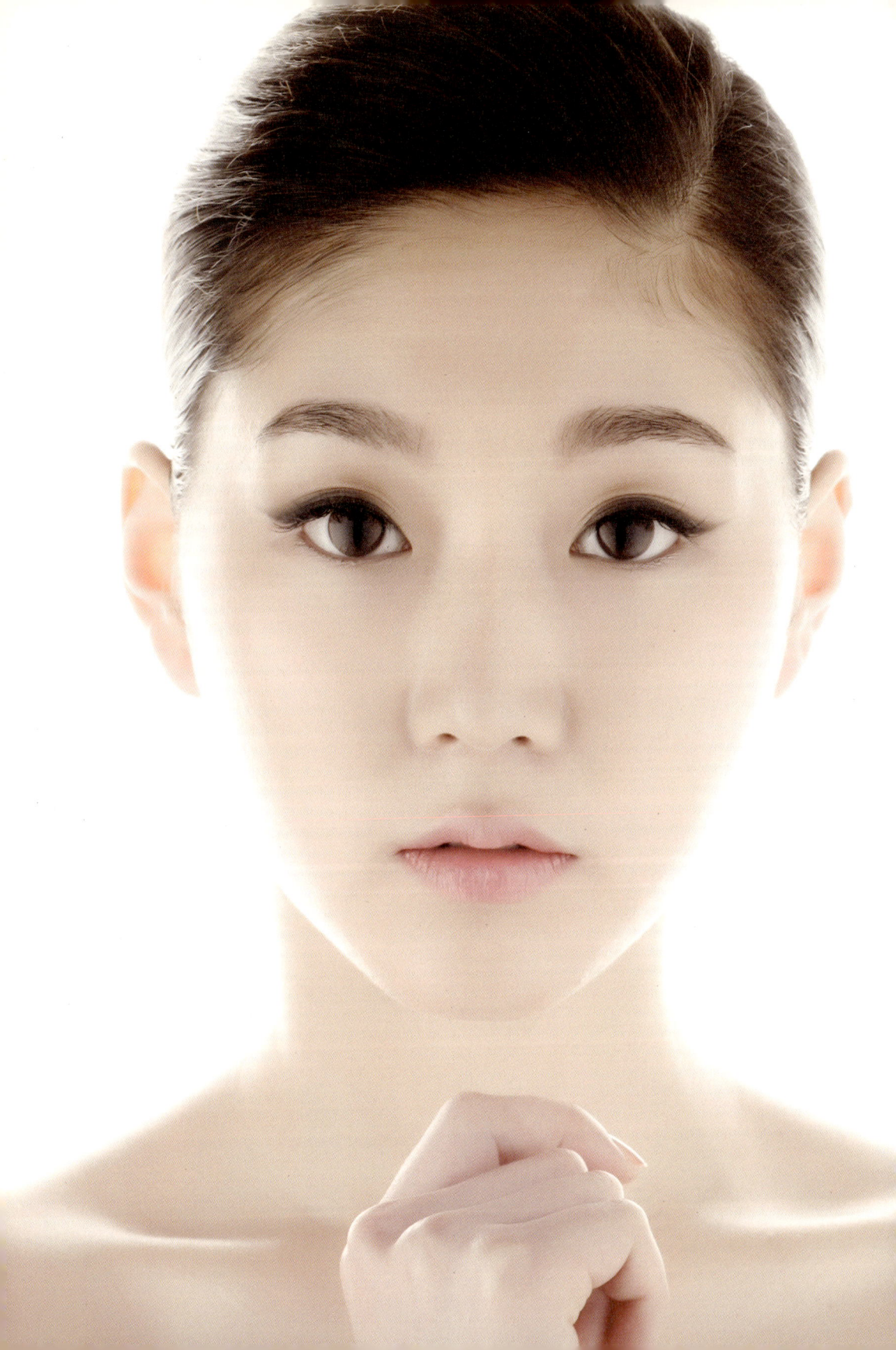

무결점 베이스 만드는 일등 공신 컨실러 100% 활용하기

"어, 저 사람 피부 별로 안 좋구나. 은근 뭐가 많이 났잖아!"

기술이 발달하다 보니, TV화면 속 주인공의 잡티와 모공까지 적나라하게 감상(?)할 수 있는 시대가 되었다. 한 여배우는 그래서 작은 잡티 하나에도 매우 민감해진다고 고백했다. 이러한 고민을 해결하기 위한 '완벽 결점 커버 메이크업'의 비법, 그 핵심은 바로 '컨실러'다. 컨실러 하나만 잘 사용해도 도자기처럼 매끈한 피부, 맑고 환한 눈가를 연출할 수 있다.

컨실러가 할 수 있는 일은 매우 다양하다. 눈 아래 어두운 그림자, 다크서클을 가려주거나 기어코 뚫고 올라온 뾰루지나 점, 기미, 주근깨 등을 깨끗하게 지워주기도 한다. 또 적은 양을 가지고 콧방울이나 눈썹뼈 등에 하이라이터로 사용해도 좋으니 그야말로 멀티 아이템인 셈. 그렇지만 제형에 따라 효과적인 부위가 다르기 때문에 각 컨실러의 기능을 잘 파악해두는 게 좋다.

최근에는 다크서클 커버용 컨실러나 트러블 전용 컨실러, 모공 전용 컨실러 등 용도에 따라서 특성화된 '전용 컨실러'가 많이 출시되었다. 민감한 눈가에 사용할 제품은 성분이나 사용방법을 확실히 파악하고 사용하도록 하자.

타입별로 똑똑하게 골라 쓰는
컨실러

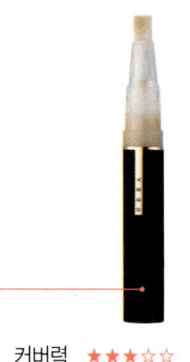

커버력 ★★★☆☆
자연스러움 ★★★★☆
눈가 피부 사용 ★★★★★

브러시 타입

리퀴드 타입이라 촉촉하고 가벼워 밀착력이 우수하다. 그래서 눈밑과 같이 살갗이 얇은 부위에 적당하고, 커버력이 아주 뛰어나지는 않지만 다크서클을 인위적이지 않고 자연스럽게 커버하는 데는 충분해 다크서클 전용 컨실러로 많이 쓰인다.

오토 형식이라 제품 뒷부분을 돌리거나 누르면 브러시 사이에 액이 묻어난다. 손등에 묻혀 양을 조절해 별다른 스킬 없이도 간편하게 연출할 수 있다. 또한 별도의 브러시나 스펀지 없이 내장된 브러시를 이용할 수 있기 때문에 사용하기 편리하다.

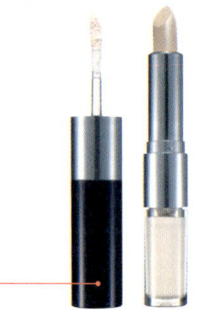

커버력 ★★★★☆
자연스러움 ★★★★☆
눈가 피부 사용 ★★★★☆

크림 타입

적당한 수분감으로 피부에 부드럽게 잘 발리는 크림 타입 컨실러는 브러시를 이용하면 손등에 찍어 농도를 조절하기 쉽다. 그래서 다크서클은 물론, 진한 잡티까지 커버하기에도 적당하다. 컬러가 밝아서 파운데이션 컬러와 차이가 크게 느껴진다면 파운데이션과 혼합해 사용해도 좋다. 손등에 파운데이션을 소량 따라 컨실러 브러시로 농도를 조절해 사용하면 된다.

스틱 타입

다소 딱딱한 고체 타입. 커버력이 뛰어나 기미, 주근깨, 뾰루지, 점 등 어지간한 잡티는 거의 가려준다. 그야말로 '컨실러' 기능에 충실한 제품이다.

컨실러는 아무래도 커버력이 좋을수록 매트한 편이다. 그러므로 톡톡 점을 찍듯 가볍게 발라 손가락이나 컨실러 브러시를 이용해 살살 펴발라준다. 스틱을 그대로 얼굴에 대고 선을 그리듯 죽죽 그으면 메이크업이 두꺼워져 들뜰 수 있으니 주의하자. 얇은 눈가 피부엔 더 치명적이어서 시간이 지나면 갈라질 수도 있다. 스틱을 피부에 갖다댈 때 힘 조절을 못하면 쉽게 물러지거나 부러질 수도 있으니 조심히 사용해야 한다. 초보자보다는 메이크업에 적당히 익숙한 사람에게 추천한다.

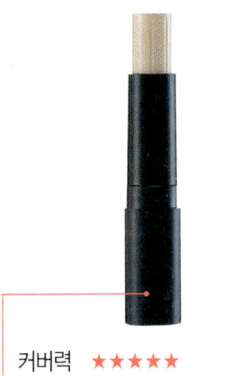

커버력　★★★★★
자연스러움　★★★☆☆
눈가 피부 사용　★★☆☆☆

케이크 타입

주로 네모난 아이섀도 키트나 싱글 아이섀도 용기에 들어 있다. 단지 모양 용기에 들어 있다고 해 팟 타입이라고도 한다. 단단한 밤 타입과 크림처럼 묽은 타입 등 제형은 약간씩 다르다.

커버력이 우수해 멍든 눈 주변이나 아주 심한 다크서클, 기미 등을 커버하기에 적합한데, 컨실러 제품들 중 가장 무거운 제형이므로 가볍게 터치하는 것이 중요하다. 이 역시 메이크업에 어느 정도 익숙한 사람에게 추천.

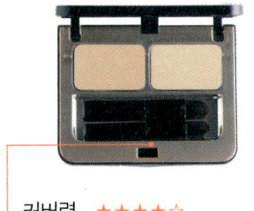

커버력　★★★★☆
자연스러움　★★★★★
눈가 피부 사용　★★★☆☆

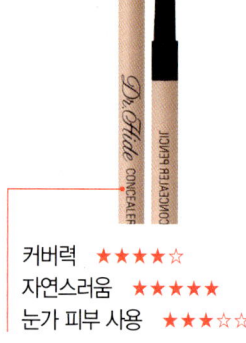

커버력 ★★★★☆
자연스러움 ★★★★★
눈가 피부 사용 ★★★☆☆

펜슬 타입

연필처럼 생긴 컨실러. 굵은 타입과 연필처럼 얇은 타입, 오토 타입 등 다양한 제품이 있다. 이중 굵은 펜슬이 다크서클을 커버하는 데 적당하다. 가려줄 부위에 점을 찍듯 발라 손으로 살살 누르며 펼쳐준다. 작은 점이나 주근깨 등 크지 않은 잡티를 자연스럽게 커버하는데 효과적이다.

컨실러 중 가장 가벼운 타입으로 눈썹 주변이나 입술 라인을 정리하는 용도로도 좋으며 리터칭을 해도 자국이 도드라지지 않는 편이다. 파운데이션을 바르기 전이나 후 모두 사용할 수 있으며 부드럽게 잘 발린다. 사용이 간편하고 휴대하기에도 좋다.

Q&A

Q. "컨실러는 파운데이션과 같은 색상을 선택하면 되나요?"

A. 정답은 "No!" 컨실러는 파운데이션보다 한 톤 밝은 컬러를 선택한다. 컨실러가 너무 밝아서 들뜨는 느낌이 있다면, 파운데이션과 컨실러를 살짝 믹스해서 사용하면 된다.

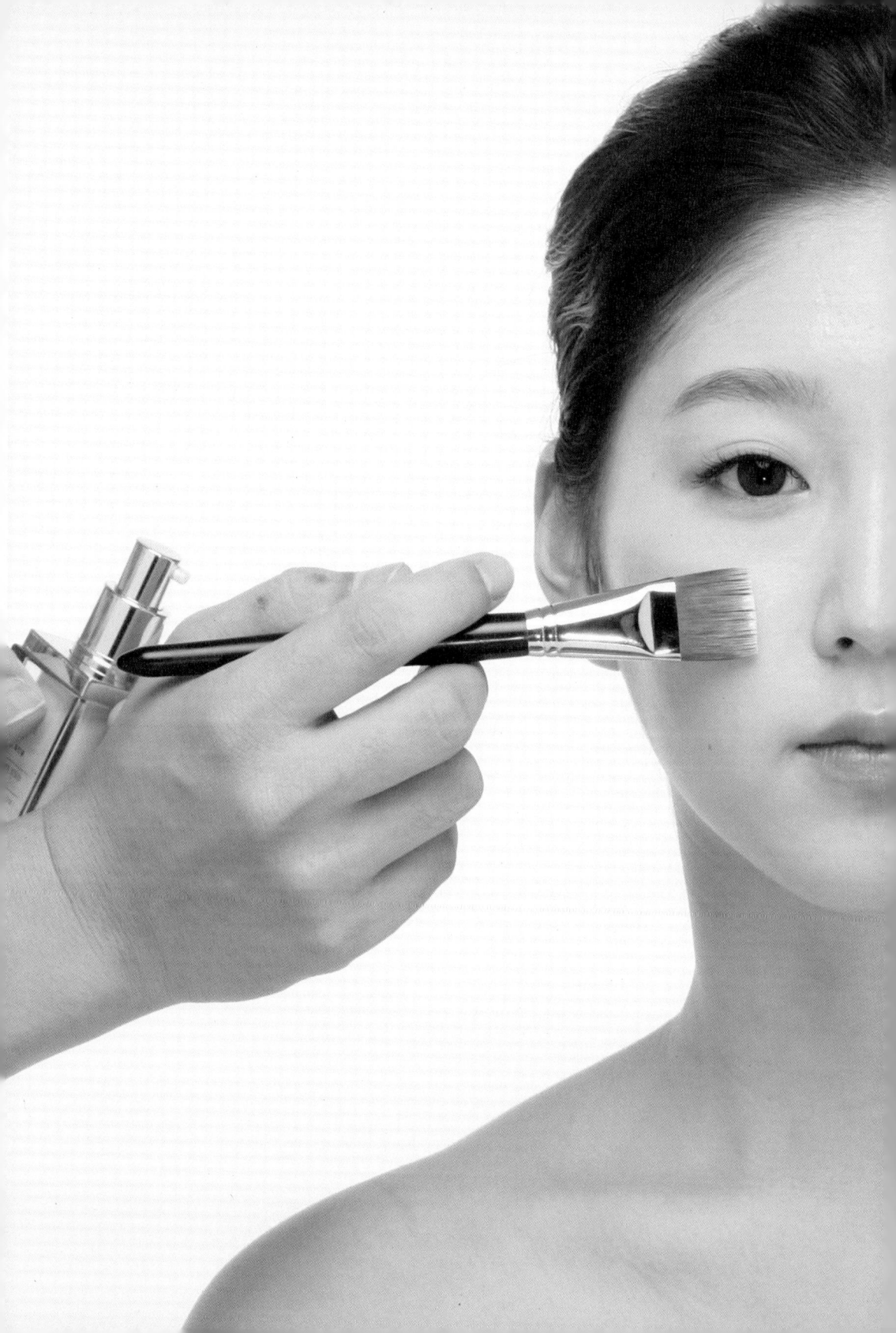

적재적소에 활용하면 효과 2배!
컨실러 브러시 고르기

"컨실러, 꼭 브러시로 발라야 하나요?"라는 질문을 받으면 나는 "그렇다"고 답한다. 보통 손가락을 많이 사용하는데, 쉽고 빠르게 끝낼 수는 있지만 좀 더 매끈한 피부 표현을 위해서는 컨실러 전용 브러시가 꼭 필요하다. 컨실러는 파운데이션을 바른 위에 여러 번 덧발라야 하는 만큼, 브러시를 사용해 얇고 정교하게 표현해야 두꺼운 화장이 되지 않는다. 브러시 터치 한 번이 메이크업의 완성도를 높이는 것!

브러시는 더 이상 메이크업 아티스트들만이 사용하는 고급 도구가 아니다. 브러시를 사용해보면 그 매력에 금세 빠지곤 한다. 붓을 가지고 내 얼굴이라는 캔버스 위에 물감을 천천히 터치하는 아티스트가 된 것처럼 짜릿한 느낌도 있다.

브러시는 유분과 수분의 영향을 많이 받기 때문에 인조모로 된 것을 많이 사용한다. 브러시 종류에 대해 간단하게 알아보자.

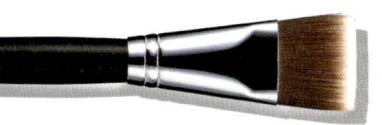

모 끝이 납작한 플랫 브러시
각진 모양의 다크서클 전용 브러시. 모에 힘과 탄력이 있어 평평한 면을 이용, 컨실러를 쉽게 펴바를 수 있다.

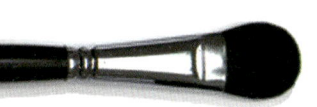

모 끝이 둥근 납작 브러시
눈 앞머리나 입술 주변을 정리할 때 사용한다. 콧방울과 볼이 만나는 경계를 정리하는 등 좁은 면적의 음영을 조절하기 편리한 브러시다.

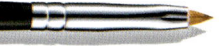

모 끝이 모인 스몰 브러시

점이나 주근깨, 여드름 자국 등 작은 결점을 커버할 때 주로 사용된다.

TIP
브러시 세척법

브러시 사용에서 가장 중요한 건 '세척'이다. 쓰고 남은 액이 그대로 남은 상태에서 브러시를 여러 날 반복해 사용한다면 피부에도 좋지 않을 뿐 아니라 화장이 뭉쳐 피부 결을 매끄럽게 표현하기도 어렵다. 특히 파운데이션이나 컨실러를 바를 때 사용하는 브러시의 모에는 유분기가 많이 남는 편이다. 그러면 공기 중에 있는 먼지가 달라붙거나 세균이 번식하기 쉽다.

브러시를 사용할 때마다 세척한다면 좋겠지만, 거의 매일 사용하는 브러시를 매번 빨아 쓴다는 건 말처럼 쉽지 않은 일이다. 평소에는 물티슈에 닦아낸 뒤 그늘에 말려 사용하고, 최소 일주일에 한 번은 세척하는 것이 바람직하다.

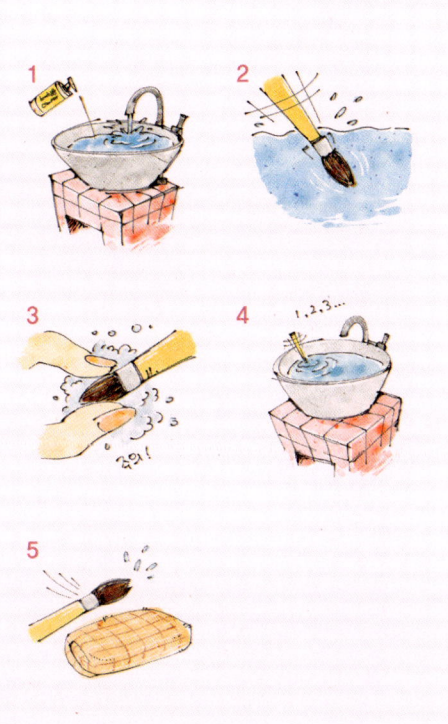

1 미지근한 물에 브러시 전용 클렌저나 샴푸, 혹은 비누를 풀어준다.
2 물에 브러시 모를 담그고 가볍게 흔들어 씻어낸다.
3 손으로 거품을 내어 조물조물 세척한다. 너무 힘을 주면 모의 형태가 망가질 수 있으니 조심할 것!
4 비눗물이 빠질 때까지 깨끗한 물로 여러 번 헹군다.
5 톡톡 물기를 털어낸 뒤, 타월로 가볍게 눌러 물기를 제거하고 그늘에 말린다.

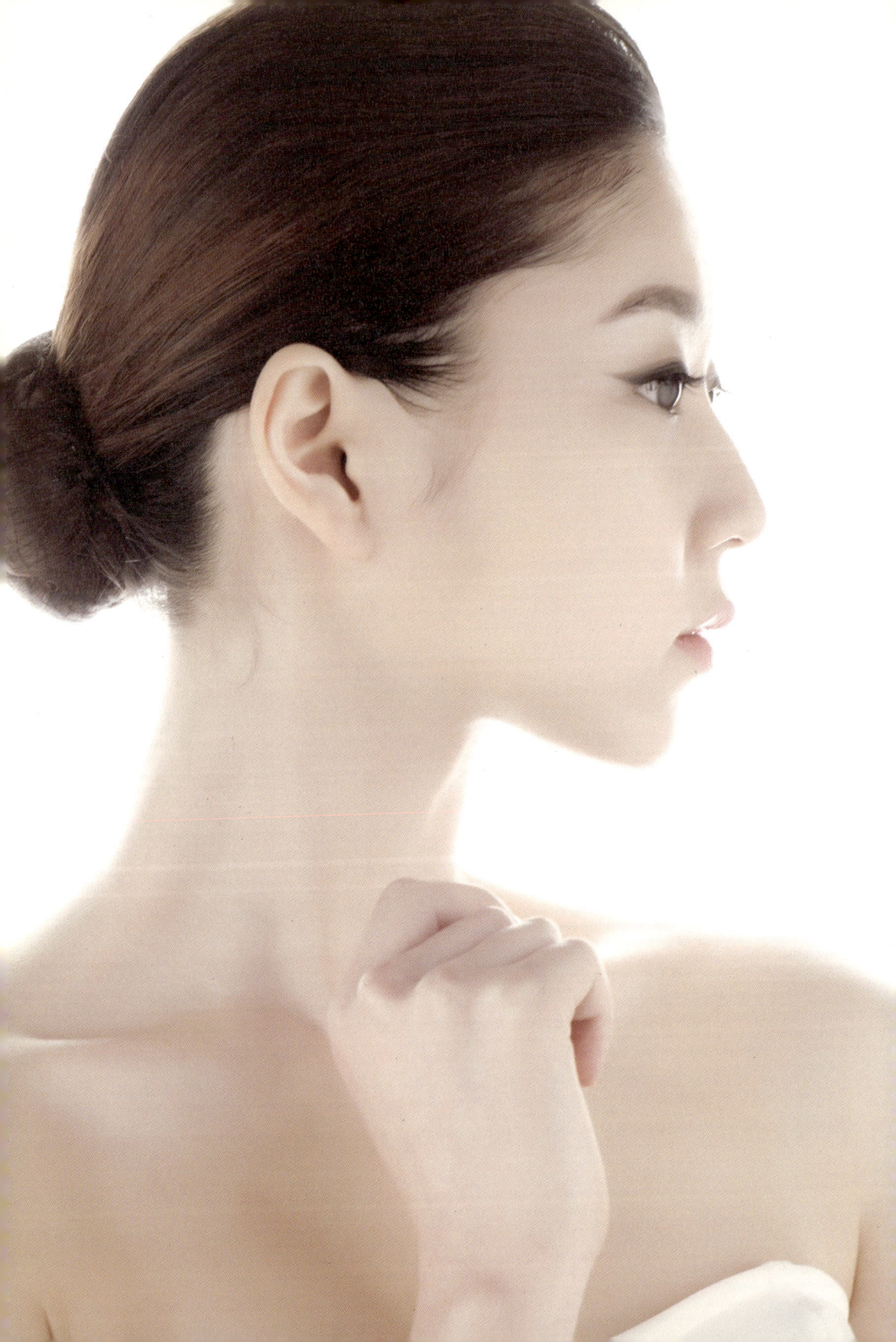

입체적으로 빛나는 눈가 조명 Turn On! 브라이트너 100% 활용하기

서로 바빠 제대로 얼굴도 못 봤던 그 남자와 그 여자. 오랜만의 데이트날. 여자는 변화된 모습을 보여주고 싶은 마음에 평소보다 신경을 썼다. 아이라인도 평소보다 진하게 그리고, 속눈썹도 바짝 올렸다. 눈에 힘 좀 줬으니(!) 섹시해 보이는 자신의 모습에 그도 분명 반할 거라고 생각한다. 아니나 다를까, 남자친구는 그녀의 변화를 바로 알아차렸다.

"오늘 안색이 너무 안 좋다. 어디 아파?"

눈가 피부가 칙칙하다면 아무리 눈매를 강조하는 메이크업을 해도 그저 어딘가 아파 보이는 얼굴일 수밖에 없다. 다크서클이 심하면 혈색이 어두워 보일 뿐 아니라 눈이 퀭하고 푹 꺼져 보이기도 한다. 예쁜 눈화장을 하고 싶다면 눈밑을 환하게 밝히는 숙제를 먼저 해결하자. '브라이트너'가 필요한 순간이다.

다크서클 브라이트너란 말 그대로 눈밑 다크서클에 빛을 주는 제품이다. 컨실러처럼 다크서클을 완벽하게 커버한다기보다 칙칙한 피부톤을 보정해 화사하게 만들어주는 부스터^{Booster} 제품이라고 할 수 있다. 또 자외선 차단 성분이 함유되어 피부를 보호하고 눈가에 영양을 줘 잔주름을 커버하기도 한다. 무엇보다 컨실러처럼 무거운 제형이 아니기 때문에 화장을 한 뒤 덧바르더라도 뭉침이 적고 촉촉한 것이 특징. 수정 메이크업을 할 때도 부담 없이 리터치가 가능하다.

다크서클 브라이트너는 다크서클 외에 다양한 용도로 사용할 수 있다. C존이라고 부르는 눈가 주변이나 T존, 입술선과 눈썹뼈 부분, 레드싸인(콧방울 주변)을 깔끔하게 정리하거나 환하게 밝히고 싶을 때도 효과적이다. 또 동안으로 보이는 눈웃음의 결정판, 애교살도 연출할 수 있으니 팔방미인 제품이라 할 수 있다.

눈 밑 조명을 켜자!
다크서클 커버하기

몇 번을 덧발라도 두꺼워지지 않는 브라이트너. 피곤한 기색을 역력히 드러내는 눈밑 다크서클을 감쪽같이 커버해보자.

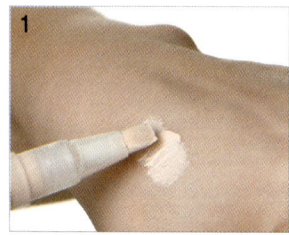

다크서클 브라이트너 용기 하단의 다이얼을 2~3회 정도 누른 뒤 손등에 묻혀 양을 조절한다.

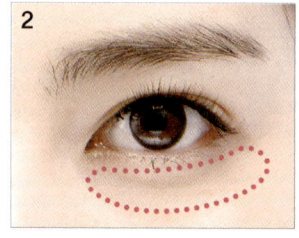

눈가 아래 안쪽에서부터 바깥쪽까지 넓게 타원형을 그린다.

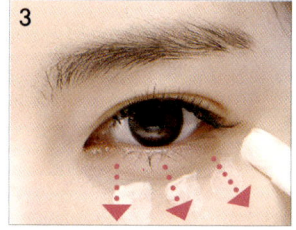

세 군데 정도 찍어서 가볍게 얹어준다는 느낌으로 바른다.

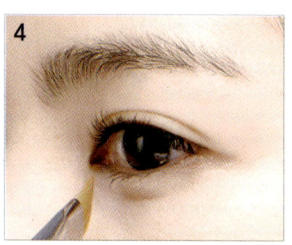

눈앞머리와 앞트임을 중심으로 브러시 결이 생기지 않도록 부드럽게 터치한다.

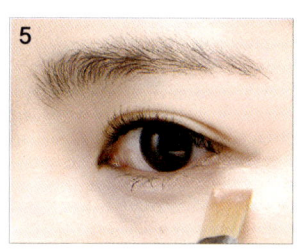

눈꼬리 부분도 꼼꼼히 발라 마무리해 준다.

ITEM

A. 브러시
브라이트너가 얇고 밀착력 있게 발리도록 도와주며, 윤기 있는 피부를 완성해주는 브러시 – 헤라 FE10 브러시

B. 브라이트너
미백과 자외선 차단 기능으로 칙칙한 피부톤을 환하게 정돈해주는 브라이트너 – 헤라 다크서클 브라이트너

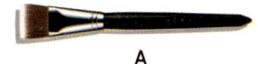

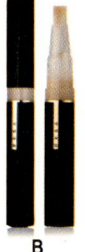

STYLE EYES

동안 아이 메이크업의 필수!
통통 애교살 연출하기

도톰하게 올라온 눈밑 지방, 흔히 '애교살'이라 부르는 이곳은 동안의 필수 조건! 자연스럽게 하이라이팅 효과를 주고 은은한 펄이 함유된 눈물라이너를 바르면 쌍꺼풀 라인이 보다 선명해 보일 뿐 아니라, 웃을 때 더욱 귀여워 보인다.

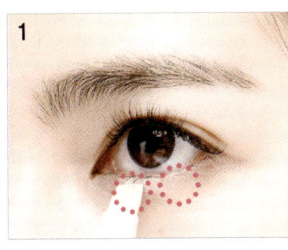

1
가장 밝은 컬러의 다크서클 브라이트너를 눈밑 지방 부분에 톡톡 두드리듯 바른다.

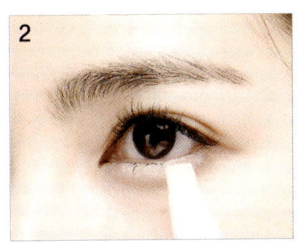

2
빠지는 부분 없이 꼼꼼하게 두드려준다.

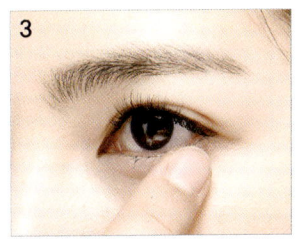

3
손가락으로 가볍게 눌러 펴바른다.

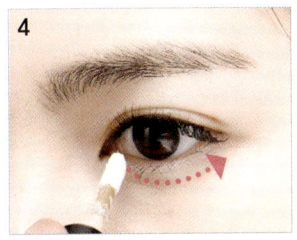

4
아래 피부와 톤이 확 다르게 느껴질 만큼 경계가 생긴 상태에서 연한 핑크 컬러의 눈물라이너나 크림 타입 아이섀도를 이용해 얇게 그려준다.

TIP
**애교살 연출,
눈물라이너로 가능해요!**

펄이 미세하게 함유된 눈물라이너는 애교살을 연출하는 데 효과적이다. 만약 눈물라이너에 펄이 많다면 손등에서 가볍게 조절해 극소량만 바르는 게 세련되어 보이는 팁!

ITEM

A. 리퀴드 아이라이너
눈물라이너로도 사용 가능한, 화사하며 은은한 펄감의 리퀴드 타입 듀오 아이라이너 – 헤라 리퀴드 아이라이너

B. 브라이트너
미백과 자외선 차단 기능으로 칙칙한 피부 톤을 환하게 정돈해주는 브라이트너 – 헤라 다크서클 브라이트너

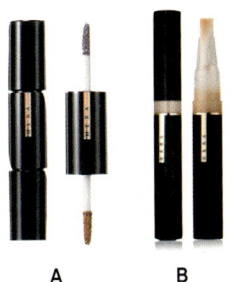

A   B

360도 어느 각도에서 보아도 OK!
콧대 주변 하이라이팅하기

다크서클을 커버한 뒤 남은 액으로 콧대 주변을 정리해보자. 코도 높아 보이면서, 얼굴이 작아 보이는 일석이조의 효과를 노릴 수 있다.

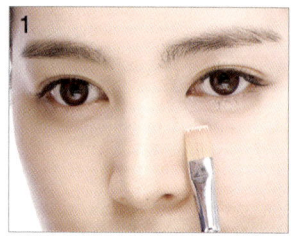
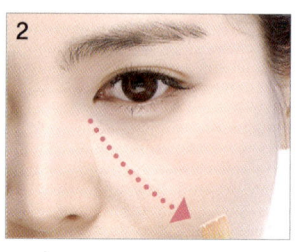
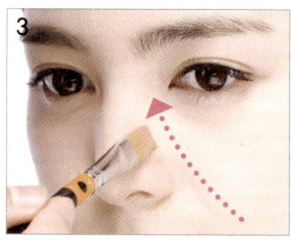

1. 여분의 액이 묻은 브러시로 콧대와 광대뼈 안쪽 부분에 사선을 그리며 발라준다.
2. 안에서 바깥쪽, 즉 볼 쪽으로 브러시를 쓸어 내려 바른다.
3. 바깥에서 안쪽, 즉 콧대 쪽으로 브러시를 쓸어 올려 바른다.

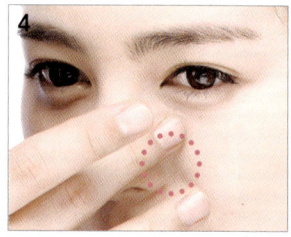

4. 손가락을 이용해 콧방울 옆까지 세심하게 살살 눌러 마무리한다.

TIP
다크서클 브라이트너 or 하이라이터?
다크서클 브라이트너는 하이라이터로 사용해도 문제없다. 다크서클에 제품을 바른 뒤, 브러시에 남은 액만 가지고 얼굴 여기저기에 펴발라준다. 눈가는 물론 눈썹뼈, 이마, 콧대, 콧대 주변, 인중이나 턱 주변 등에 바르고 손가락으로 밀착시키면 된다.

ITEM

A. 브러시
브라이트너가 얇고 밀착력 있게 발리도록 도와주며, 윤기 있는 피부를 완성해주는 브러시 – 헤라 FE10 브러시

B. 브라이트너
미백과 자외선 차단 기능으로 칙칙한 피부 톤을 환하게 정돈해주는 브라이트너 – 헤라 다크서클 브라이트너

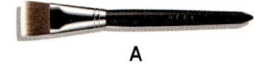
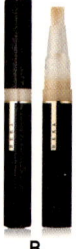

STYLE EYES

입체감이 느껴지는 눈가의 비밀, 눈썹뼈 하이라이팅하기

눈썹뼈 부분에 브라이트너나 하이라이터 등을 바르면 눈썹이 상대적으로 솟은 느낌이 들어 입체감이 느껴지는 눈가를 만들 수 있다.

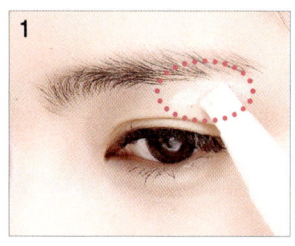

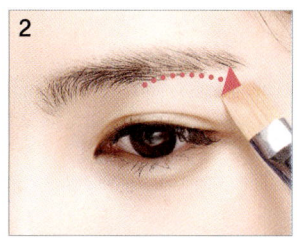

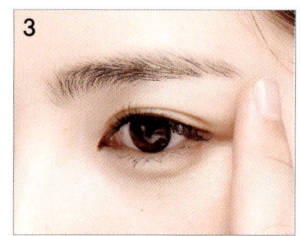

1. 사용한 후 브러시에 남은 소량의 브라이트너를 눈썹 바로 아래, 뼈가 튀어나온 부분에 살짝 올린다.

2. 브러시를 이용해 안쪽에서 바깥쪽으로 선을 그리듯 두어 번 그린다.

3. 손가락을 이용해 살살 눌러주며 마무리한다.

ITEM

A. 브러시
브라이트너가 얇고 밀착력 있게 발리도록 도와주며, 윤기 있는 피부를 완성해주는 브러시 – 헤라 FE10 브러시

B. 브라이트너
미백과 자외선 차단 기능으로 칙칙한 피부 톤을 환하게 정돈해주는 브라이트너 – 헤라 다크서클 브라이트너

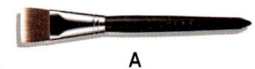

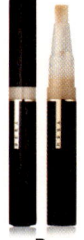

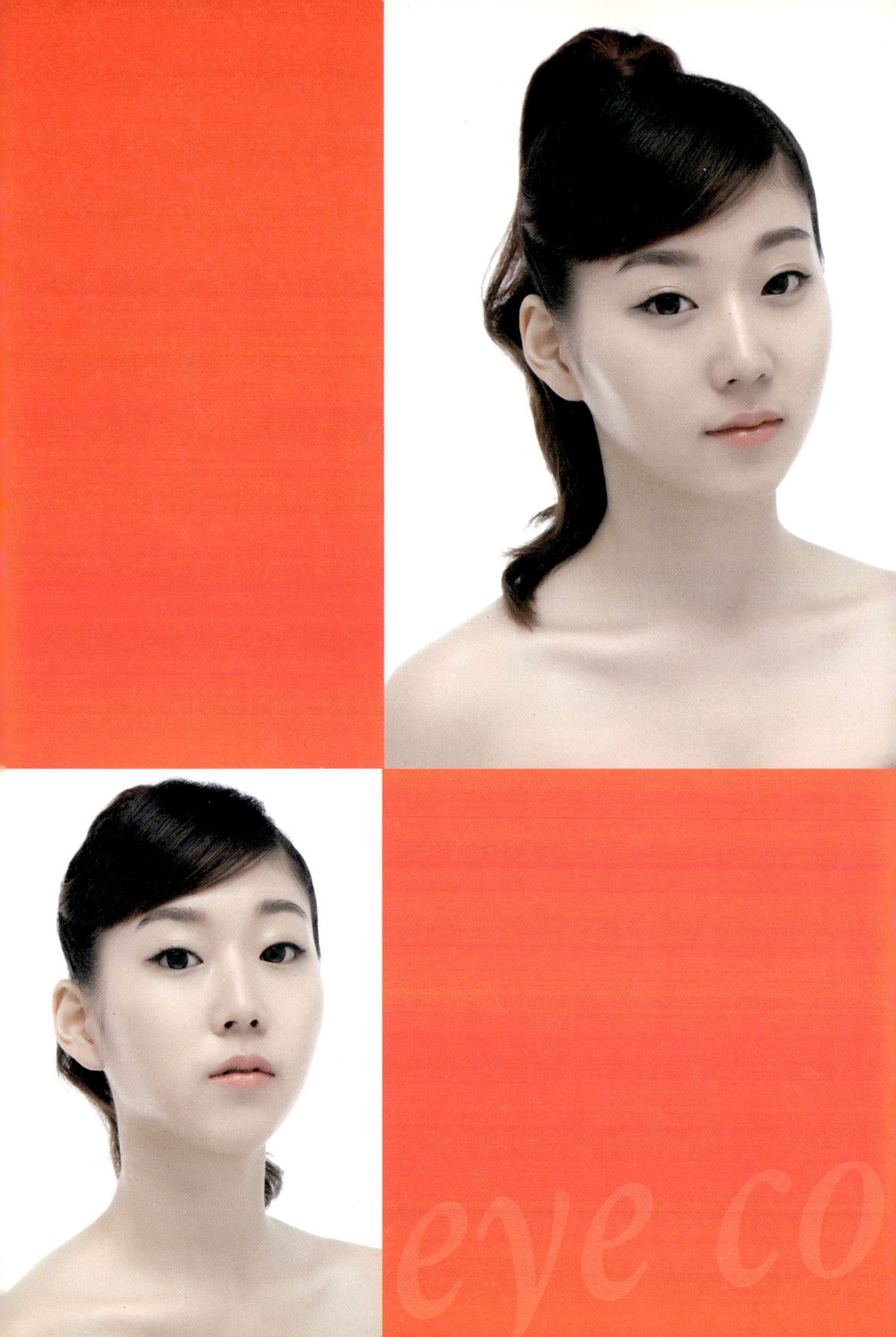

Chapter 3:

눈가 케어

눈에는 표정이 있다. 거울 앞에 앉아 여러 가지 표정을 지어보면 바로 알 수 있다. 우리 눈 주변 근육들이 잔잔하게 움직이는 게 보일 것이다. 기쁘고 슬프고 화나고 즐거운 감정, 이 모든 에너지는 눈을 통해 전해진다.

얼굴에서 가장 바쁜 곳을 말하자면 단연 눈가일 것이다. 우리 눈은 잠 자는 시간을 빼고는 쉴 새 없이 일한다. 하루에 눈을 깜박이는 횟수만 1만 번이 넘는다. 컴퓨터 모니터나 TV를 들여다보거나 친구와 얘기하며 웃을 때, 하품을 하고 눈물을 찔끔 흘릴 때에도 눈은 끊임없이 바쁘게 일하고 있다.

또한 눈가는 피지선이 적고 얇아서 쉽게 건조해지고, 얼굴에서 가장 먼저 노화현상이 오는 곳이기도 하다. 그래서 다크서클이나 눈가, 나이가 들며 점점 처지는 눈꺼풀 등에는 각별한 케어가 필요하다.

사실 나이가 조금씩 들면서 선명해지는 표정 주름이야 세월 앞에 어쩔 수 없다. 아무리 좋은 안티에이징 아이크림이라도 주름을 완벽하게 지울 수는 없다. 그래서 누군가는 아이크림이 필요 없다고도 말하지만, 예민한 눈가 관리는 절대 놓칠 수 없는 부분이다. 피부는 한 번 망가지면 회복하기까지 시간이 많이 걸리는데, 눈가는 특히 더욱 민감한 부위이므로 미리미리 케어하는 게 중요하다.

제대로만 지워도 예뻐지는
아이 메이크업 클렌징

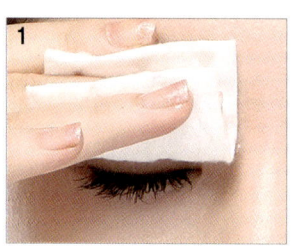

1. 충분히 적신 화장솜을 눈두덩에 올려 놓는다. 화장솜을 15초 간 지그시 눌러 마스카라와 아이라이너, 아이섀도가 유화되도록 기다린다.

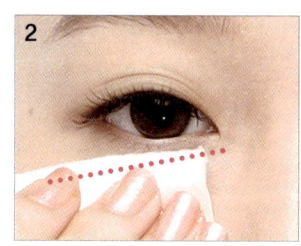

2. 충분히 적신 화장솜으로 톡톡 찍어내듯 아래 속눈썹의 잔여물을 제거해준다.

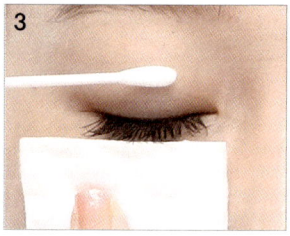

3. 적신 화장솜을 눈 밑에 대고 눈을 감는다. 적신 면봉으로 눈썹을 빗어내리며 마스카라를 제거한다.

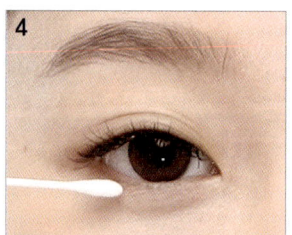

4. 마무리로 아이리무버를 살짝 묻힌 면봉을 이용해 눈가나 아이라인, 언더라인 점막에 남아 있는 메이크업 찌꺼기를 깔끔하게 정리한다.

Q&A

Q. 아이리무버, 한 번에 얼마만큼 덜어내 사용하나요?

A. 화장솜 두 장을 겹쳐 놓고 솜이 충분히 젖을 만큼 덜어내 사용하는 게 좋다. 무리하게 문지르려 하지 말고, 녹여낸다는 느낌으로 얹어주자.

바르는 방법에 따라 효과가 다르다, 아이크림 바르기

아이크림은 보통 토너 사용 후, 에센스 전에 사용하는 것이 일반적이다. 하지만 제품마다 사용하는 순서가 다를 수 있으니 순서를 잘 알고 사용하도록 한다. 눈가 제품은 잘못 사용했다가는 주름이 더 늘어날 수도 있으니 다음 방법에 따라 천천히 시도해보자.

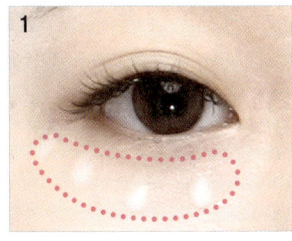

1

눈 아래 세 곳에 아이크림을 각각 작은 콩알 크기로 찍어 바른다.

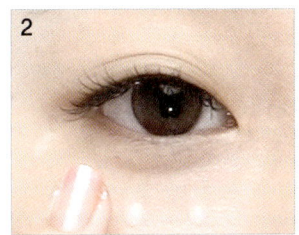

2

검지와 약지 손가락을 이용해 눈앞머리부터 눈꼬리까지 천천히 두드리듯 크림을 흡수시킨다. 안쪽에서 바깥 방향으로, 손가락 힘은 최대한 빼고 약한 힘만으로 터치하도록 한다.

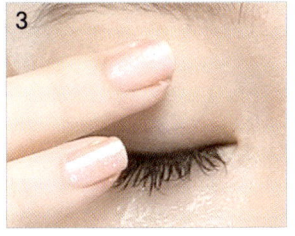

3

손가락에 묻어난 여분의 크림을 눈두덩과 눈가 전체에도 넓게 마사지하듯 발라준다.

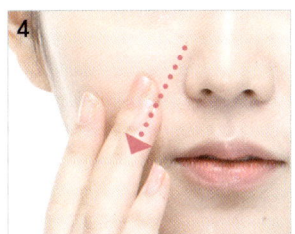

4

팔자주름 부분까지 살살 눌러주며 여분의 크림을 발라주면 좋다.

TIP
아이크림은 제형에 따라 바르는 순서가 달라요!

화이트닝 기능성이나 수분 아이크림 등 제형이 가벼운 타입인 아이세럼의 경우는 스킨 다음 단계, 즉 로션 전 단계에 사용하는 것이 좋다. 제형이 조금 무거운 아이크림 안티에이징 아이크림, 주름 기능성, 재생 기능 아이크림 등은 로션이나 에센스를 바른 다음 크림 전 단계에 사용하는 것이 좋다.

JINSU LEE'S SPECIAL TIP

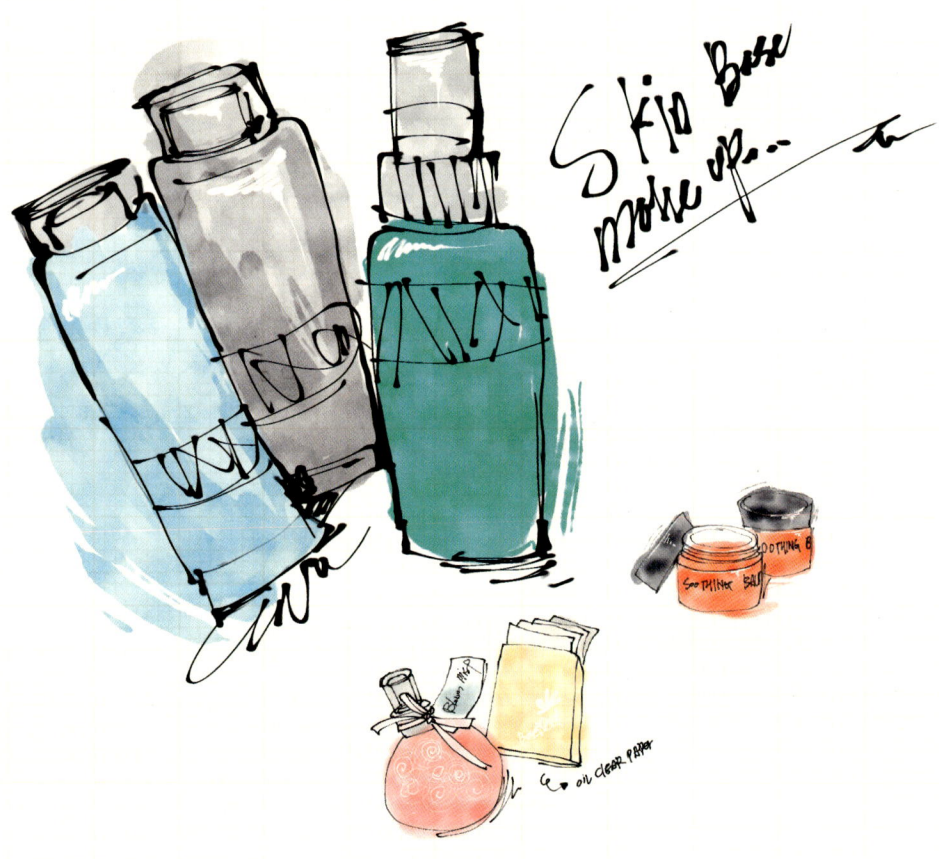

예뻐지기 위해
지켜야 할 습관 vs 고쳐야 할 습관

"특별한 비결은 없는 것 같아요. 평소에 물 많이 마시고 틈틈이 운동하고, 또… 촬영이 늦게 끝나서 아무리 피곤한 날이라도 화장 잘 지우고 세안도 꼼꼼하게 하고 자는 편이에요." 도자기 피부를 자랑하는 여자 연예인에게 '좋은 피부의 비결이 뭐냐'고 물으면 십중팔구는 이런 대답을 내놓는다. 남다른 답을 기대했다가 괜한 배신감만 몰려온다. 물 많이 마시고, 평소 운동하고, 화장은 하는 것보다 지우는 게 더 중요하다는 건 우리도 잘 아는 이야기지 않은가. 그러나 한번 돌아보자. 이런 사소하고도 작은 생활 습관에 잘 길들여져 있는가? 자신 있게 "Yes!"를 외칠 수 있는가?

'연예인이니까 엄청 비싼 관리를 꾸준히 받지 않겠어?' '타고나길 저렇게 났겠지, 뭐!' 하고 믿어버리면 쉬운 일이지만, 가까이에서 내가 지켜본 그녀들은 '프로'이기에 보통 사람들보다 자신에게 더욱 엄격한 기준과 생활 습관이 있었다.

메이크업 아티스트인 내가 들려줄 비결 역시 하나도 특별하지 않다. 아주 쉬운 것들이지만, 많은 여성들이 놓칠 수 있고 그러기엔 꽤 중요한 것들이라고 나는 믿는다. 내 생활에 더하고 빼야 할 행동들을 다시 한 번 체크해보는 건 어떨까? 그것만으로도 당신은 어제보다 오늘 더 예뻐질 것이다.

예뻐지기 위해 지켜야 할 습관

✓ **하나, 눈 건강이 곧 피부 건강! 눈에 휴식을 선물하자**

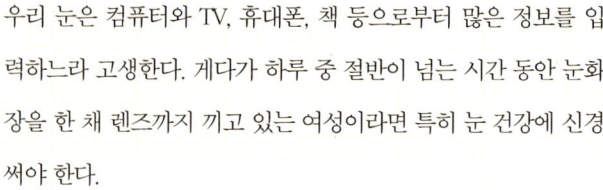

우리 눈은 컴퓨터와 TV, 휴대폰, 책 등으로부터 많은 정보를 입력하느라 고생한다. 게다가 하루 중 절반이 넘는 시간 동안 눈화장을 한 채 렌즈까지 끼고 있는 여성이라면 특히 눈 건강에 신경 써야 한다.

눈이 계속 피로하면 시력이 나빠질 위험은 물론 눈가 피부에도 좋지 않다. 눈이 피로한 상태에서 일하면 나도 모르게 눈을 가늘게 뜨거나 미간을 좁히는 등의 행동을 하게 되면서 주름이 생기거나, 피로감으로 다크서클이 짙어질 수도 있다.

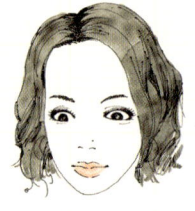

1. 컴퓨터로 일하거나 책을 보는 등 무언가에 집중할 때는 적어도 1시간 중 5분 이상은 눈을 위해 쉬는 것이 좋다. 초점을 하나의 틀에 고정시키면 눈은 굉장한 피로를 느낀다. 쉬는 동안 눈을 여러 번 깜박이고 눈동자를 상하좌우로 돌리는 것도 눈 건강에 도움이 된다.

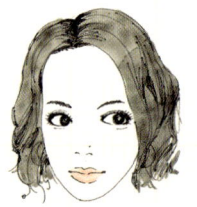

2. 손바닥을 가볍게 비벼 감은 양쪽 눈 위에 살짝 올려 두고 온기를 이용해 눈의 피로를 풀어주자. 기초 화장품을 바르는 아침·저녁에 습관 들이면 좋다. 다만 손으로 눈을 비비는 행동은 연약한 눈가 피부에 자극이 될 수 있으므로 하지 말 것!

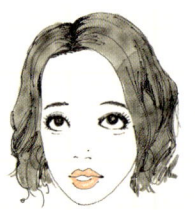

3. 가끔 하늘을 올려다보고 먼 곳의 나무를 보자. 의도적으로 먼 곳을 바라보는 것만으로도 눈은 물론 심신이 편안해진다. 특히 그린 컬러는 심리적 안정을 줘 스트레스나 불안감을 해소시킨다. 창밖을 볼 수 없는 상황이라면 건물 내부에서 가장 먼 곳에 초점을 두는 것도 좋다.

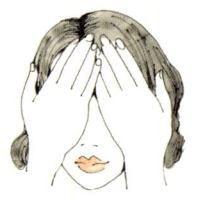

4 앞서 이야기했듯 눈화장은 반드시 눈가 전용 리무버를 사용해 지우자. 포인트 메이크업을 한 상태에서 일반 클렌저로 눈가를 지울 경우, 잘 지워지지 않기 때문에 세게 문지르거나 비빌 수밖에 없다. 이런 자극은 피부 착색과 눈가 주름의 원인이 된다. 순하면서 알코올이나 오일이 첨가되지 않은 리무버를 사용하자.

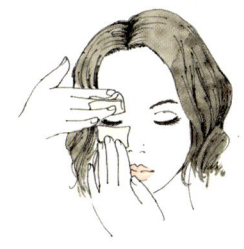

✓ 둘, 손쉽게 관리 받은 효과 보는 법! 팩 활용하기

강한 조명과 두꺼운 메이크업 때문에 피부가 쉴 날이 없는 모델들에게 마스크 팩은 응급도구(?)로 많은 사랑을 받는다. 아침 시간에 피부가 푸석푸석하다면 급한 대로 시트 마스크 팩을 약 5분 정도만 붙였다 떼어내도 피부가 한결 진정되고 촉촉해질 것이다.

팩은 타입별로 얼굴에 부착했다 떼내는 시트 마스크 팩, 물로 씻어내는 워시오프 타입 팩, 자기 전 바르고 그대로 잠드는 슬리핑 팩, 얇게 펴 바른 뒤 마르면 떼어 내는 필오프 타입 팩 등으로 다양한데, 가격대도 성능에 따라 천차만별이다.

나는 잠자는 동안 영양을 공급해주는 슬리핑 팩, 일명 수면 팩을 추천하고 싶다. 밤새 푸석한 얼굴에 집중적으로 수분을 공급해주고 환한 피부톤으로 바꿔준다. 개인적으로 추천해주고 싶은 제품은 젤 타입의 헤라 아쿠아볼릭 미네랄 슬리핑 마스크나 라네즈 워터 슬리핑 팩이다. 무겁지 않은 제형이라 지성 피부에도 잘 맞는다.

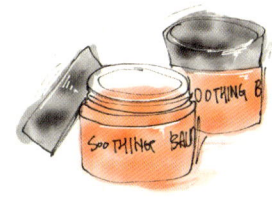

✓ 셋, 입이 닳도록 하는 얘기지만, 세안은 꼭 하고 잔다

너무 피곤한 나머지 화장을 지우기도 전에 잠들어버려 아침에 눈뜨곤 후회한 경험이 있을 것이다. 모공은 만세를 외치고 있고, 기름이라도 바른 것처럼 번들거리는 얼굴을 본 아침의 황당함이란! 세안을 하지 않은 채 잠들면 피부 표면에 붙어 있던 노폐물이나 색소 등이 밤새 열린 모공 속으로 침투해 트러블을 일으킬 수 있다. 많은 여성들의 경험담을 들어보건대, 조금 귀찮아도 집에 들어가자마자 손을 씻으면서 화장도 지우는 게 가장 안전한 선택인 것 같다.

올바른 세안법을 익히는 것도 중요하다. 세안 시 아래의 수칙만 잘 기억하고 열심히 지킨다면 깨끗한 피부를 유지할 수 있다.

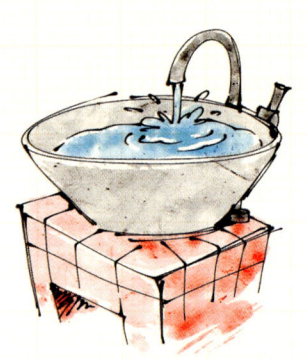

1. 세안 전 반드시 손을 먼저 씻자. 손에 있는 세균을 얼굴로 옮기고 싶지 않다면!
2. 클렌징 폼의 거품을 이용해 부드럽게 얼굴을 마사지한다.
3. 이때 콧방울이나 턱 밑, 귀 뒤, 헤어라인까지 세심하게 씻어준다.
4. 헹굴 때는 물로 박박 닦지 않고 끼얹듯 뿌려주며 닦아낸다.
5. 25℃~35℃ 사이의 미지근한 물이 적당하며, 차가운 물로 마무리하는 게 좋다.
6. 수건으로 피부의 물기를 톡톡 찍어내듯 닦은 뒤 곧장 토너로 피부를 정리한다.

✓ 넷, 놓치기 쉬운 부분까지 꼼꼼하게 챙기자

'피부 나이테'라고 불리는 목주름. 아무리 동안이어도 목주름 관리에 소홀하면 나이는 곧장 들통날지도 모른다. 목에 생긴 주름은 메이크업으로도 숨길 수 없으니, 생기기 전에 혹은 더 깊어지기 전에 관리하는 게 필수다.

팽팽하고 매끈한 목을 만들기 위해서는 꾸준한 스트레칭과 생활 속 습관이 중요하다. 가로로 생긴 주름은 잘못된 생활습관 때문인 경우가 많다고 한다. 베개를 높게 베거나 옆으로 웅크리고 자는 습관, 턱을 괴는 습관은 목주름을 만드는 지름길이다.

목욕 후 몸에 보습제를 바를 때, 목에도 특별히 신경 써 꼼꼼하게 발라주자. 얼굴에 기초 제품을 바를 때도 목이 얼굴의 연장이라는 생각으로 손에 남은 제품을 목 아랫부분에서 턱까지 쓸어 당겨 빗어주듯 발라준다. 외출할 때는 자외선 차단제를 목에도 반드시 바르도록 한다. 또한 생각날 때마다 어깨는 아래로, 고개는 위로 당기듯 근육을 긴장시키고 목을 좌우로 스트레칭하면 혈액 순환도 잘 되고 목주름 예방에도 효과적이다.

✓ 다섯, 하루 8잔, 물 챙겨 마시기

'물 많이 마시기'는 피부 미인들이 첫 번째로 손꼽는 건강 습관이다. 이미 물리도록 많이 들은 이야기겠지만, 습관이 들지 않으면 물 먹는 게(?) 생각보다 쉽지 않다. 노력해본 사람은 아마 공감할 것이다.

물은 최소 하루 8잔, 1.5L~2L 정도를 수시로 마시는 게 건강에는 물론, 다이어트에도 도움이 된다. 커피를 물 마시듯 먹는 사람도 많은데, 커피 속 카페인이 이뇨 작용을 돕기 때문에 몸에서 수분을 빼앗아 자칫 피부가 건조해질 수도 있다. 커피는 적당히 즐기되, 우리 몸에 착한 습관인 물 마시기를 생활화하자. 만약 밍밍한 물을 꾸준히 마시는 게 힘들다면, 피부는 물론 건강에 이로운 차로 마시는 것도 현명한 방법! 시중에서 흔히 구할 수 있는 차의 효능을 알고 마시면 더 똑똑하게 즐길 수 있다.

1. 녹차 : 레몬보다 비타민C가 5~6배 많이 들어 있다. 피부미용에 좋고, 다이어트에도 좋아 일석이조의 효과를 누릴 수 있다. 신진대사를 원활하게 해주고, 항암 효과, 노화 방지 효과도 뛰어나다.
2. 매실차 : 해독과 살균 작용이 뛰어나 여드름 피부에 특히 좋은 차. 변비나 설사 완화에도 효과 만점이다.
3. 국화차 : 혈액을 맑게 하고 배변작용을 원활하게 도와 깨끗한 피부를 만들어준다.
4. 둥굴레차 : 항산화 작용이 뛰어나며, 피부미용과 미백에 효과가 있다. 혈액순환을 돕고 폐와 위를 강화해 기침과 갈증을 해소시켜준다.

5 메밀차 : 피부미용에 좋고 노화현상을 예방하는 루틴 성분이 들어 있다. 다이어트와 숙취해소에도 효과적이다.

6 페퍼민트차 : 여드름을 완화해주고, 탄력 있는 피부로 가꿔준다. 신경쇠약, 감기, 두통 등에 좋은 차로 위장을 편안하게 한다.

7 캐모마일차 : 염증 개선에 탁월한 효과가 있다. 긴장을 완화시키고 몸을 따뜻하게 해 숙면을 돕는다.

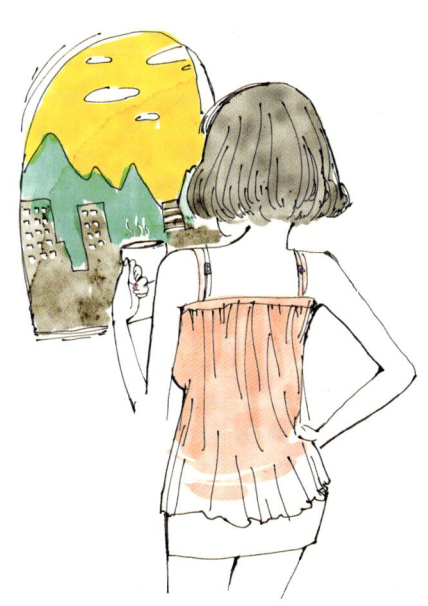

예뻐지기 위해 고쳐야 할 습관

✓ 하나, 너무 많은 화장품은 피부를 체하게 한다

우리나라 20~30대 여성들은 얼마나 많은 기초 화장품을 사용할까? 한 조사에 의하면 평균 6~7가지라고 한다. 기초 케어 단계에서 주로 사용하는 에센스-스킨-로션-에센스-아이크림-크림 등이 일반적일 것이다. 여기에 메이크업을 위한 메이크업베이스, 파운데이션, 아이 베이스, 컨실러 등을 생각하면 화장품 수는 더 늘어난다. 이쯤 되면 조금 많다는 생각이 드는데, 골고루 다양하게 바르지 않으면 안 될 것 같다는 왠지 모를 심리적 부담감이 이러한 현상에 한몫하는 것 같다.

사실 기초 케어 단계에서 화장품을 몇 가지만 바르라고 딱 정해 말하기는 어렵다. 사람마다 피부 상태가 다르기 때문에 에센스나 크림 등의 한두 가지 제품을 더 바르거나 생략할 수 있다. 한 가지 확실한 것은 여러 개의 화장품을 강박적으로 바르는 것보다 내 피부에 꼭 맞는 제품 서너 가지로 꾸준히 관리하는 게 현명하다는 사실! 아무리 고가의 좋은 화장품이라도 피부가 흡수해내는 한계가 있어, 그 이상을 바르면 피부도 체하고 만다. 결국 남은 것들을 토해내게 되는데, 그럴 경우 피부 균형이 깨질 수 있다.

우선 내가 사용하고 있는 화장품을 살펴보자. 기능성 제품은 에센스, 아이크림, 크림 등이 일반적이다. 기능에 따라 화이트닝, 수분, 안티에이징, 토탈 안티에이징(고가 제품) 등 라인을 나눠 보고 만약 중복된 종류의 제품이 있다면, 아침·저녁으로 분리해 사용하는 것이 좋다.

예를 들어 두세 마리 토끼를 잡겠다고 아침에 화이트닝 에센스+탄력 에센스+안티에이징 에센스를 쓰면 피부도 과부하가 걸린다. 보통 오전에 화이트닝 라인, 저녁에는 탄력이나 안티에이징 라인으로 몰아서 케어하는 편이 피부에 좋다.

또는 바쁜 아침에는 피부 개선 에센스-스킨-로션-에센스 정도만 사용하고, 저녁에 좀 더 늘려 피부 개선 에센스-스킨-로션-에센스(화이트닝/안티에이징 등)-아이크림-크림 등으로 케어하면 된다. 예전에는 기능성 화장품을 봄·여름에는 화이트닝, 가을·겨울에는 안티에이징 라인으로 계절에 맞춰 사용하곤 했지만, 최근에는 1년 내내 꾸준히 케어하는 것이 중요하다는 인식으로 바뀌고 있다.

화장품 가짓수를 늘리기보다 구입할 때부터 내 피부상태에 맞는 화장품 두어 가지를 잘 따져 구입하자. 피부가 아름다운 여인들의 화장대는 절대 복잡하지 않다는 사실을 명심할 것!

✓ 둘, 파우치에도 다이어트가 필요하다

지금 가방에서 파우치를 한 번 꺼내보자. 제대로 지퍼가 채워지지 않을 정도로 불룩하진 않은가?

'메이크업 아티스트의 파우치 안엔 뭐가 들었을까?'

메이크업 박스가 아닌 화장품 파우치를 써본 적이 없는 나는 동

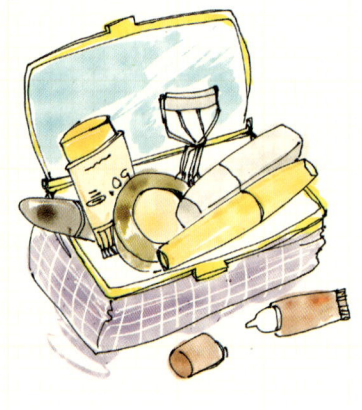

료 여자 메이크업 아티스트들에게 파우치 안에 뭘 넣고 다니느냐고 물어봤다. 그녀들은 '별 거 없다'고 웃으면서 파우치를 열어 보여줬는데, 아닌 게 아니라 정말 간소했다.

아마도 많은 제품을 사용해봐서인지 정말 딱 필요한 아이템 몇 가지가 전부였는데, 아이 메이크업과 관련된 도구나 제품들이 대부분이었다. 뷰러나 마스카라, 아이라이너는 필수! 그녀들은 워터 프루프 타입의 마스카라를 선호했다. 또 히팅 뷰러와 같이 속눈썹을 아찔하게 올려주는 기구를 갖고 있었고, 아이라이너는 잘 번지지 않고 자연스럽게 그려지는 펜슬 타입이 많았다. 아이섀도는 펄이 거의 없는 모노컬러 키트가 대부분으로 베이지나 브라운 계열의 차분한 톤을 좋아했다. 수정 메이크업에 꼭 필요한 면봉은 기본.

립 제품도 펄이 없는 자연스러운 제품을 선호했지만, 립스틱만큼은 다양한 컬러를 갖고 있는 경우가 많았다. 자칫하면 입술이 허옇게 떠 보일 수 있는 누드 계열의 컬러나 반대로 진달래꽃처럼 진한 자줏빛 핑크인 푸시아^{Fuchsia} 컬러처럼 매우 튀는 컬러도 있었는데, 컬러를 믹스하거나 나름대로의 스킬로 상황에 따라 적절하게 연출한다고 귀띔했다. 여기에 멀티기능이 있는 컨실러나 자외선 차단지수가(SPF)가 높은 멀티 팩트면 파우치 구성 끝!

메이크업 제품들과 가장 친한 메이크업 아티스트들의 파우치가 이토록 단출하게 구성된 이유는 딱 필요한 것, 자주 사용하는 제품만 넣고 다니기 때문이다. 파우치가 화장대 전체를 옮겨온 듯 뚱뚱할 필요는 없다. 메이크업 아티스트들의 파우치를 공개했으니, 당신의 파우치를 구성하는 데 힌트가 되었길!

✓ 셋, 아름다움을 위해 화장품과 작별하라

아름다움을 위해서 화장품과 작별하라니? '오래된' 화장품 이야기다. 친구야 오래된 친구가 좋다지만, 화장품은 오래된 것일수록 좋지 않다. 아무리 비싸고 좋은 화장품이라도 유통기한이 한참 지난 것까지 고집해 쓴다면 피부 안전을 장담할 수 없다.

화장품 제조일자와 유통기한은 화장품을 보관할 때 특히 따져야 할 정보다. 개봉한 화장품은 개봉날짜를 표기해놓고 유통기한 전에 모두 써버리는 것이 좋다. 일반적으로 화장품은 개봉 전 3년, 개봉 후 1년 정도를 유통기한으로 정해놓는데, 제품마다 차이가 있다.

토너나 에멀전은 1년, 에센스나 자외선 차단제, 크림류는 6개월, 메이크업 베이스나 파운데이션 등은 1년에서 1년 6개월 안에 쓰는 것이 안전하다. 마스카라는 3개월에서 6개월 이내기 좋으며, 립글로스는 의외로 유통기한이 짧아 6개월에서 1년 이내에 쓰고 바꾸는 것이 좋다. 버릴 것은 과감하게 버리고 화장대를 간소화하면 피부를 더 아름답게 가꿀 수 있다.

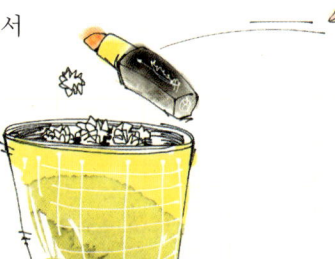

✓ 넷, 누구를 닮으려 하기보다, 나만의 매력 포인트를 찾아라

어쩌면 내가 하고 싶은 말의 핵심일지도 모르겠다. 화보 속 연예인 누구의 아이라인이나 가장 유행하는 립스틱 컬러, 새로 출시되어 입소문이 자자한 파운데이션 등에 마음이 혹하는 것은 어쩌면 당연하다. 누구나 한 번쯤 따라써보고, 따라해보고 싶을 것이다.

다만 화장품 산업은 물론 패션, 광고 등의 분야는 이미지의 전쟁터라는 사실을 잊지 말았으면 좋겠다. 당신을 더 예쁘게, 더 아름답게, 더 주목받도록 만들어주겠다고 손짓하지만 그 유혹에 무조건 넘어가선 안 된다. 그게 무엇이든 나에게 어울리는지, 나의 개성을 나타낼 수 있는지 꼼꼼하게 따져보고 깐깐하게 채택하기 바란다.

나의 외모를 비하하며 무턱대고 누군가를 닮기 위해 비싼 화장품에 비용을 지불하거나 성형 수술을 택하는 것은 옳지 않다. 물론 롤모델을 정해놓고 그의 메이크업 방식이나 스타일을 따라해보는 것이 아름다워지기 위한 하나의 과정이 될지도 모르겠다. 하지만 그 끝에는 반드시 나만의 매력을 확실히 알고 나를 제대로 돋보이게 하는 방법을 깨닫는 순간이 있어야 한다. 메이크업도, 스타일도 나를 아름답게 만들고 나의 자존감을 높여줄 '도구'에 지나지 않는다는 사실을 기억하자. 지나치게 신봉하거나 기대지 않을 것!

눈이 예쁘다면 눈에, 입술에 자신이 있다면 입술에, 광대뼈가 튀어나와 자신 없다면 광대뼈에 포인트를 주거나 살짝 감추는 등의 방법으로도 충분히 매력을 살릴 수 있다. 아름다움에 중요한 건 스스로의 매력을 제대로 파악하고 드러낼 줄 아는 능력이다.

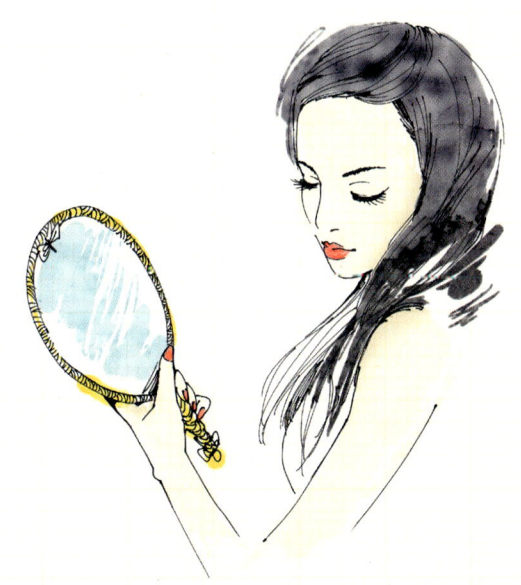

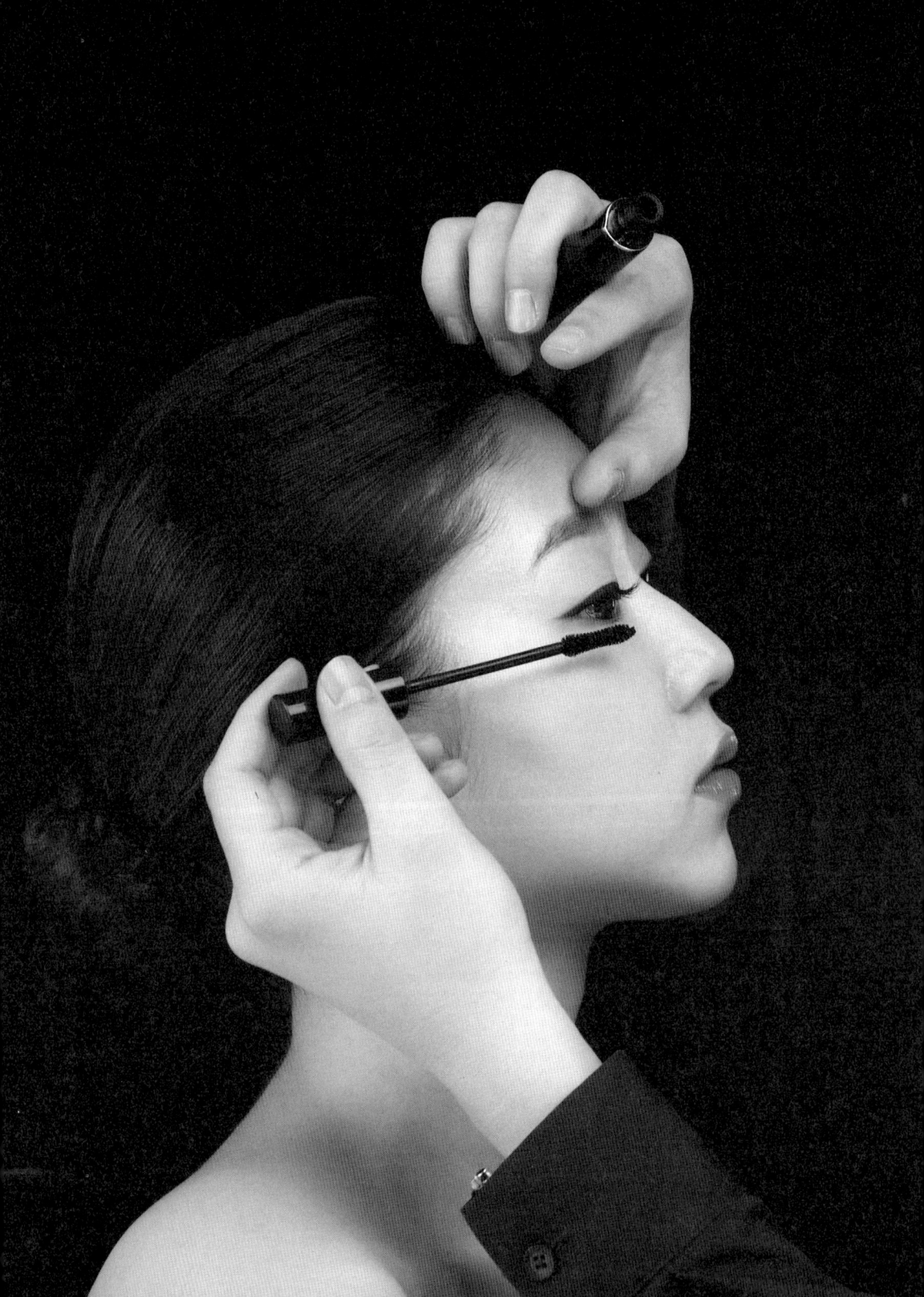

기초
아이 메이크업
레슨

2:

ARTIST ESSAY - 2
아이 메이크업은 최소화하되, 섬세하게 하라

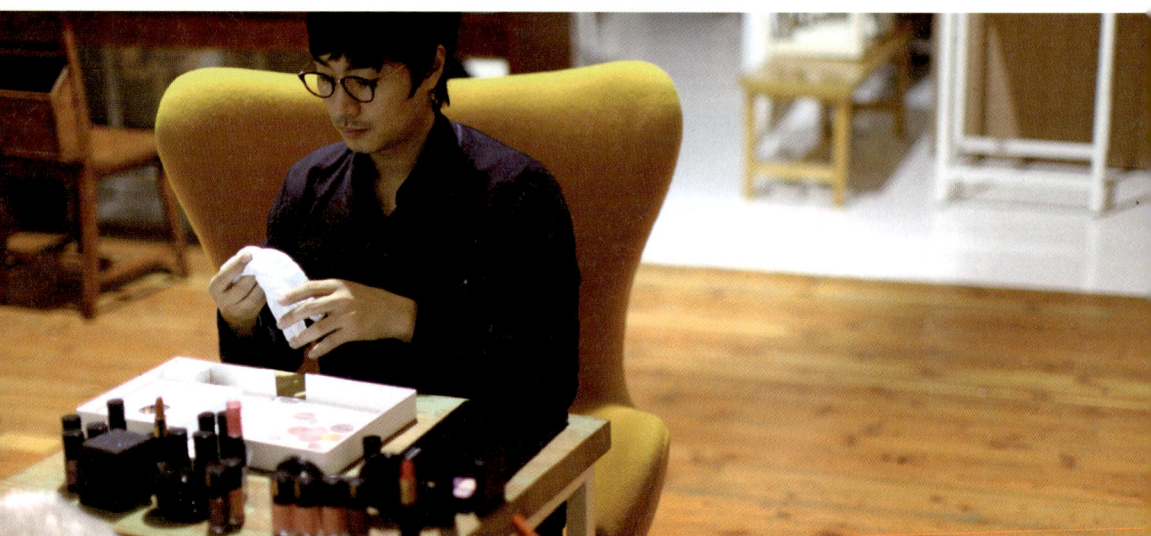

메이크업으로 눈매가 확 도드라지게 예뻐질 수 있을까? 메이크업을 처음 하는 사람들은 물론, 나름대로 메이크업에 자신 있다고 생각하는 여성들도 어려워하는 것이 바로 아이 메이크업이다. 아이 메이크업의 결과에 따라 피부까지 달리 표현되어 보이고, 립 컬러 역시 아이 메이크업이 어떻게 되었느냐에 따라 선명하게, 혹은 칙칙하게 부각될 수 있다. 한마디로 메이크업의 전체 완성도와 스타일은 아이 메이크업에 따라 좌우된다.

그렇기에 광고나 화보 촬영을 위한 모델들의 메이크업에서도 아이 메이크업에 많은 신경을 쓴다.

스타일 아이즈 STYLE EYES

김태희, 신민아 등 헤라의 뮤즈로 활동했던 여배우들의 화보 속 눈매를 보면 보석이 반짝이듯 아름답게 느껴질 것이다. 이들의 눈매에는 컬러가 아주 자연스럽게 입혀졌는데, 그 과정은 사실 매우 디테일하게 이루어진다. 내추럴하고 가볍게 보이는 메이크업이라도 속눈썹을 한 올 한 올 조심스럽게 심고 아이라이너를 이용해 매우 꼼꼼하게 표현한, 시간과 공을 상당히 들인 결과물이라고 생각하면 된다. 심지어 언더라인을 표현하는 데만 3가지가 넘는 제품을 쓰기도 한다.

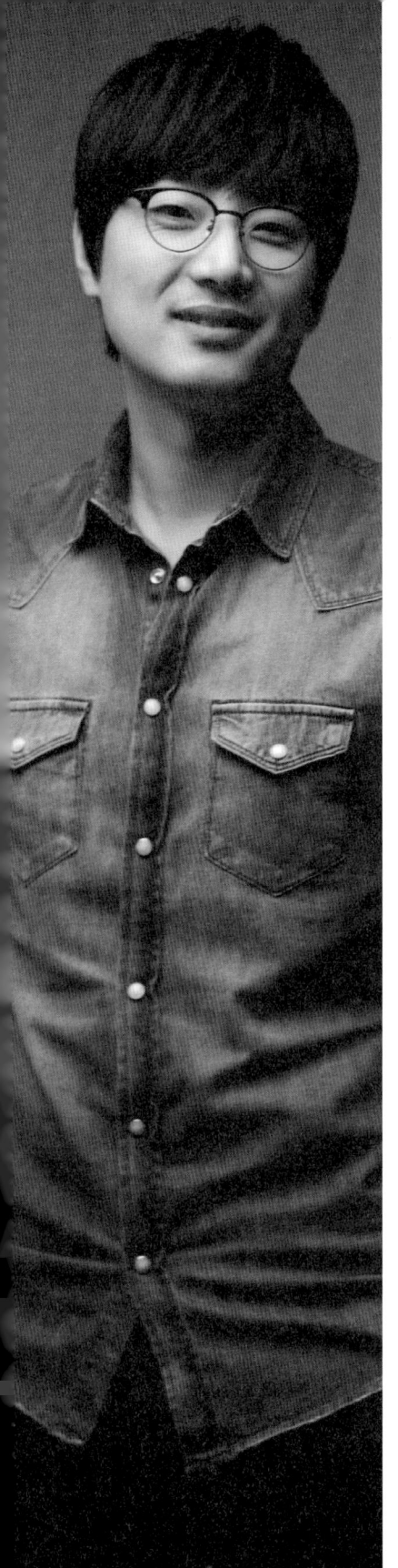

까다롭게 아이 메이크업을 하는 이유는 이런 섬세한 과정을 통해야만 눈매가 크고 뚜렷하게 나타나기 때문인데, 또한 결코 인위적으로 보이지 않아야 하는 게 핵심이다. 주목해야 할 것은 이런 화보를 촬영할 때 특별히 컬러를 많이 활용하거나 많은 양의 화장품을 쓰지 않는다는 것이다. 단 하나, 한 가지 아이템을 써도 세심하게 표현한다는 것뿐이다.

내가 강조하고 싶은 얘기도 이 연장선에 있다. 많은 제품을 사용해서 아이 메이크업을 어렵고 진하게 할 필요가 전혀 없다. 아이라이너와 마스카라, 펄이 없는 한 가지 컬러의 아이섀도. 당신의 눈에 스타일을 입히기 위한 도구는 이들만으로도 충분하다.

"아이 메이크업을 최소화하되, 섬세하게 하라."

이를 잊지 말고, 당신의 눈에 스타일을 입혀보자. 이번 장에서는 스타일을 입히기 위한 기초 단계, 아이브로, 아이라인, 아이섀도, 마스카라 각각의 기본 메이크업 방법에 대해 꼼꼼히 알아보도록 하자.

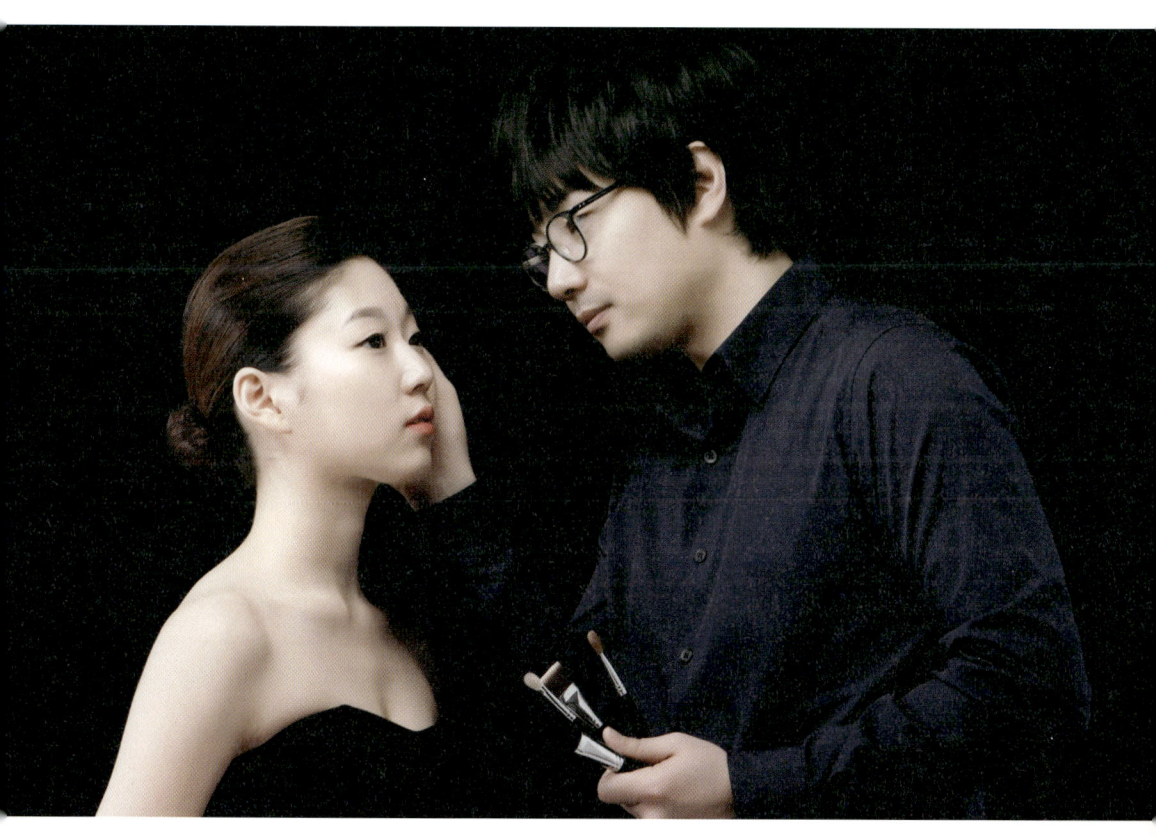

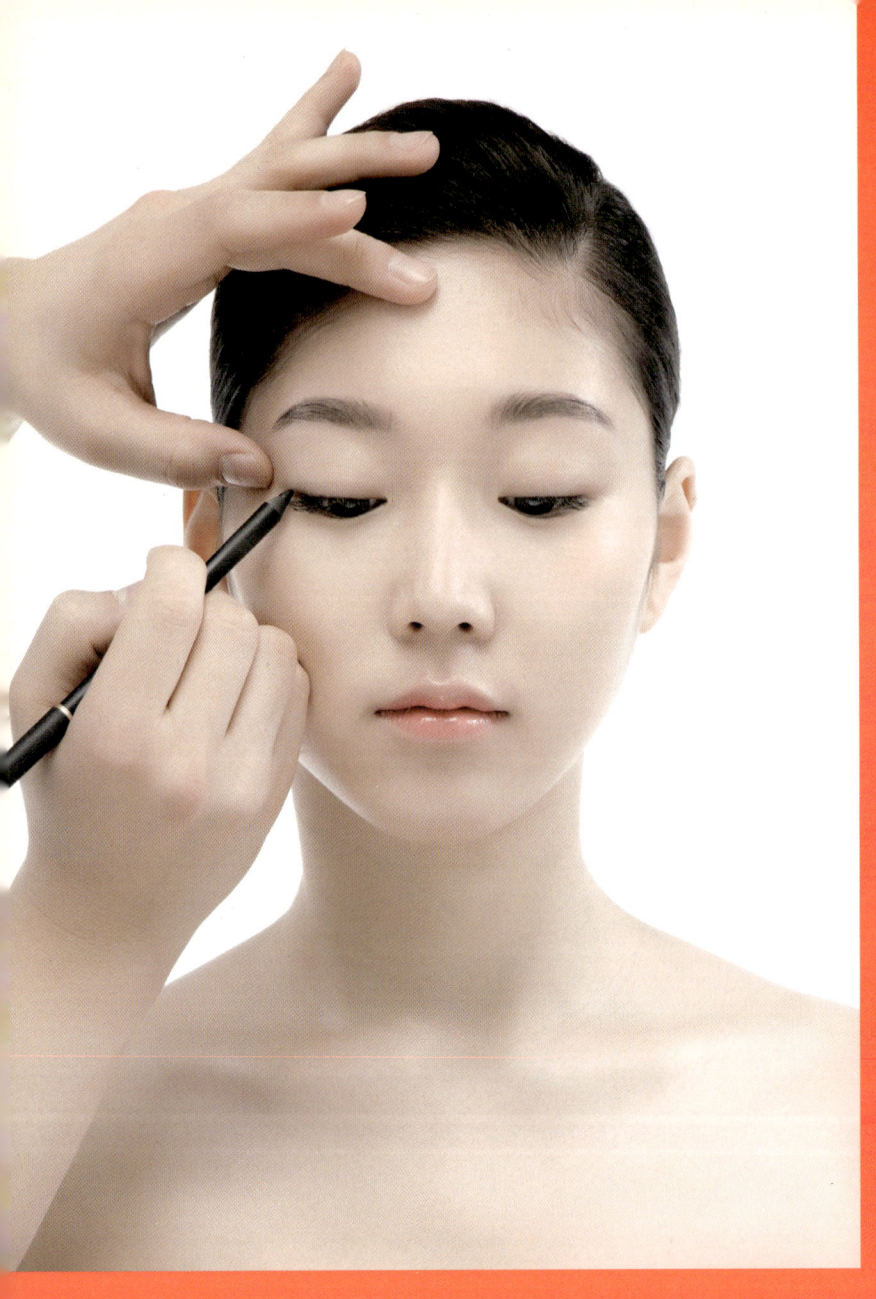

eyeline

Chapter 4:

나만의 스타일 라인 만들기,
아이라인

요즘은 라인이 살아야 진짜 미인이라고 한다. S라인, V라인, T라인 할 것 없이 알파벳이 살아 숨 쉬는 바디라인에 관심이 뜨겁다. 그렇다면 얼굴에서 살려줘야 하는 라인은 무엇일까? 메이크업의 '스타일'을 결정짓는 아이라인이라고 할 수 있다. 눈매의 부족한 점을 커버하고 장점은 더욱 부각시키는 '라인 담당' 아이라인은 최근 더욱 진화하고 있다.
아이라인은 '선'으로 눈매를 강조하는 만큼 디테일이 관건인데, 이 아이라인을 세심하고 깔끔하게, 두껍지 않고 자연스럽게 즐기는 여성들이 많아졌다. 아이라이너 사용법도 다양해져 라인 두께나 눈꼬리를 빼는 방법도 다채로워 졌다. 눈 앞머리나 눈꼬리 등 포인트를 어디에 두느냐에 따라 전혀 다른 분위기로 아이라인을 연출할 수도 있다

세련되고 멋진 메이크업을 하고 싶다면 아이라인에 욕심내자. 굳이 다양한 컬러를 고민하지 않아도 속눈썹 사이에 그린 얇은 선 하나의 위력이 눈매를, 얼굴 전체를 얼마나 아무지게 변화시키는지 알 수 있을 것이다. 이제 막 메이크업을 시작한 당신, 조금 더 또렷하고 매력적인 메이크업을 원한다면 아이라인에 집중하라!

쉽고 자연스럽게 그리기,
펜슬 아이라이너

펜슬 아이라이너는 라인을 쉽고 자연스럽게 그릴 수 있어 초보자에게 적합하다. 속눈썹 사이사이 빈 공간을 어렵지 않게 메울 수 있고, 수정 메이크업을 하기에도 적당하다. 눈 앞머리부터 시작해 바깥쪽으로 한 번에 쭉 그리는 것보다 섹션을 나눠 중앙 부분을 먼저 그리는 것이 훨씬 쉬우니 기억해두자.

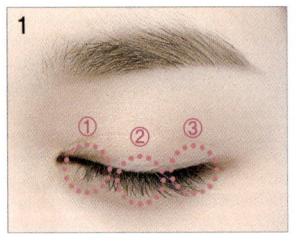

쌍꺼풀 라인을 3등분해서 나눈다.

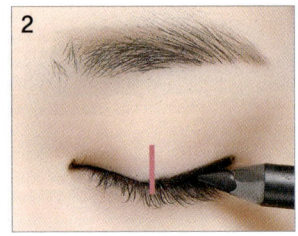

② 중앙 부분에서 눈꼬리 방향으로 라인을 그린다.

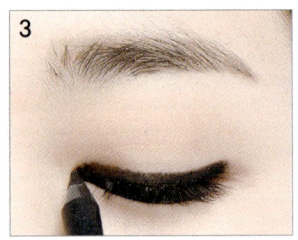

① 앞머리 부분을 같은 방법으로 그린다. 움푹 들어간 눈골짜기 부분, 즉 앞트임 안쪽도 꼼꼼하게 채워줘야 눈매가 답답해 보이지 않는다.

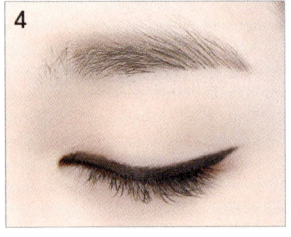

마지막으로 ③ 눈꼬리 부분까지 라인이 균일하도록 그려준다.

Q&A
Q. 초보자도 쉽게 쓸 수 있는 펜슬이 있나요?
A. 펜슬 아이라이너는 샤프너를 사용하면 되는데, 끝을 뾰족하게 만들어서 사용하면 잘 그려진다.

ITEM
A. 펜슬 아이라이너
부드럽게 그려지면서 눈가에 번지지 않는 아이라이너 펜슬 – 헤라 아이 디자이너 펜슬

A

자연스럽다. 그리기 쉽다.
초보자에게 추천

- 초보자 ★★★★★
- 자연스러움 ★★★★☆ → 자연스러운 라인 완성
- 번짐 ★★★★☆ → 다소 잘 번져요
- 지속력 ★★★☆☆

강하고 선명한 눈매로 변신 완료!
리퀴드 아이라이너

리퀴드 아이라이너의 강력한 장점은 강하고 선명한 눈매를 연출할 수 있다는 것. 하지만 수정이 쉽지 않아 어느 정도 메이크업에 능숙한 사람에게 적당하며, 언더라인을 그리기에는 다소 부적합한 타입이다. 브러시 대가 길지 않고 짧은 것을 골라 연필을 쥐듯 잡고 그리면 보다 안정적으로 그릴 수 있다.

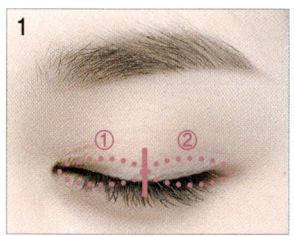 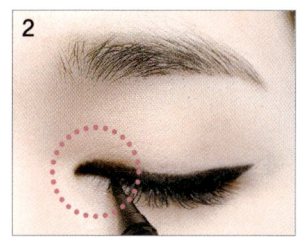 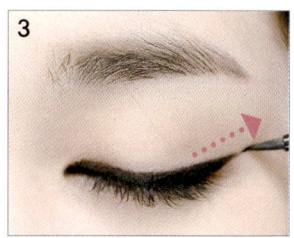

1. 쌍꺼풀 라인을 2등분해 나눈다.

2. 중앙에서 눈꼬리 쪽으로, 중앙에서 눈 앞머리로 그려준다. 앞트임 안쪽도 꼼꼼하게 채워줘야 눈매가 답답해 보이지 않는다.

3. 브러시에 묻은 액이 너무 많이 남지 않은 상태에서 손목 스냅을 이용, 눈꼬리 쪽에서 라인을 한 번에 쏙 빼준다.

Q&A

Q. 리퀴드 아이라이너로 그리다 실수했을 때, 어떻게 하죠?
A. 리퀴드 아이라이너는 손이 떨리면 실수하기 쉽다. 액이 진하고 금세 건조되기 때문에 마른 뒤 수정하려면 애를 먹는다. 라인을 그리다 비켜나가거나 눈가 주변에 액이 묻었을 경우, 마르기 전 면봉으로 바로 지우는 게 상책!

Q. 마스카라 타입과 오토 타입, 어떤 게 좋나요?
A. 마스카라 타입은 액이 한 번에 많이 묻어나올 수 있기 때문에 다이얼 돌리면 점점 액이 묻어나는 오토 타입을 추천한다. 액체 특성상 마르면서 광택감이 나타나기도 하는데, 자칫 인위적으로 보일 수 있으므로 손등에 대고 브러시에 묻어나는 액을 조절해 사용하는 게 포인트!

ITEM

A. 리퀴드 아이라이너
사용이 편리하며 자연스럽고 깔끔하게 표현되는 다이얼 붓펜 아이라이너 - 헤라 이지 스타일링 아이라이너

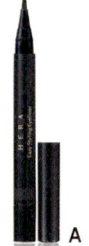
A

또렷하게 표현된다. 번짐이 거의 없다.
메이크업 스킬이 있는 중급자용

초보자 ★★★☆☆
자연스러움 ★★★☆☆
∴ 번짐 ★★☆☆☆ → 선명한 눈매
∴ 지속력 ★★★★★ → 잘 지워지지 않아요

메이크업 아티스트들이 사랑하는 이유가 있다, 젤 아이라이너

젤 타입 아이라이너는 '포토 메이크업의 강자'다. 라인이 또렷하면서도 자연스럽게 연출되고, 속눈썹의 디테일을 제대로 살려주기 때문. 광고나 화보 촬영 현장에서 메이크업 아티스트들이 모델의 속눈썹 사이를 꼼꼼하게 메우는 용도로 사용하는 아이라이너다. 초보 단계의 펜슬 아이라이너에서 업그레이드해 다른 제품을 시도한다면 도전해보길! 별도의 브러시가 필요한 제품으로 플랫형 브러시가 가장 알맞다.

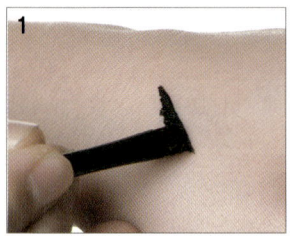
1
플랫 브러시에 젤 아이라이너를 묻히고 손등 혹은 팔 안쪽에서 양을 조절한다.

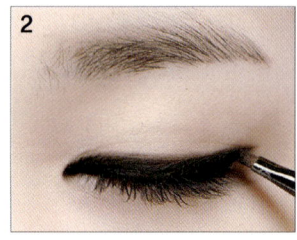
2
눈을 지그시 감은 상태에서 눈 앞 머리부터 바깥쪽으로 라인을 그린다.

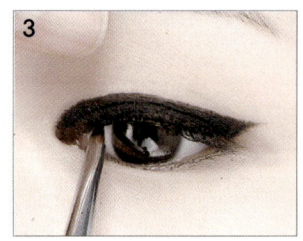
3
손가락을 눈두덩에 가볍게 올려 눈꺼풀을 살짝 들어 올린 뒤, 속눈썹 안쪽에 빈 공간을 밑에서 위로 톡톡 찍어내듯 채워준다.

Q&A

Q. 굳은 젤 아이라이너, 다시 녹여 사용할 수는 없나요?

A. 아이라이너는 쉽게 굳는 성질 때문에 라인을 그리는 중에도 뚜껑을 꼭 덮어둬야 한다. 그게 번거롭다면 용기를 뒤집어두는 것도 방법. 굳은 젤 아이라이너에 스킨을 부어두면 다시 사용할 수 있다는 이야기도 있지만, 잘못된 상식이다. 아깝지만 버리는 편이 낫다.

ITEM

A. 젤 아이라이너
워터프루프 멀티 젤과 파우더 아이라이너가 번짐없이 크고 선명한 눈매를 만들어주는 믹스&매치 아이라이너 – 라네즈 멀티 셰이핑 아이라이너 – 젤 앤 파우더 라이너

A

B. 아이라이너 브러시
탄성이 우수하며 초보자들도 그리기 용이한 아이라이너 브러시 – 헤라 EL1 브러시

B

자연스럽다. 속눈썹 사이까지 꼼꼼하게 표현된다.
초보자에게 추천

초보자 ★★★★★ → 초보자도 시도해보세요
자연스러움 ★★★★☆
번짐 ★★★★☆
플랫 브러시 ★★★★★ → 꼭 필요해요

농도도, 컬러도 다양하게, 아이섀도 아이라이너

블랙 아이섀도를 이용해 라인을 그리면 농도를 조절하며 다양하게 연출할 수 있다. 은은하고 자연스러운 아이라인은 물론, 명확하고 또렷한 아이라인도 충분히 연출 가능! 브라운, 네이비 등 어두운 컬러를 따로 모아 컬러 아이라이너로 활용하는 것도 색다른 메이크업을 즐기는 방법이다.

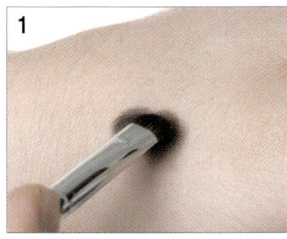

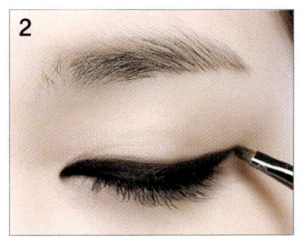

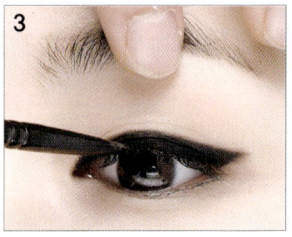

1. 브러시 끝부분에 펄이 없는 블랙 (또는 브라운) 아이섀도를 묻힌 뒤 손등 혹은 팔 안쪽에서 농도를 조절한다.

2. 눈 앞머리부터 바깥쪽으로 라인을 그린다(젤 라이너를 이용해 그리는 방법과 같다).

3. 눈꺼풀을 살짝 들어 올리고 속눈썹 사이사이 빈 부분을 브러시로 톡톡 찍어내듯 메운다.

Q&A
Q. 펄이 들어간 섀도로 그리면 펄 아이라이너 효과가 나나요?
A. 아쉽지만 그렇지는 않다. 펄이 들어간 섀도로 아이라인을 그리면 눈매가 전체적으로 지저분해 보일 수 있으니 펄이 함유되지 않은 섀도를 고르는 것이 좋다.

ITEM

A. 아이섀도
오묘하고 아름다운 눈매를 선사하는 완벽한 컬러 하모니의 4색 아이섀도 – 헤라 섀도 홀릭 4D 1호

B. 아이라이너 브러시
탄성이 우수하며 초보자들도 그리기 용이한 아이라이너 브러시 – 헤라 EL1 브러시

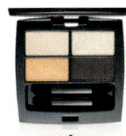

또렷하게 표현된다. 번짐이 거의 없다.
메이크업 스킬이 있는 중급자용

초보자 ★★★★☆
자연스러움 ★★★★☆ → 젤 타입과 비슷해요
번짐 ★★★★☆
플랫 브러시 ★★★★★ → 꼭 필요해요

두 타입의 장점만 골라서 더 예쁘게!
펜슬 아이라이너 + 리퀴드 아이라이너

두 가지 아이템을 함께 사용하면 좀 더 도톰하고 또렷한 라인을 연출할 수 있다. 다루기 쉬운 펜슬 타입으로 먼저 라인을 그린 뒤, 그 라인을 따라 리퀴드 타입으로 그리기 때문에 다소 까다로운 리퀴드 아이라이너도 쉽게 그릴 수 있다. 또한 펜슬 아이라이너는 살짝 투박하고 흐릿한 느낌이 있는데, 이를 리퀴드 아이라이너가 보완해주기 때문에 보다 눈이 크고 그윽해 보이는 효과를 볼 수 있다.

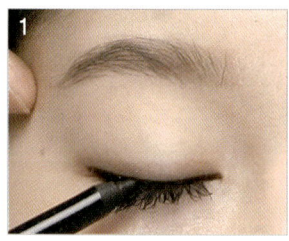
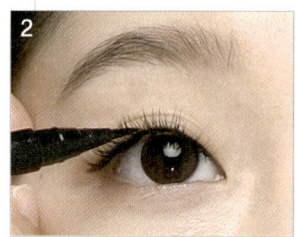
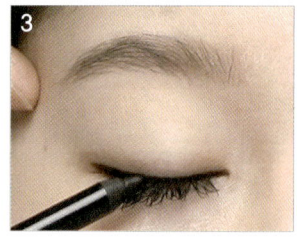

1. 앞서 소개된 방법대로 펜슬 아이라이너를 이용해 라인을 그린다.

2. 리퀴드 아이라이너로 속눈썹 사이 점막 부분을 채운다. 방금 그린 라인 위를 덮는 것이 아니라, 라인 아랫부분에 그리는 것.

3. 1분 후 액이 마르면 마지막으로 처음 그린 아이라인 위를 펜슬 아이라이너로 한 번 더 덮어 강조해주면 완성!

ITEM

A. 펜슬 아이라이너
부드럽게 그려지면서 눈가에 번지지 않는 아이라이너 펜슬 - 헤라 아이 디자이너 펜슬

B. 리퀴드 아이라이너
사용이 편리하며 자연스럽고 깔끔하게 표현되는 다이얼 붓펜 아이라이너 - 헤라 이지 스타일링 아이라이너

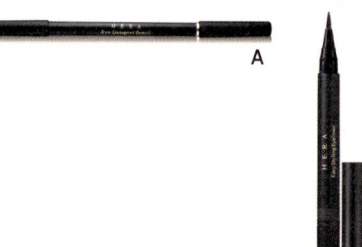
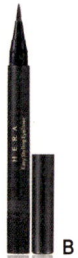

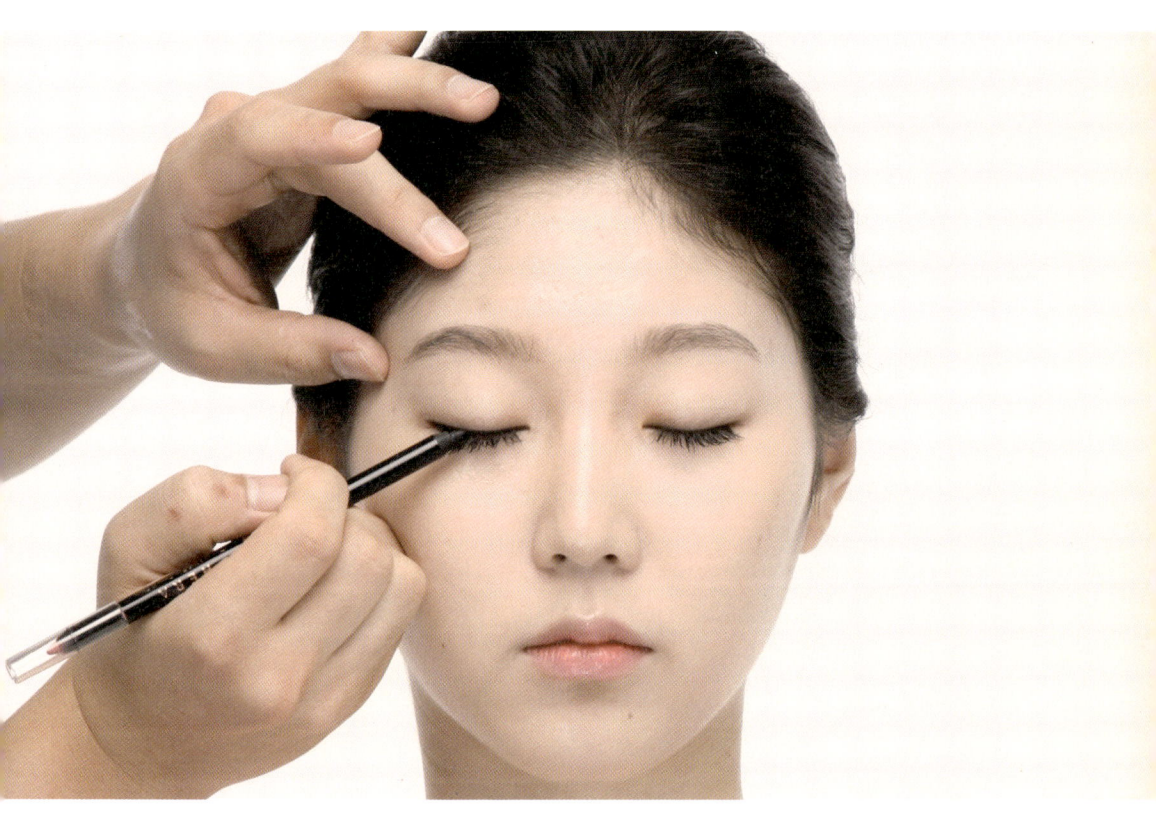

내 눈 모양에 따라 스타일나게 그리는
아이라인

아이라인을 그릴 때 1순위로 고려해야 할 것은 무엇일까? 바로 자신의 눈 모양이다. 아무리 예쁘고 시크한 라인이라도 자신의 눈에 맞지 않으면 오히려 마이너스가 될 뿐! 내 눈의 장점은 살리고 단점은 커버해주는 아이라인을 그려보자.

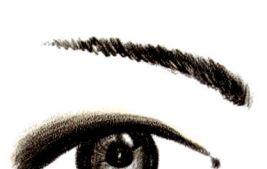

홑꺼풀 큰 눈

쌍꺼풀 없이 큰 눈은 아이라인에 조금만 신경 써도 훨씬 더 매력적으로 보인다.

1 워터프루프 타입의 펜슬 아이라이너로 라인을 선명하게 그린다.
2 중앙에서 바깥 부분을 조금 더 두껍게 그려준다. 큰 눈이 더욱 시원해 보이고 눈매를 더욱 또렷해 보이게 하는 효과가 있다.

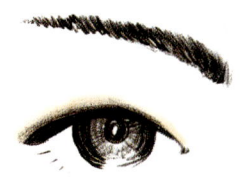

홑꺼풀 작은 눈

홑꺼풀에 눈이 작은 편이면 아이라인을 그렸을 때 잘 보이지 않아 표현이 제대로 되지 않을 수 있다.

1 최대한 번지지 않도록 워터프루프 타입의 펜슬 아이라이너로 라인을 굵게 그려준다. 눈을 떴을 때 눈꺼풀에 라인이 또렷하게 보일 정도로 그린다.
2 브라운 컬러의 아이섀도를 펜슬 아이라이너로 먼저 그린 라인을 따라 살짝 덮어 더 이상 번지지 않도록 픽스해준다.

폭이 넓어 옆으로 긴 눈

눈매가 긴 경우, 라인은 눈꺼풀을 가볍게 메워주는 정도로 마무리한다.

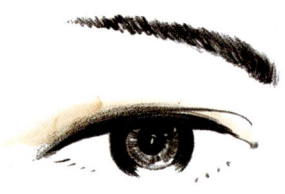

1. 속눈썹 사이사이를 메우면서 라인을 그리되, 눈 중앙을 좀 더 도톰하게 그려준다.
2. 눈꼬리 부분에서 라인을 살짝 빼 아래로 내리면 눈매가 좀 더 개성 있어 보인다.

지방이 많은 눈

눈에 지방이 많으면 눈이 부어 보일 수 있다.

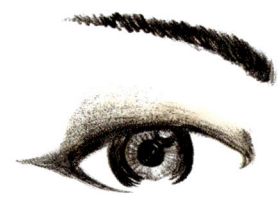

1. 라인을 굵게 그려주고 눈꼬리에서 라인을 날렵하게 빼내 포인트를 주면 부기가 안정적으로 커버된다.
2. 아이라인과 언더라인이 만나는 눈꼬리 부분을 연결해 살짝 과장되게 끝을 빼낸다.

얇은 쌍꺼풀 눈

얇은 쌍꺼풀이 있는 눈매는 자칫 순하고 어설픈 느낌을 줄 수 있다.

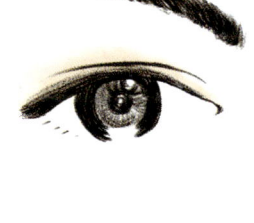

1. 케이크 타입이나 리퀴드 타입의 아이라이너로 속눈썹 사이를 메워서 라인을 얇게 만들어준다.
2. 눈꼬리는 눈 끝에 많이 빠져 나오지 않게 그려주는 게 세련되어 보인다.

보통 쌍꺼풀 눈

너무 얇지도 두껍지도 않은 쌍꺼풀을 '보통 쌍꺼풀'이라고 가정한다.

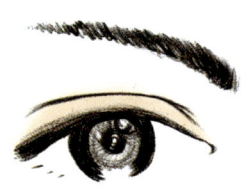

1. 눈을 뜬 상태에서 거울을 보고 아이라인을 그리는데, 눈 중앙에서 바깥쪽까지는 라인을 굵고 길게 쭉 빼서 그려준다.
2. 앞쪽은 살짝 얇게 일반적인 라인을 그려 살려준다.

속 쌍꺼풀 눈

속 쌍꺼풀 눈매는 쌍꺼풀을 거의 의식하지 말고 홑꺼풀 눈매에 라인을 그릴 때와 비슷한 방법으로 연출하면 된다.

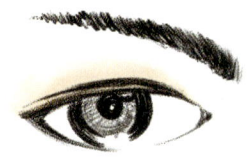

1. 눈을 뜬 상태에서 펜슬이나 케이크 타입 아이라이너를 사용한다. 중앙 부분부터 바깥쪽으로 임의의 라인을 쭉 그려준다.
2. 눈을 반쯤 감은 상태에서 중앙부터 앞머리 쪽으로 다시 그려준다.
3. 브라운 컬러의 아이섀도를 브러시를 눕혀 잡고 아이라인 위에 살살 누르듯 발라준다.
4. 언더라인도 아이라인과 같은 방법으로 그린 뒤 눈꼬리 부분에서 두 라인이 만나도록 연결하면 눈이 훨씬 커 보인다.

눈꼬리가 올라간 눈

눈꼬리가 살짝 올라간 눈에 라인 끝을 억지로 아래로 빼서 연출하면 오히려 인위적이고 어색해 보일 수 있다. 언더라인은 눈 끝에서 연결하지 않는 것이 좋다.

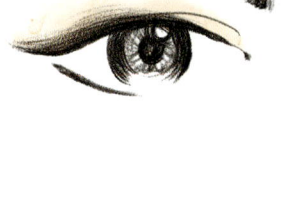

1. 아이라인을 그릴 때 눈꼬리를 아주 조금 위로 빼서 올려 그린다. 눈꼬리가 올라갔다고 해서 눈 끝 라인을 처지게 그리는 것보다 이렇게 눈매에 맞춰 연출하는 것이 세련되어 보인다. 눈을 떴을 때 아이라이너가 위쪽으로 살짝 삐져나온 정도면 좋다.

눈꼬리가 내려간 눈

눈꼬리가 내려간 눈은 순한 인상을 주기도 하지만 졸리거나 무기력해 보일 수도 있는데, 메이크업을 잘못하면 이런 단점들이 강조될 수 있다.

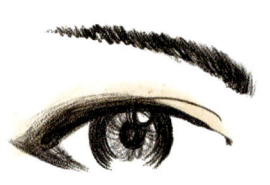

1. 아이라이너를 이용해 눈꼬리 부분에서 라인을 뺄 때 처진 눈매를 보완하기 위해 살짝 올려서 그려준다.
2. 내려간 눈꼬리 끝부분까지 그리는 것이 아니라, 이 지점 바로 앞

1~2mm 부분부터 아이라인 끝과 언더라인 끝을 연결한다. 이렇게 만난 꼬리 부분은 도톰하게 삼각형 모양으로 채워준다.

눈두덩에 주름이 많은 눈

눈두덩에 주름이 많다면 아이라인을 선명하게 그리는 것이 가장 중요하다. 아이섀도는 생략하는 편이 낫다. 아이섀도가 주름 때문에 번질 수 있기 때문에 선명한 라인으로 포인트를 주면 훨씬 생기 있는 눈매가 연출된다.

1 리퀴드 타입이나 젤 타입 아이라이너로 라인을 선명하게 그리는데, 눈을 떴을 때 눈 앞머리부터 라인이 뚜렷이 드러나도록 연출한다.
2 눈꼬리 부분을 자연스럽게 뺀다. 언더라인과 함께 끝을 연결해주어도 좋다.

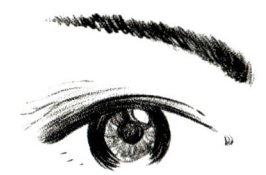

Q&A

Q. 자꾸 번지는 아이라인, 대책이 없을까요?

A. 첫째, 젤 펜슬을 사용한 다음, 아이라이너 브러시에 블랙, 브라운 컬러를 사용해 일부러 살짝 번지게 하거나 그라데이션을 준다.
둘째, 프라이머를 빼먹지 않고 발라준다.
셋째, 아이 메이크업을 하기 전 면봉으로 아이라인을 닦아 유분기를 최대한 제거해준다.
넷째, 눈 안쪽 라인에 파우더를 발라주는 것도 유분기를 제거하는 방법!
다섯째, 워터프루프 제품이 확실히 덜 번진다.

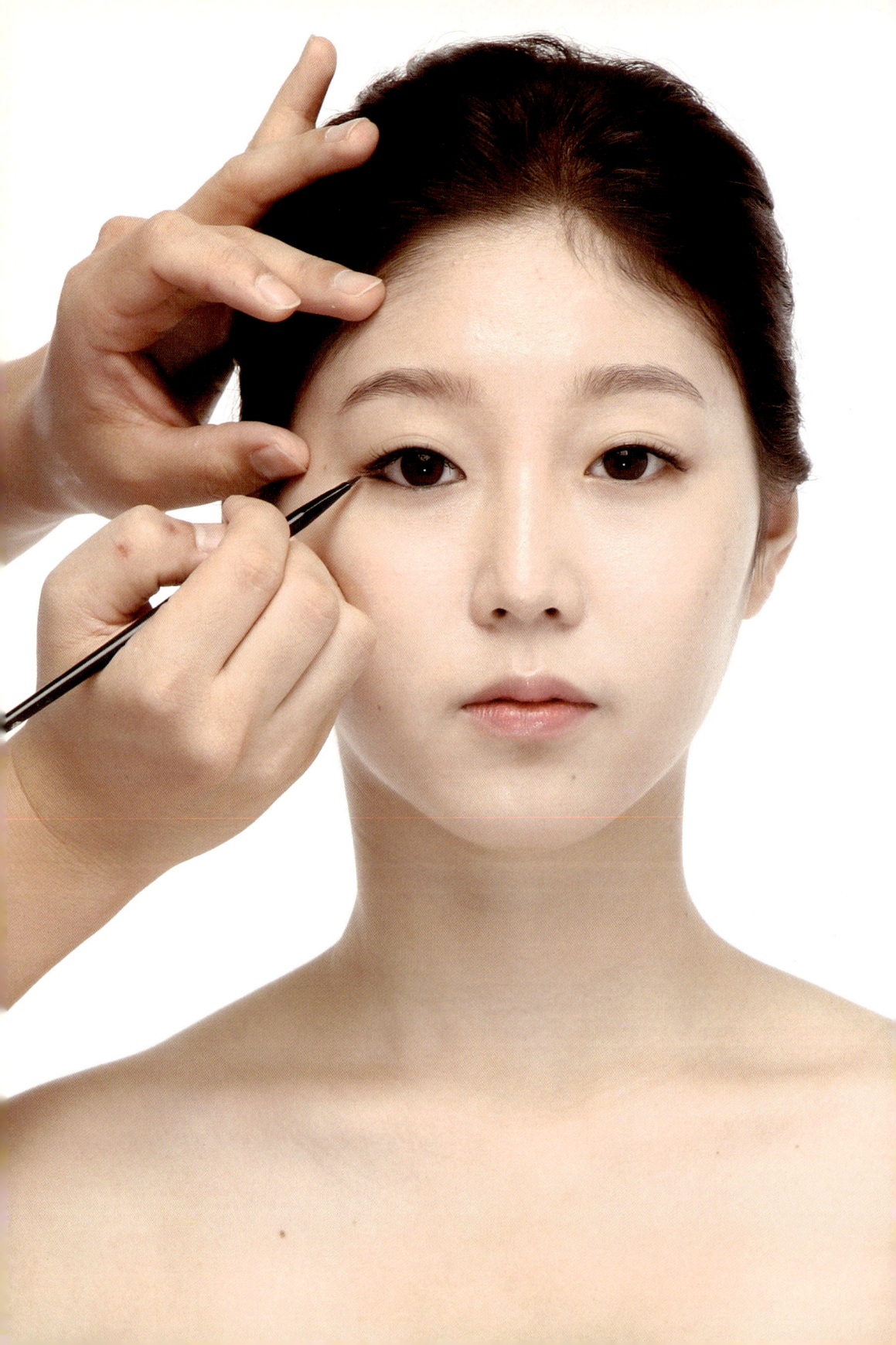

성형한 것처럼 눈을 확 커 보이게 하는 앞트임 라인 & 언더라인

간단한 라인 하나만 그리더라도 그리기 전과 후, '비포 앤 애프터'의 차이가 굉장히 뚜렷하게 나타나는 아이라인. 눈매의 '라인'을 담당(?)하고 있는 만큼 다른 아이템보다도 눈매를 확실히 돋보이게 할 파워풀한 무기다.

또한 아이라이너는 스킬이 중요한 아이템이다. 어떻게 그리느냐에 따라 결과는 천차만별. 심플한 라인 하나로 눈매를 매혹적으로 변신시키는 것은 물론, 다양한 기교를 통해 드라마틱한 반전을 보여주기도 한다. 특히 여기서 다뤄질 성형 계획도 무너뜨리는 앞트임 신공과 언더라인 연출법은 꼭 알아둘 만하다.

누구나 시원시원하고 또렷한 눈매를 갖고 싶어 한다. 작고 답답해 보이는 눈 때문에 서클렌즈를 고집한다거나 친구들끼리 '연예인 누구는 쌍커풀을 새로 했다더라, 눈 어디를 손봤다더라' 하는 얘기만 나오면 귀를 쫑긋, 진지하게 성형을 고민하는 사람들도 많다. 하지만 몇 가지 아이라인 테크닉을 익혀두면 깊은 눈매, 또렷하고 스타일리시한 눈매를 얼마든지 연출할 수 있으니 아이라이너와 친해지는 것도 썩 좋은 투자가 아닐까?

기초 탄탄,
기본 앞트임 라인

아이라인을 그릴 때 눈 앞머리 부분의 앞쪽까지 약 1mm 가량의 라인을 살짝 빼낸다. 이런 작은 포인트로도 눈매가 훨씬 또렷하고 시원해 보이는 효과를 얻을 수 있다.

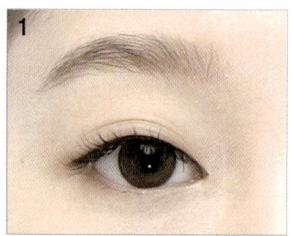
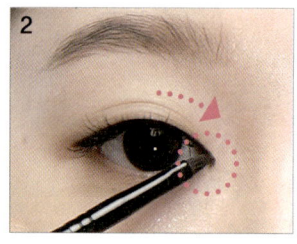
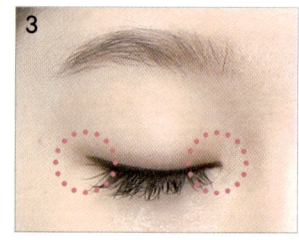

1. 기본 아이라인을 그린다. 펜슬 아이라이너보다는 젤 아이라이너가 좀 더 깔끔해 보인다.

2. 바깥쪽에서 안쪽으로 눈 앞머리를 1mm 정도 빼준다.

3. 앞머리에 맞춰 눈꼬리 부분도 살짝 빼준다.

ITEM

A. 젤 아이라이너
워터프루프 멀티 젤과 파우더 아이라이너가 번짐없이 크고 선명한 눈매를 만들어주는 믹스&매치 아이라이너 - 라네즈 멀티 셰이핑 아이라이너 - 젤 앤 파우더 라이너

B. 아이라이너 브러시
탄성이 우수하며 초보자들도 그리기 용이한 아이라이너 브러시 - 헤라 EL1 브러시

앞은 굵게, 뒤는 얇게!
반전 앞트임 라인

일반적으로 아이라인을 그릴 때 앞부분은 얇고 눈꼬리 쪽으로 갈수록 굵게 표현한다. 하지만 이와 반대로 앞머리 부분을 살짝 두껍게 표현하고 뒤로 갈수록 얇게 그리면 라인의 포인트가 앞쪽으로 옮겨와 좀 더 드라마틱한 효과를 볼 수 있다.

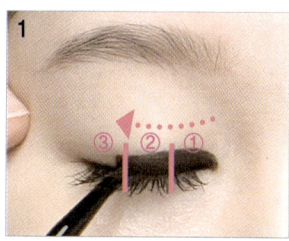 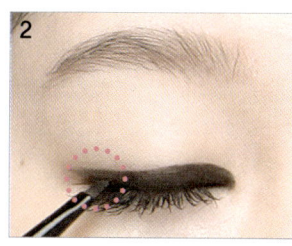 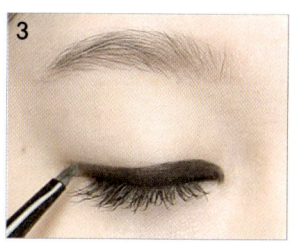

안쪽에서 바깥쪽으로, 눈 앞머리에서부터 아이라인을 다소 두껍게 그려준다. 한 번에 그리려 하지 말고 3분의 2 지점까지만 그려준다.

나머지 뒷부분은 산등성이가 완만한 곡선을 그리듯 부드럽게, 점차 가늘게 빼준다.

눈꼬리는 가볍고 자연스럽게 이어준다.

ITEM

A. 젤 아이라이너
워터프루프 멀티 젤과 파우더 아이라이너가 번짐없이 크고 선명한 눈매를 만들어주는 믹스&매치 아이라이너 – 라네즈 멀티 셰이핑 아이라이너 – 젤 앤 파우더 라이너

B. 아이라이너 브러시
탄성이 우수하며 초보자들도 그리기 용이한 아이라이너 브러시 – 헤라 t1 브러시

기초 탄탄,
기본 언더라인

처음 시도하는 사람은 어색할 수도 있다. 하지만 과하지만 않게 그린다면 어느새 언더라인 없는 메이크업은 상상할 수도 없을 만큼 드라마틱한 효과를 준다. 기본적인 언더라인 그리기를 배워보자.

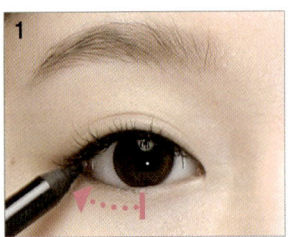

1 기본 아이라인만 완성된 상태. 눈을 뜬 상태에서 화살표 방향으로 눈 아래 점막과 피부 경계 부분에 살살 선을 그려준다. 펜슬 아이라이너로 두세 번 정도 나눠서 그린다.

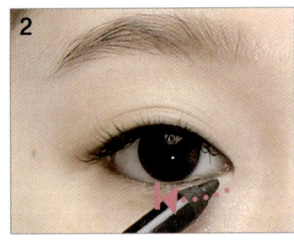

2 눈 앞머리에서 중앙 부분으로, ①을 그릴 때와 마찬가지로 살살 선을 그려준다. 두 선이 만나는 중앙 부분은 가볍게 이어주면 된다.

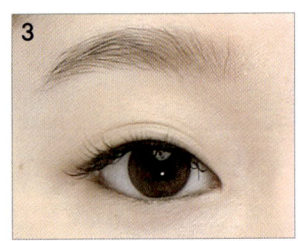

3 윗 아이라인만 그렸을 때보다 눈매가 진해 보인다.

ITEM

A. 펜슬 아이라이너
부드럽게 그려지면서 눈가에 번지지 않는 아이라이너 펜슬 – 헤라 아이 디자이너 펜슬

A

포인트로 잡아주자, 눈꼬리 언더라인

눈꼬리 쪽에서만 가볍게 그리는 언더라인은 자연스러워 보이면서도 눈꼬리를 교정해주는 효과가 있다. 포인트로 하기에 좋은 마법의 언더라인! 그리기도 쉬워 초보자도 충분히 따라할 수 있다.

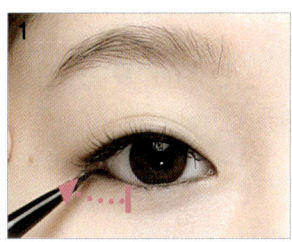 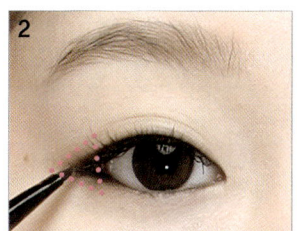 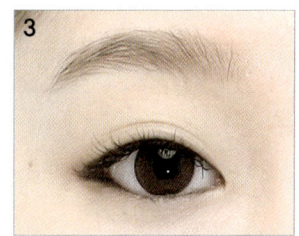

1. 눈을 정면으로 뜬 상태에서 눈동자 끝에 걸리는 부분부터 눈꼬리가 끝나는 지점까지 라인을 살짝 올려 그려준다.

2. 눈꼬리 쪽 언더라인에서 위쪽 라인과 만나도록 끝부분을 메워준다. 위쪽 라인과 만나 삼각형 모양이 되도록 그린다고 생각하면 된다.

3. 언더라인 앞부분이 썰렁하게 느껴진다면 블랙 아이섀도 등을 브러시 끝에만 묻혀 살짝 선을 채우는 것도 좋다.

ITEM

A. 젤 아이라이너
워터프루프 멀티 젤과 파우더 아이라이너가 번짐없이 크고 선명한 눈매를 만들어주는 믹스&매치 아이라이너 - 라네즈 멀티 셰이핑 아이라이너 - 젤 앤 파우더 라이너

B. 아이라이너 브러시
탄성이 우수하며 초보자들도 그리기 용이한 아이라이너 브러시 - 헤라 E1 브러시

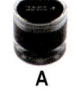

티나지 않게 시원해지는 눈매,
점막 아이라인 + 언더라인

한 듯, 안 한 듯, 자연스럽게 연출하는 아이라인과 언더라인 그리기 방법이다. 속눈썹이 난 라인 바로 아래 점막 부분을 살짝 메우는 것만으로 충분히 눈매가 시원해 보이면서 선명하고 또렷한 이미지를 줄 수 있다. 아이라인을 그리면 눈매가 사나워지는 인상이라면 부담 없이 연출할 수 있다.

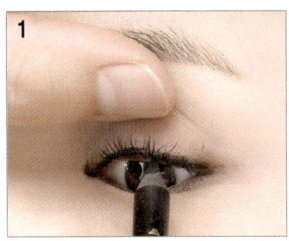 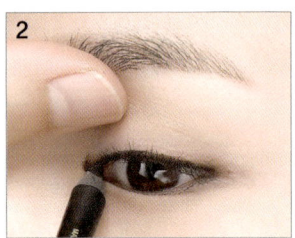 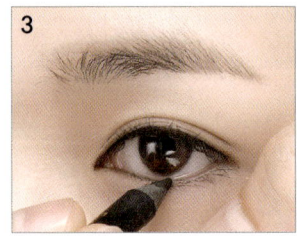

1. 한손으로 눈꺼풀을 살짝 들어올린 상태에서 속눈썹이 난 부위 바로 아래 점막을 중간부터 눈꼬리 방향으로 살살 면을 채우듯 메워준다.

2. 중간에서 눈 앞머리로 이동하며 ①과 같은 방법으로 그린다. 앞머리 부분 안쪽까지 정확하게 칠해준다.

3. 언더라인 역시 자연스럽게 두께감만 표현되도록 얇게 표현해주고 눈꼬리 부분 안쪽에서 가볍게 만나도록 이어준다.

ITEM

A. 펜슬 아이라이너
부드럽게 그려지면서 눈가에 번지지 않는 아이라이너 펜슬 - 헤라 아이 디자이너 펜슬

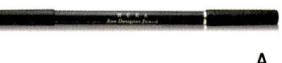

A

STYLE EYES

때로는 스페셜하게 라인에 색을 입히자!
컬러 아이라인

비비드한 천연 컬러 아이라이너

컬러 아이라이너만으로 아이라인을 그릴 때는 앞머리부터 눈꼬리까지 이어서 기본 아이라인을 그려준다. 너무 얇게 그리면 컬러가 살지 않고 어색한 느낌이 들 수 있으므로, 살짝 도톰하게 라인을 그려주되, 아이홀과 라인이 만나는 중앙 부분에는 아이섀도를 바른 것처럼 좀 더 두께감이 느껴지도록 연출한다.

채도가 높은 천연 컬러 아이라이너를 선택했다면 라인이 돋보이도록 다른 아이 메이크업을 자제하는 게 좋다. 아이섀도를 생략하거나 화이트, 베이지 같은 베이스 컬러가 무난하다. 언더라인도 생략하자.

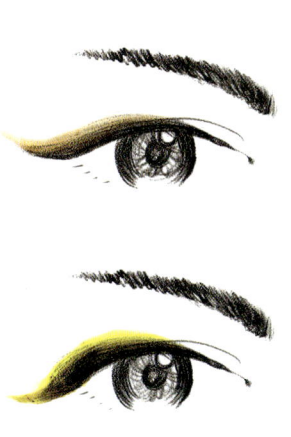

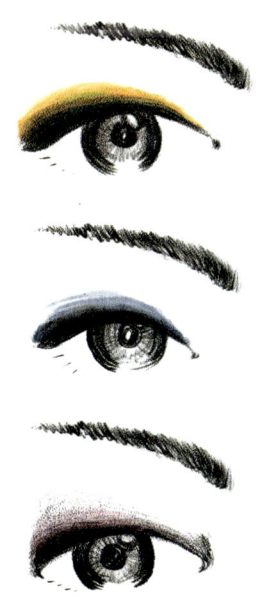

진하고, 또렷한 블랙 + 컬러 아이라이너

젤이나 펜슬 타입의 블랙 아이라이너로 기본 아이라인을 그려준다. 원하는 색의 컬러 아이라이너를 선택하고, 아이라인이 바로 위를 덮어 얇게 라인을 그려준다.

선명한 블랙 컬러 위에 덧그리는 것이기 때문에 얇게 그려도 컬러가 살아난다. 리퀴드 아이라이너를 이용해 아이라인의 아랫부분 점막 사이를 메워주면 컬러가 더욱 생생해 보이고 스페셜한 느낌을 준다.

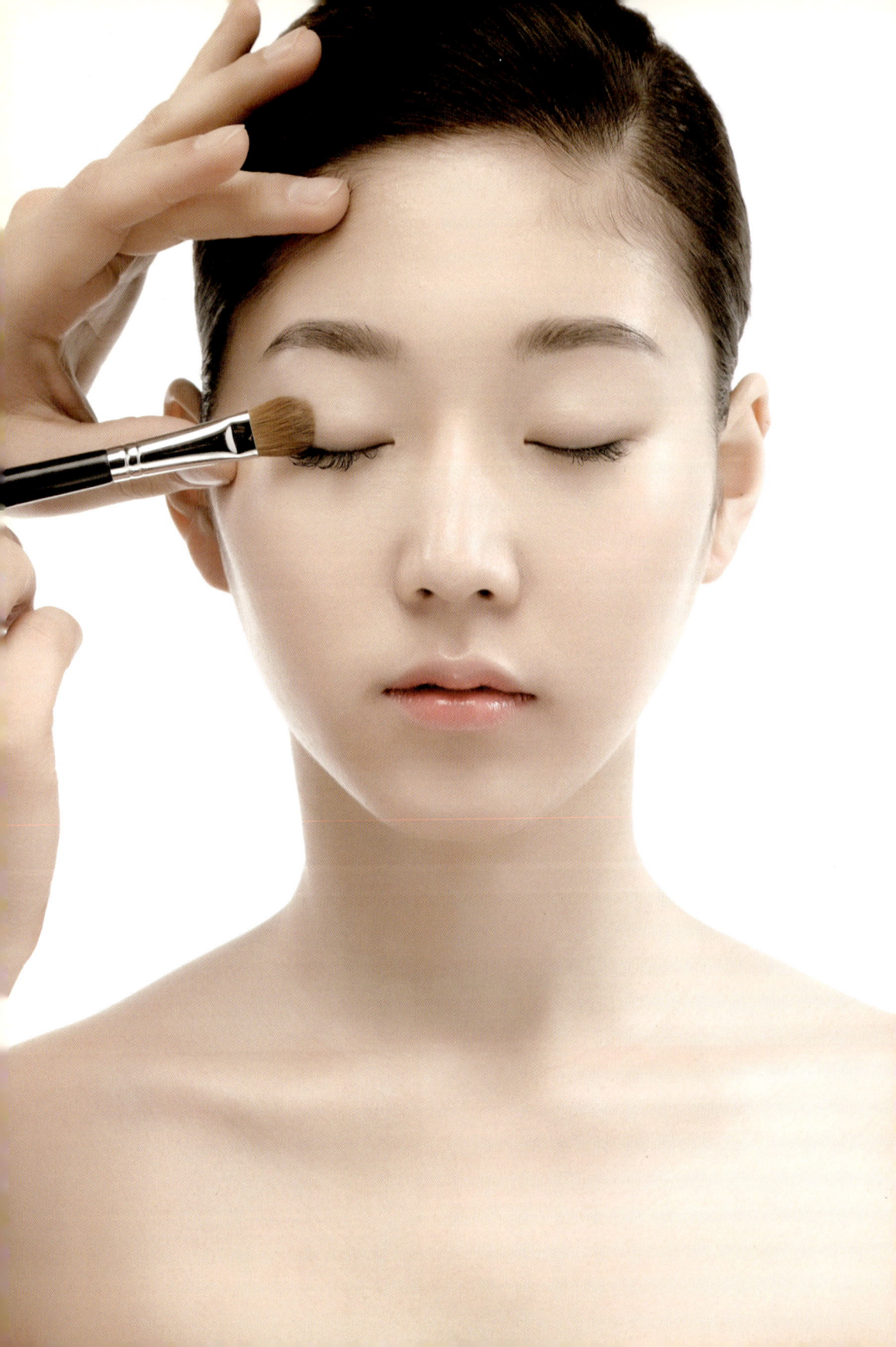

Chapter 5:

눈에 입히는 신비로운 옷,
아이섀도

사실 아이 메이크업에서 아이라인보다 먼저 신경써야 할 것이 바로 섀도 작업이다. 오늘 입을 옷을 골라놓고 거기에 맞춰 아이 메이크업을 하기도 하고, 때로는 섀도 컬러에 맞춰 전체적인 스타일링을 하기도 한다.
순서야 어찌됐든, 섀도는 눈두덩에 간단하게 입히는 색임에도 불구하고 전체적인 스타일링을 좌우할 만큼 두드러져 보이는 것이 사실이다. 그래서 '어떤 색을 선택'해서 '얼마만큼 강하게' 하느냐는 정말 중요한 문제다.
사실 눈두덩이 부어 보일 것 같거나 눈매에 영 자신이 없다면 아이섀도를 과감하게 생략해도 좋다. 아이라인과 속눈썹의 디테일만으로 눈매를 깔끔하게 연출하고 립이나 피부 표현 등 다른 자신 있는 부분에 포인트를 두는 것도 방법일 것이다. 하지만 아이섀도를 바르면 눈가는 너무나 멋지게 컬러를 입지 않던가. 아이섀도는 피할 수 없는 유혹인 것만 같다.

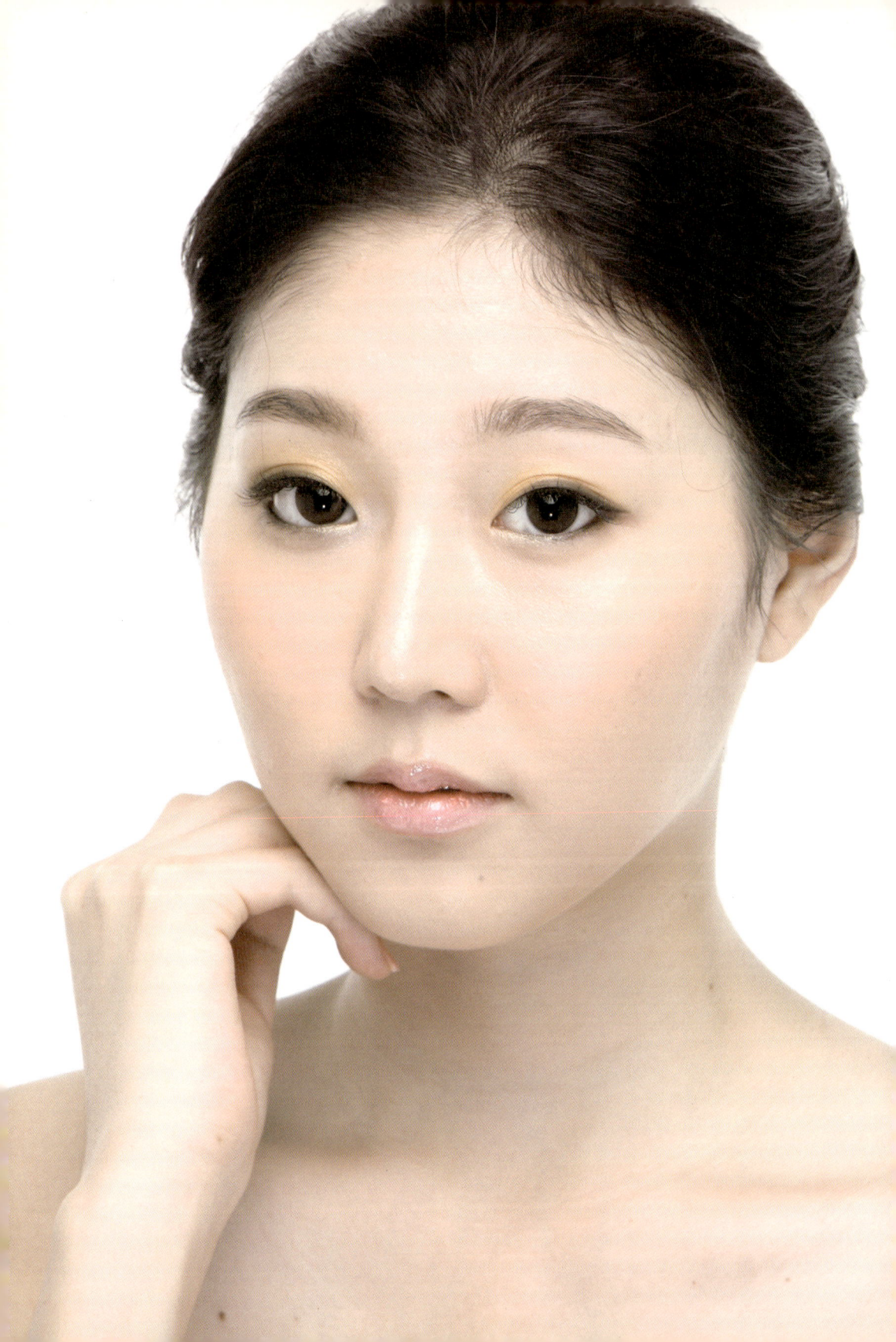

브러시&손가락 아이섀도 테크닉

메이크업 아티스트들은 대개 4~5가지 정도의 아이섀도 브러시를 사용한다. 하지만 고도의 섬세한 메이크업을 할 필요가 없다면 1~2개의 브러시만으로도 충분하다. 플랫 브러시나 포인트 브러시 정도면 평소 아이섀도를 표현하는 데 무리가 없다.

아이섀도 브러시는 다소 딱딱하게 느껴지는 아이섀도를 부드럽고 꼼꼼하게 그라데이션하며 펴바르기 좋다. 또 언더라인과 같은 세밀한 부분을 표현할 때에도 유용하다.

브러시가 없다면 손가락은 최고의 도구가 되어준다. 사실 크림 아이섀도 등의 리퀴드 타입을 바를 때 손가락만큼 훌륭한 도구가 없다. 따라서 브러시를 꼭 갖고 있지 않더라도 손가락을 이용해 아이 메이크업을 충분히 완성할 수 있다.

전문가들도 메이크업을 할 때 손가락을 많이 사용한다. 경력이 오래된 메이크업 아티스트들의 검지를 살펴보면 일반 사람들의 것과 어딘가 다른 점을 발견할 수 있다. 지문이 약간 닳아있고 끝이 매끄러우며 둥글다. 그래서 심지어는 닳은 것처럼 보이기도 한다. 그만큼 검지를 이용해 아이섀도나 립 메이크업을 많이 하기 때문일 것이다.

브러시를 가지고 있다면 100% 활용해 아이섀도 컬러를 예쁘게 표현하는 방법을 알아보고 또한 손가락으로 열 도구 부럽지 않게 메이크업하는 법을 살펴보자.

전문가처럼 세심하고 부드럽게,
브러시

ES20

아이 메이크업 용도로 사용하는 모의 숱이 가장 많고 크기가 큰 브러시. 아이홀에 베이스 제품을 바르기에 적합하다. 아이 프라이머를 바르거나 베이스 컬러의 아이섀도를 전체적으로 바를 때 사용한다. 콧등을 살짝 쓸어 코가 높아보이도록 입체감을 주는 노즈 섀도 용도로 사용해도 좋다.

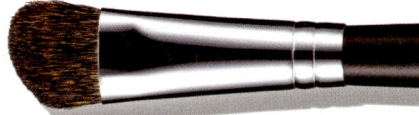

ES16

베이스 컬러 아이섀도를 아이홀에 바를 때나 그라데이션을 표현하기에 좋은 브러시다.

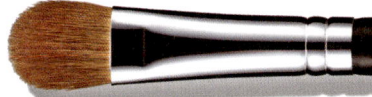

ES6

크림 타입의 제형을 바르기에 좋은 브러시. 두께가 얇아서 아이섀도를 조금 더 꼼꼼하고 세밀하게 표현할 수 있다. 베이스 제품이나 포인트 컬러 등을 그라데이션하기에 적당한 브러시다.

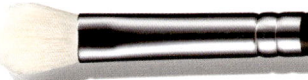

ES2

아이 메이크업에서 모의 길이가 가장 짧은 브러시다. 주로 스머지Smudge 용도, 즉 일부러 번지게 하거나 그라데이션을 표현하기 위해 사용된다. 진한 컬러의 아이섀도를 쓸 때에는 세심하게 터치해야만 화장이 깔끔하게 마무리되는데, 이를 표현하기에 용이하다. 아이라인이나 언더라인을 그리고 살살 펴주는 데 사용해도 좋은 브러시.

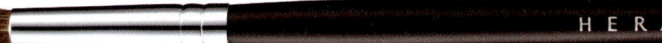

TIP

아이섀도가 뭉개지지 않는 비밀, 아이 프라이머!

펄이 미세하게 함유된 눈물라이너는 애교살을 연출하는 데 효과적이다. 만약 눈물라이너에 펄이 많다면 손등에서 가볍게 조절해 극소량만 바르는 게 세련되어 보이는 팁!

아이홀이란?

눈을 편안하게 감았을 때 눈동자가 머무는 부근을 칭한다. 쌍꺼풀 라인을 중심으로 살짝 올라온 부분으로, 눈두덩 전체보다는 좁은 의미라 할 수 있다.

Q&A

Q. 크리즈Crease 현상이 뭔가요?

A. 아이섀도가 쌍꺼풀이나 주름 등에 의해 뭉쳐서 줄이 생기는 현상을 말한다. 보통 쌍꺼풀이 진한 사람들에게 많이 나타나며 메이크업 후 시간이 지나면서 유분으로 인해 눈화장이 뭉쳐 이런 현상이 생길 수 있다.

아이 메이크업 최고의 툴,
손가락

손가락으로 아이섀도를 깔끔하게 잘 연출하기 위한 첫 번째 스텝은 무엇일까? 우선 자신의 손가락 바닥 면이 부드럽고 매끄러운지 확인해야 한다. 혹 주부습진이 있거나 손가락 면이 매끄럽지 않다면 브러시를 사용하는 편이 낫다. 또 검지 손톱은 바짝 짧게 자르자. 손톱이 긴 손가락으로 아이섀도를 콕 찍는걸 상상해보라. 위생을 위해서, 또 제품을 위해서도 손톱은 짧게 자르는 편이 좋다.

손가락 테크닉 1

크림 타입 아이섀도는 테크닉이랄 것도 없이 간단하다. 검지를 이용해 눈두덩에 여러 번 펼쳐 발라준다.

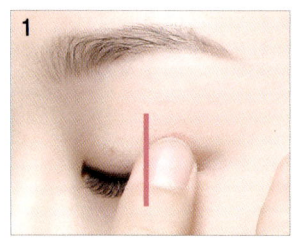
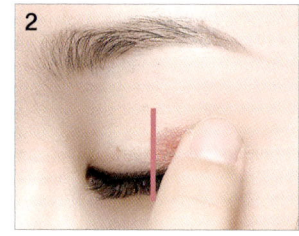

눈두덩을 반으로 나눈 후, 가운데에서 눈꼬리 쪽으로 먼저 섀도를 펴발라준다.

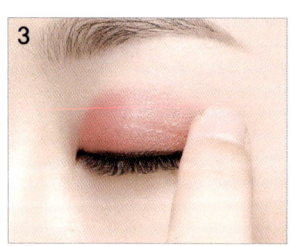
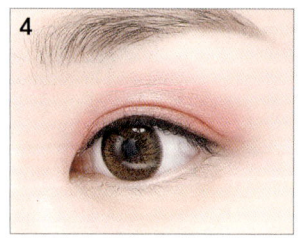

앞부분까지 꼼꼼하게 펴바른 후 섀도 라인을 완만하게 다듬으며 마무리한다.

손가락 테크닉 2

손가락으로 메이크업을 할 때 최대 장점은 역시 자연스럽게 화장이 완성된다는 점! 손가락의 방향에 따라 한 가지 컬러가 점점 퍼져나가도록 그라데이션 효과를 줄 수 있다. 눈앞머리부터 눈꼬리 방향으로 아이라인을 주변을 따라 여러 번 펼쳐 바른다. 뒤로 갈수록 터치하는 횟수를 늘리면 좀 더 그윽하게 무게감이 더해져 한 가지 컬러인데도 훨씬 짙어 보이는 느낌이 든다.

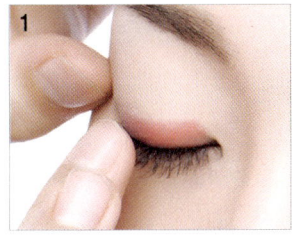
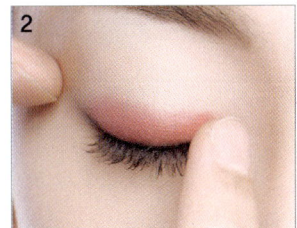

손끝에 묻힌 섀도를 눈꼬리에서 앞쪽까지 진하게 바른다.

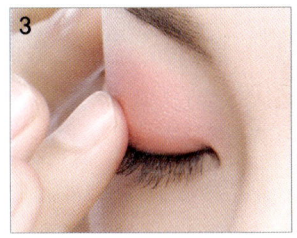
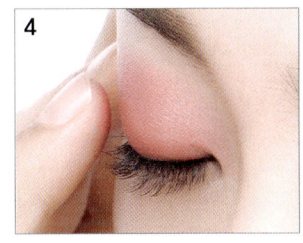

잘 발린 섀도를 눈두덩 전체에 그라데이션 효과가 나도록 은은하게 펴바른다.

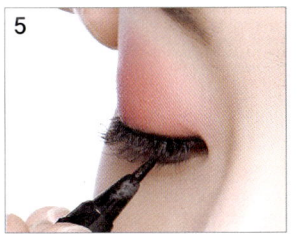
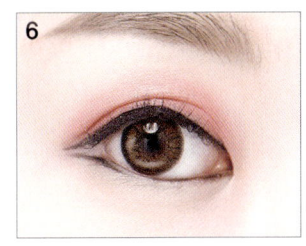

리퀴드 아이라이너로 눈 라인을 따라 그려준다.

TIP
손가락으로 아이섀도를 바를 때 주의할 점

손가락으로 진한 포인트 컬러를 바를 때에는 손가락에 제품을 묻히고 한 번에 눈가에 갖다 대는 것이 아니라 손등에 살짝 덜어내어 소량을 여러 번 발라 주는 것이 좋다. 바로 눈두덩에 바로 바를 경우, 한 번에 뭉치기 때문에 아무리 테크닉이 좋아도 그라데이션을 하기가 쉽지 않다. 결국 브러시의 힘을 빌려야 하는 경우가 생기기도 하므로 소량을 여러 번 터치하는 것을 명심할 것. 또한 베이크드 타입의 아이섀도는 손가락에 힘을 많이 주면 깨질 수도 있으니 주의해야 한다.

타입별로 똑똑하게 바르는
아이섀도

아이섀도는 눈매에 생기와 표정을 준다. 각각의 제형마다 사용방법이 다르지는 않지만 발색이나 펄 성분의 함유 정도 등에 차이가 있다. 자신에게 어울리는 타입과 컬러를 선택해 내 눈에 멋진 옷을 입혀보자.

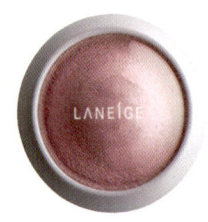

초보자라면 도전해볼 만한 크림 타입

크림 섀도는 초보자들이 가장 쉽게 연출할 수 있고 밋밋하고 심심한 눈매에도 잘 어울린다. 또한 프라이머처럼 부스터 역할을 하기도 한다. 베이지나 화이트 컬러와 같은 베이스 컬러 크림 섀도를 바른 뒤, 일반 아이섀도를 바르면 발색이 더욱 도드라진다. 펄 입자가 작고 은은한 제품이 예쁘게 표현되는데, 펄 입자가 굵으면 눈두덩에 발랐을 때 밀착력이 떨어져 펄이 눈가에 지저분하게 흩어져 보일 수 있기 때문이다. 하지만 제형의 특성상 크리즈 현상이 일어나기 쉽다. 베이스 컬러를 바르고 30초 정도 지난 뒤 플랫 브러쉬를 이용, 다른 아이섀도를 여러 번 펼쳐 발라주면 크리즈 현상을 다소 피할 수 있다.

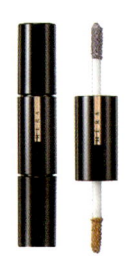

베이스나 눈물라이너로도 굿! 리퀴드 타입

크림 타입 아이섀도와 비슷한 질감이다. 립글로스처럼 생겼고, 은은한 펄이 함유되어 있으며 밀착력이 좋다. 그래서 연한 핑크, 베이지 등의 컬러라면 베이스 용도로 사용하거나 눈물라이너 대신 사용해도 썩 어울린다. 크림 섀도보다는 덜 하지만 크리즈 현상이 생기는 단점이 있다.

확실한 발색을 원한다면 프레스드 타입

파우더 타입을 압축한 형태. 발색이 뛰어나 손가락으로 살짝 문

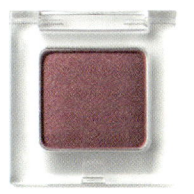

지르기만 해도 자연스럽게 표현된다. 또 브러시를 이용해 터치하면 다양한 농도를 표현할 수 있어 컬러 표현에 우수하다. 압축된 파우더 타입이다 보니 가루가 날릴 수 있다.

손가락으로도 쉽게 바를 수 있는 베이크드 타입

높은 온도에서 구워낸 베이크드 섀도는 프레스드 타입에 비해 가루 날림이 적다. 아무리 사용해도 쉽게 줄지 않을 만큼(?) 단단하게 압축되어 있지만, 깨지기도 쉽다. 발색이 쉽게 되는 편은 아니어서, 손가락으로 바르는 것이 컬러를 훨씬 제대로 표현할 수 있다. 브러시에 스킨이나 물, 미스트 등을 묻혀 바르기도 한다.

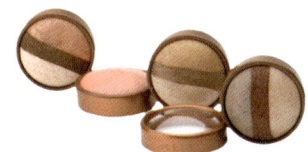

쉽고 빠르게 메이크업을 할 때는? 스틱 타입

크레용처럼 생겨 깎아 쓰는 펜슬 타입과 오토 타입 등이 있다. 브러시나 손가락이 필요없으니 빠른 시간 내에 편리하게 메이크업을 할 수 있다. 포인트 컬러를 아이라인 위에 발라주는 것만으로 쉽게 메이크업이 완성되기도 한다. 눈두덩에는 연필로 선을 긋듯 몇 차례 그려준 뒤 손가락을 이용해 살살 펴발라줘도 좋다.

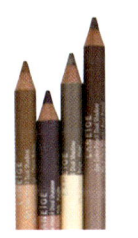

때로는 화려하고 강렬하게, 피그먼트 타입

루스 파우더처럼 가루로 된 형태의 섀도다. 반짝임이나 광택감이 우수해서 컬러를 또렷하게 드러내 화려하고 강렬한 메이크업에 어울린다. 하지만 가루 날림이 가장 심하고 양이나 농도 조절이 어렵다는 단점이 있다. 가루가 떨어져 지저분해질 수 있으니 브러시에 스킨이나 물, 미스트 등을 약간 묻혀 바르면 촉촉하게 잘 발린다.

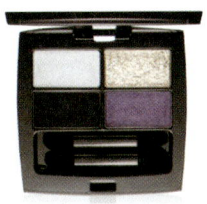

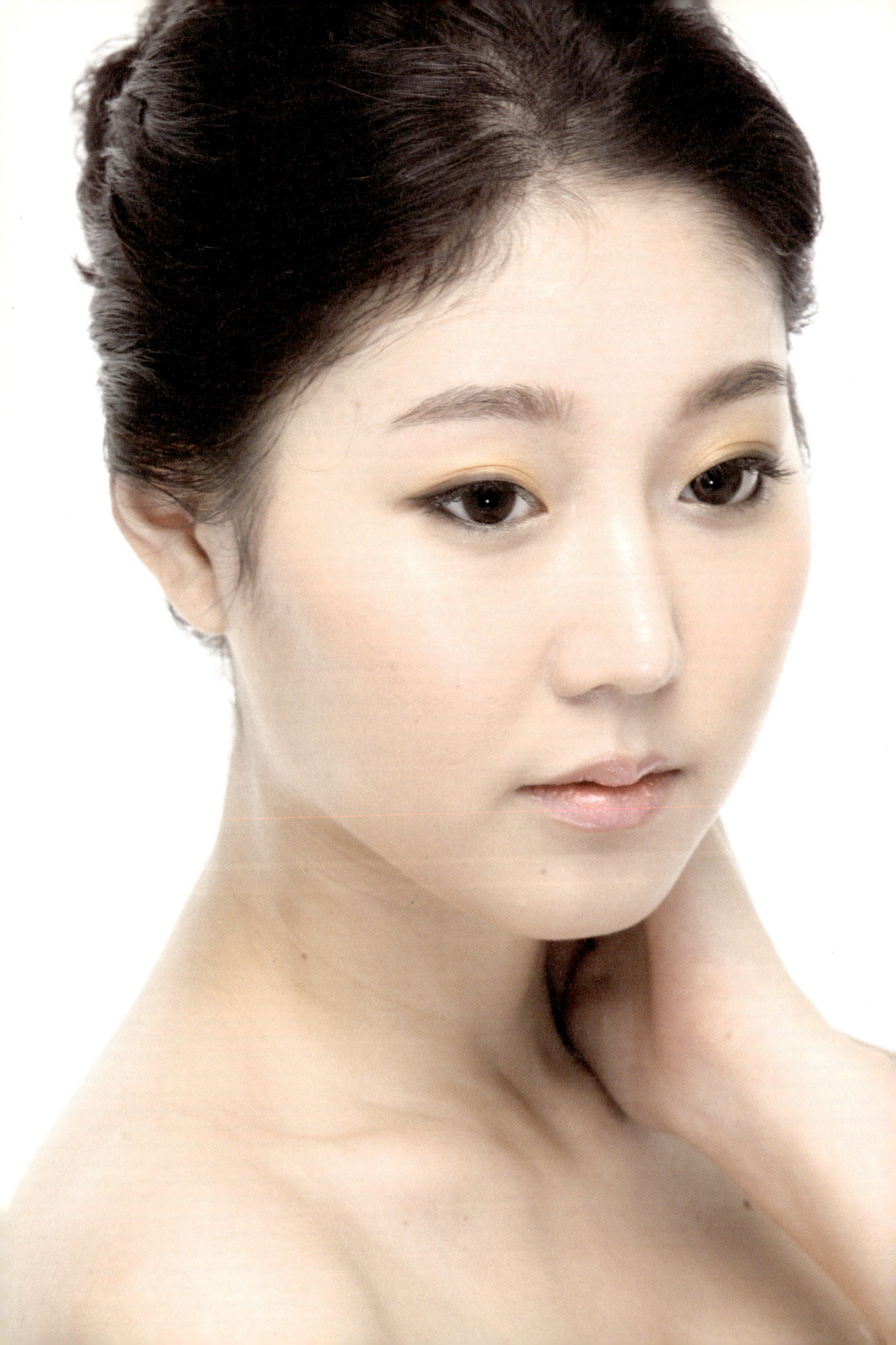

원 컬러 & 베이스 + 포인트 컬러 아이섀도 바르기

아이섀도를 선택할 때는 피부 톤이나 전체적인 이미지도 무척 중요하지만, 눈 모양도 고려해야 한다. 큰 눈은 따뜻한 톤의 베이지나 브라운, 골드 톤이 잘 어울린다. 자연스러운 컬러가 큰 눈을 예쁘게 강조해주기 때문이다. 속눈썹 사이를 블랙이나 브라운 컬러의 펜슬 아이라이너를 이용, 꼼꼼하게 채워줘야 컬러가 돋보인다. 작은 눈은 펄이 없거나 미세한 펄 아이섀도를 선택한다. 네이비나 블랙, 퍼플 등 어두운 컬러가 눈매를 세련되게 연출해준다.

태어날 때부터 부어 보이는 눈이 있다. 눈 주변의 지방이 많은 탓인데, 베이스로 펄이 없는 베이지나 핑크 계열의 컬러를 사용하면 좋다. 골드나 실버, 블랙, 다크 퍼플 등의 컬러도 추천! 펄이 가미된 화이트나 네온 컬러, 원색 계열의 컬러는 눈을 더 부어 보이게 하므로 피하는 게 상책. 눈꼬리가 처져 매력적인 눈은 선명한 네온 컬러 아이섀도 또는 아이라이너로 눈꼬리 라인을 날렵하게 잡아주면 좋다. 만약 피부 톤과 선명한 컬러가 어울리지 않게 느껴진다면 블랙과 같은 어두운 계열의 아이섀도로 눈꼬리만 포인트를 줘도 된다.

하나만으로도 그윽하고 다채롭게,
원 컬러 아이섀도

제대로만 표현한다면 하나의 컬러로도 충분히 깊이 있고 다채로운 표현이 가능하다. 내 눈매의 장점을 부각시키고, 나의 이미지를 스타일링해주는 원 컬러 아이섀도 고르기.

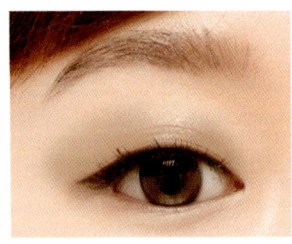

클래식한, 깊이 있는, 점잖은, 고상한
브라운

브라운 컬러는 쌍꺼풀이 없고 눈매가 긴 눈에 원 컬러로 메이크업을 했을 때 가장 잘 어울린다. 특히 브라운은 여러 번 덧발랐을 때 미세한 펄감이 매우 세련되게 표현되는 컬러. 흔히 말하는 '청담동 메이크업'에 쓰인다.

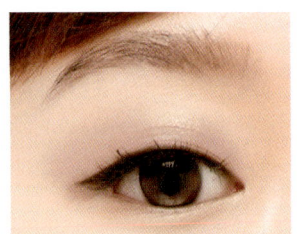

차분한, 지적인, 진한
네이비

스모키 메이크업이 가능한 컬러. 라인의 깊이를 살리는 데 탁월한 컬러다. 아이라인에 포인트를 줘 메이크업을 하거나 언더라인에도 스몰 브러시를 이용해 그려주면 아름다운 눈매가 완성된다.

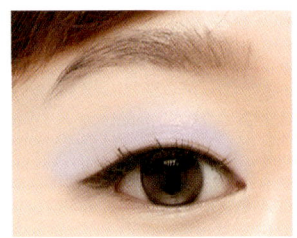

자연스러운, 은근히 화사한, 포근한, 수줍은
소프트 퍼플

부드러운 퍼플 컬러는 하나만으로도 다양하게 연출할 수 있어 많은 경우의 수를 가지고 있다. 진하고 강렬하기만 할 것 같지만, 부드럽고 잔잔한 느낌으로도 세련되게 표현할 수 있다. 부어 보이는 눈도 차분하게 커버해준다.

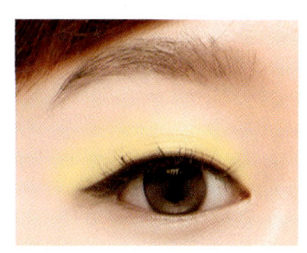

부드러운, 가벼운, 환한, 편안한
라이트 옐로

은은한 컬러이기 때문에 베이스 컬러로 적당하다. 자연스러우면서도 화사한 컬러이기 때문에 평소 섀도를 거의 하지 않는 사람에게 강력히 추천한다.

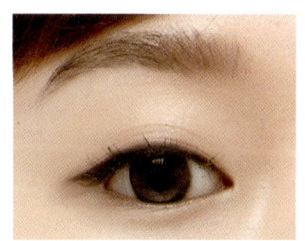

우아한, 단정한, 페미닌한, 귀족적인
베이지

동양인의 피부 톤과 눈두덩에 가장 잘 어울리는 컬러다. 미세한 펄이 들어 있는 게 예쁘며, 플랫 브러시를 이용해 가볍게 여러 번 터치하면 더 우아하게 연출할 수 있다.

TIP
다크서클이 심한 눈엔 이런 섀도가 어울려요!

간혹 "다크서클이 심한 눈은 어떤 컬러 섀도가 어울리나요? 푸른색을 하면 진짜 멍든 것 같아요!"라고 이야기하는 분들이 있다. 다크서클이 심하다면 아이섀도를 적극적으로 사용해서 자연스러우면서도 환하게 연출하는 게 포인트다. 베이스 아이섀도로는 연한 핑크나 코럴을 추천한다. 섀도를 바르기 전 꼼꼼하게 아이 베이스나 다크서클 브라이트너를 사용해 눈가 주변을 최대한 밝게 연출하는 게 핵심. 아이라인도 펜슬 타입보다는 잘 번지지 않는 리퀴드 타입을 선택, 속눈썹 사이를 가볍게 채워주자.

자연스러운 광택으로,
베이지 골드 + 포인트 아이섀도

노란기가 살짝 돌면서 은은한 골드 컬러는 동양인의 피부에 자연스럽게 녹아들 뿐 아니라 적당한 광택감을 줘서 베이스 용도로 좋다. 연한 베이지 골드, 또는 옐로 골드 등을 베이스 컬러로 선택한다. 다만 펄이 많아 화려한 골드는 다른 컬러를 압도하므로 포인트 컬러에 적합하다.

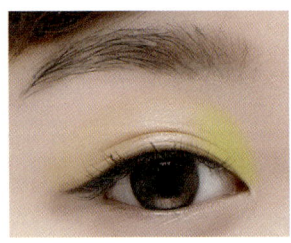

청순한, 여성스러운, 귀여운
골드 + 옐로

살짝 노란 빛이 도는 베이지 골드는 옐로와 잘 어울린다. 베이지 골드를 아이홀 전체에 얇게 펼쳐 바른 뒤, 그 위에 옐로를 가볍게 펼쳐 블렌딩해주면 두 컬러의 은은한 펄이 믹스되어 화사하고 상큼한 눈매를 연출할 수 있다. 단, 눈두덩에 살이 많다면 피하자.

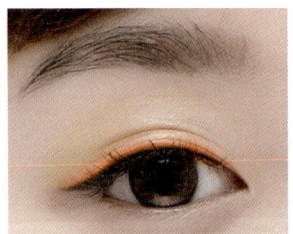

건강한, 화려한, 돋보이는
골드 + 오렌지

우선 베이지 골드를 아이홀에 얇게 펼쳐 바른다. 그리고 그 위에 연한 오렌지 컬러 아이섀도를 덧입힌다는 생각으로 펼쳐 바르면 자연스럽게 컬러가 섞이면서 통통 튀는 눈매가 완성된다. 여름에 더 예쁜 컬러.

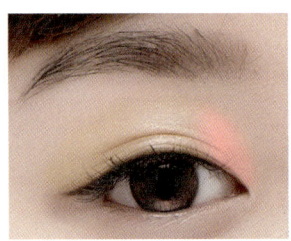

화사한, 상큼한, 신선한
골드 + 베이비 핑크

베이지 골드를 아이홀 전체에 가볍게 펼쳐준 뒤, 핑크 컬러를 눈 앞머리 쪽부터 약 1/3 지점까지만 발라주자. 귀엽고 여성스러우며, 산뜻한 봄의 이미지와도 잘 어울린다.

진하지 않고 가볍게,
엷은 브라운 + 포인트 아이섀도

베이스 컬러로는 진하지 않고 가벼운 느낌의 브라운 컬러를 선택한다. 밍크의 보드라운 감촉이 느껴지는 것 같은 '밍크 브라운'처럼 차분하면서 가벼운 컬러가 적당하다.

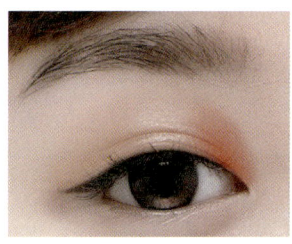

깊이 있는, 도시적인, 차분한
브라운 + 와인

엷은 브라운을 아이홀에 펼쳐 바른 뒤, 아이라인을 중심으로 와인 컬러를 얇게 채워주면 눈매가 더욱 깊어 보인다. 와인 컬러는 살짝 어두운 퍼플에 가까워서 생각보다 튀지 않고 차분하며 클래식한 멋이 있다. 와인 컬러의 은은한 펄이 매력적으로 브라운 컬러와 녹아들어 고혹적인 분위기를 연출할 것이다.

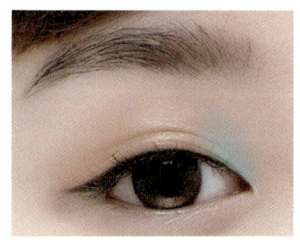

자유로운, 보헤미안, 개성 있는
브라운 + 연한 카키(또는 민트 그린)

엷은 브라운을 눈 앞머리 부분에 자연스럽게 펼쳐 바른다. 그리고 연한 카키를 눈 중앙부터 바깥쪽으로 넓게 펼쳐 바르며 그라데이션 해주면 선명하고도 개성 있는 눈매로 연출할 수 있다. 카키 컬러의 농도를 좀 더 진하게 펼쳐준다면 스모키 메이크업도 가능하다.

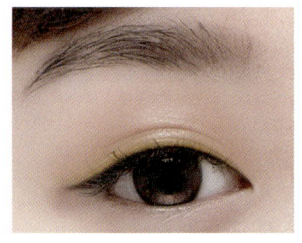

은은한, 세련된, 가을의 쓸쓸함
브라운 + 골드 브라운

엷은 브라운을 아이홀 전체에 펼쳐 바른 다음, 그 위에 골드 브라운 컬러를 살살 두드리며 덧바른다. 자연스럽게 두 컬러가 믹스되면 은은하면서 세련되고 성숙한 여인의 눈매가 완성된다. 브라운 컬러의 조화는 가을과 겨울에 더욱 돋보인다.

베이스로 충실한,
연한 핑크 + 포인트 아이섀도

베이스로 핑크 컬러를 선택할 경우에는 진한 핑크 대신 창백한 느낌이 드는 크림 핑크가 적당하다. 순수함이 연상되는 연한 핑크는 의외로 카키, 네이비와도 잘 어울린다.

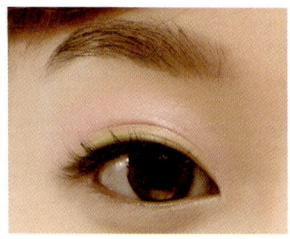

독특함, 묘한 어울림, 깊이감
핑크 + 카키

딸기 우유빛 핑크 컬러를 눈두덩에 자연스럽게 펼쳐 바른 뒤, 눈매가 강조되도록 아이라인을 따라 꼼꼼히 카키 컬러를 이용해 발라준다. 여린 핑크와 강렬한 카키가 묘하게 어우러져 색다른 느낌으로 연출할 수 있다.

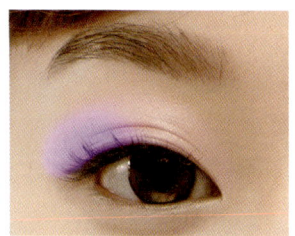

페미닌, 수채화 같은, 예쁜
핑크 + 퍼플

눈두덩에 은은한 크림 핑크를 브러시로 가볍게 펼쳐 바른다. 퍼플 컬러로 아이라인을 따라 그 위에 라인을 그리듯 덮어주면 여성스럽고도 자연스러운 눈매로 거듭날 수 있다.

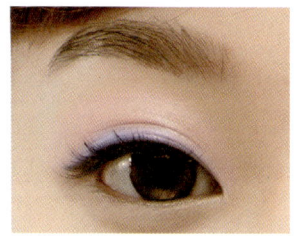

여성스러운, 그윽한, 세련된
핑크 + 네이비

은은하게 펄이 섞여 자연스러운 핑크 컬러를 베이스로 눈두덩 전체에 펼쳐 바른다. 네이비 컬러를 포인트로 선택해 아이라인부터 눈동자가 만져지는 부분까지 블렌딩해주면 선명한 눈매를 기대할 수 있다. 네이비 컬러를 진하게 바르면 세련된 세미 스모키 메이크업도 가능!

생기 있고 청순하게,
라벤더 + 포인트 아이섀도

은은한 펄감의 라벤더 컬러는 눈가에 생기를 주고 청순한 이미지를 연출할 수 있다. 동양인의 노란 피부를 톤 다운시켜 차분하게 잡아주면서 포인트 컬러와 함께 눈가를 돋보이게 한다.

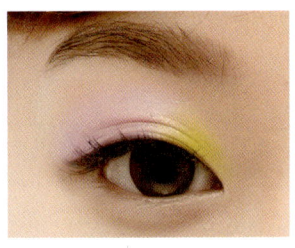

산뜻한, 사랑스러운, 순수한
라벤더 + 옐로

너무 진하지 않고 펄감이 가벼우며 내추럴한 느낌의 라벤더 컬러를 눈두덩 전체에 펼쳐 바른 다음, 옐로 컬러를 눈 중앙 부분에만 살짝 얹어주듯 발라주면 눈가가 전반적으로 훨씬 환해 보이는 효과를 노릴 수 있다.

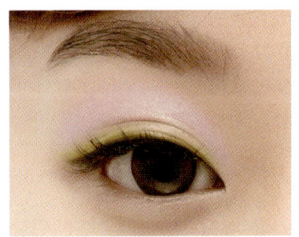

시크한, 고급스러운, 세련된
라벤더 + 카키

포근한 느낌의 라벤더 컬러가 개성 있는 카키 컬러를 만나면 시크하고 도시적인 분위기를 연출할 수 있다. 1/3 지점의 눈 앞머리 쪽에만 라벤더 컬러를 살짝 발라주고 나머지 아이홀 부분에는 카키 컬러를 눈꼬리 방향의 바깥쪽으로 펼쳐 발라준다.

우아하고 여성스럽게,
베이지 + 포인트 아이섀도

베이지는 굉장히 우아하고 여성스러운 컬러다. 단독으로 사용해도 멋지지만 화이트 컬러와 마찬가지로 베이스로 사용하기 위해서 펄이 은은한 것과 펄이 없는 것, 두 가지 이상도 구비할 만하다.

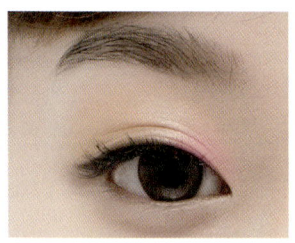

소녀 같은, 캐주얼한, 동양인에게 어울리는
베이지 + 핑크

은은한 펄이 가미된 베이지 컬러를 선택해 눈두덩 전체에 표현한다. 선명한 핑크 컬러를 그 위에 펴발라주면 소녀처럼 귀엽고 깜찍한 느낌을 줄 수 있다.

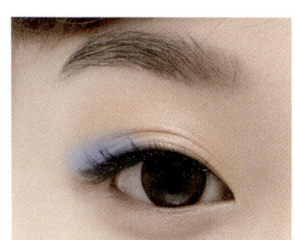

시원한, 강렬한, 신비로운
베이지 + 코발트

코발트는 밝은 네이비, 즉 선명한 블루 컬러를 말하는데, 네이비 컬러보다는 조금 더 시원하고 화사한 느낌이 있다. 펄이 없이 매트한 느낌의 베이지 컬러를 눈두덩에 가볍게 펼쳐 바르고, 아이라인을 중심으로 코발트 컬러를 바깥 방향으로 발라준다. 여름에 더욱 시원해 보인다.

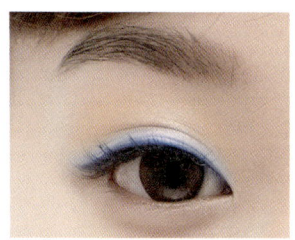

성숙한, 커리어우먼, 지적인
베이지 + 블루

베이지 컬러를 먼저 자연스럽게 눈두덩 전체에 펼쳐 바른다. 그리고 펄이 조금 가미된 블루 컬러를 눈꼬리 부분에만 살짝 포인트로 잡아 날렵하게 바깥으로 펼쳐 바르면 세련되고 도시적인 메이크업 완성!

상큼하고 발랄하게,
연한 코럴 + 포인트 아이섀도

일명 '산호색'이라고도 불리는 코럴은 살짝 핑크빛이 도는 오렌지색을 말한다. 신선한 자몽주스가 떠오르는 코럴 컬러. 눈두덩에 바르면 눈가가 싱그러운 컬러를 입어 발랄한 연출이 가능하다.

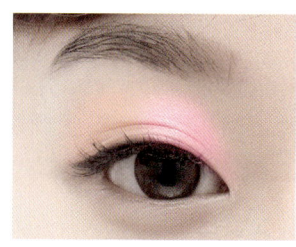

싱그러운, 귀여운, 달콤한
코럴 + 핑크

연한 코럴 컬러를 전체적으로 넓게 펼쳐 바른 뒤, 펄이 은은하게 있거나 혹은 매트한 느낌의 핑크 컬러를 아이홀을 중심으로 눈꼬리 쪽까지 바깥 방향으로 펼쳐 바른다. 두 컬러의 사랑스러움이 더해져 눈매를 화사하게 만들어줄 것이다.

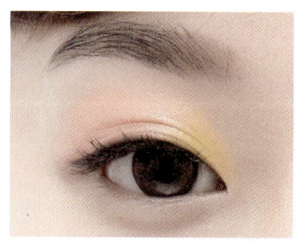

따뜻한. 편안한. 포근한
코럴 + 옐로

코럴 컬러를 전체적으로 펼쳐 바르는데, 이때 아이홀과 눈꼬리 쪽에 조금 더 집중해 살짝 진하게 표현한다. 그리고 눈 앞머리 부분에 옐로 컬러를 이용, 앞머리부터 1/3 지점 정도만 가볍게 발라주면 산뜻한 봄 메이크업을 연출할 수 있다.

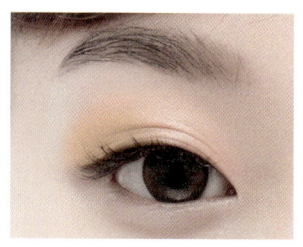

부드러운, 자연스러운, 안정적인
코럴 + 브라운

연한 코럴 컬러를 먼저 눈두덩 전체에 발라준다. 그리고 은은한 브라운 컬러를 아이라인을 따라 바르는데, 쌍꺼풀 라인 쪽을 향해 위쪽으로 밀어 펼치듯 바르면 자연스럽다. 무난하고도 안정된 눈매가 연출되므로 데일리 메이크업으로도 적당하다.

환하고 깨끗하게,
화이트 + 포인트 아이섀도

같은 화이트라도 펄과 질감에 따라서, 함께 사용된 컬러에 따라서 완전히 다르게 느껴진다. 화이트 컬러는 환하고 깨끗하고 느낌이 강해 베이스 컬러로 안성맞춤. 자연스럽게 다른 컬러와 잘 어울리므로 펄의 정도에 따라 서로 다른 두어 개 정도의 컬러를 구비해두면 활용도가 높다.

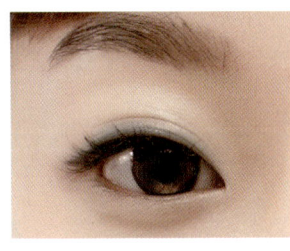

도발적인, 강렬한, 매력적인
화이트 + 블랙

펄이 있어 화사한 화이트 컬러를 선택해 눈두덩 전체에 펼쳐 바른다. 아이라인과 눈을 감았을 때 쌍꺼풀 위로 살짝 보이는 부분까지 블랙 컬러를 이용해 섬세하게 발라주면 강렬하고 섹시한 눈매를 완성할 수 있다. 블랙 컬러 역시 펄이 있는 제품을 사용하면 더욱 도발적이고 화려한 스모키 메이크업이 된다.

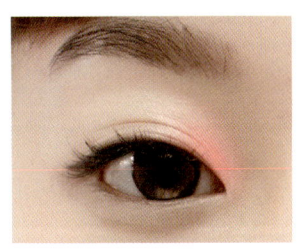

자연스러운, 편안한, 여성스러운
화이트 + 코럴

펄이 없는 화이트를 가볍게 눈두덩에 베이스로 펼쳐준 다음, 코럴 컬러를 그 위에 전체적으로 얹어주듯 덧바른다. 화이트 컬러 베이스가 코럴 컬러를 더욱 선명하고 따뜻하게 강조해 여성스럽고도 따뜻한 분위기의 눈매를 연출할 수 있다.

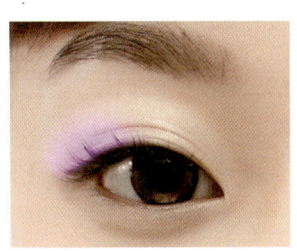

따뜻한, 포근한, 봄의 햇살
화이트 + 라벤더

은은한 핑크빛이 감도는 화이트 컬러를 가볍게 눈두덩에 펼쳐 바른 뒤, 파스텔 톤의 라벤더 컬러를 위에 덧바른다. 포근하고 사랑스러운 느낌이 봄날 청순한 이미지를 연출하기에 좋다.

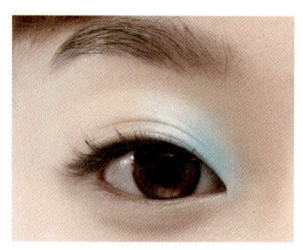

청초한, 젊은, 바닷바람
화이트 + 민트블루

펄이 없는 화이트 컬러와 초록빛이 살짝 도는 민트 블루 컬러를 손등에 묻혀 블렌딩시킨다. 이를 아이라인 위 눈두덩에 가볍게 발라주면 예쁜 하늘빛 컬러가 눈가에 자연스럽게 입혀진다. 눈매가 시원하면서 또렷해 보이므로 여름을 연상시킨다.

TIP
아이섀도, 나만의 컬러 팔레트 구성하기

시중에 나와 있는 아이섀도 팔레트는 한 가지 컬러만 있는 단품이나 2구나 3구, 6구 등 다양한 컬러 조합으로 구성되어 있다. 최근에는 여러 메이크업 브랜드에서 아이섀도를 리필할 수 있거나 취향대로 선택해 구성할 수 있도록 제안하고 있다.
만약 2가지 컬러를 기준으로 팔레트를 구성할 수 있다면, 기본적인 컬러를 넣는 것이 활용도가 높다. 내가 가장 자주 사용할 만한 컬러로 자신의 취향을 반영해 '베이스 컬러+포인트 컬러'를 기본으로 선택할 것! 미세한 펄이 들어간 베이지나 화이트, 옅은 브라운 컬러 중 하나를 베이스 컬러로 넣고 포인트가 될 컬러, 즉 딥 브라운이나 블랙 등을 필수로 선택해 구성하자. 진한 포인트 컬러는 아이라이너처럼 사용하기에도 좋기 때문이다.
메이크업 초보라면, 크림 타입에 펄이 살짝 느껴지는 화이트 컬러를 필수 베이스로 선택하는 게 좋다. 전체 컬러들은 펄이 너무 반짝이는 것보다는 은은하게 펄이 느껴지거나 아예 펄이 없는 컬러가 활용도가 높으니 고려하자.

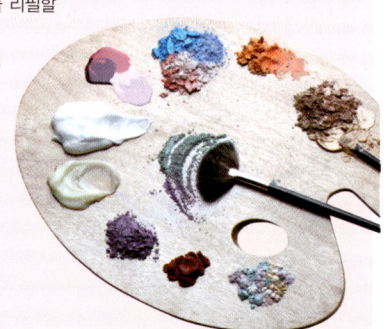

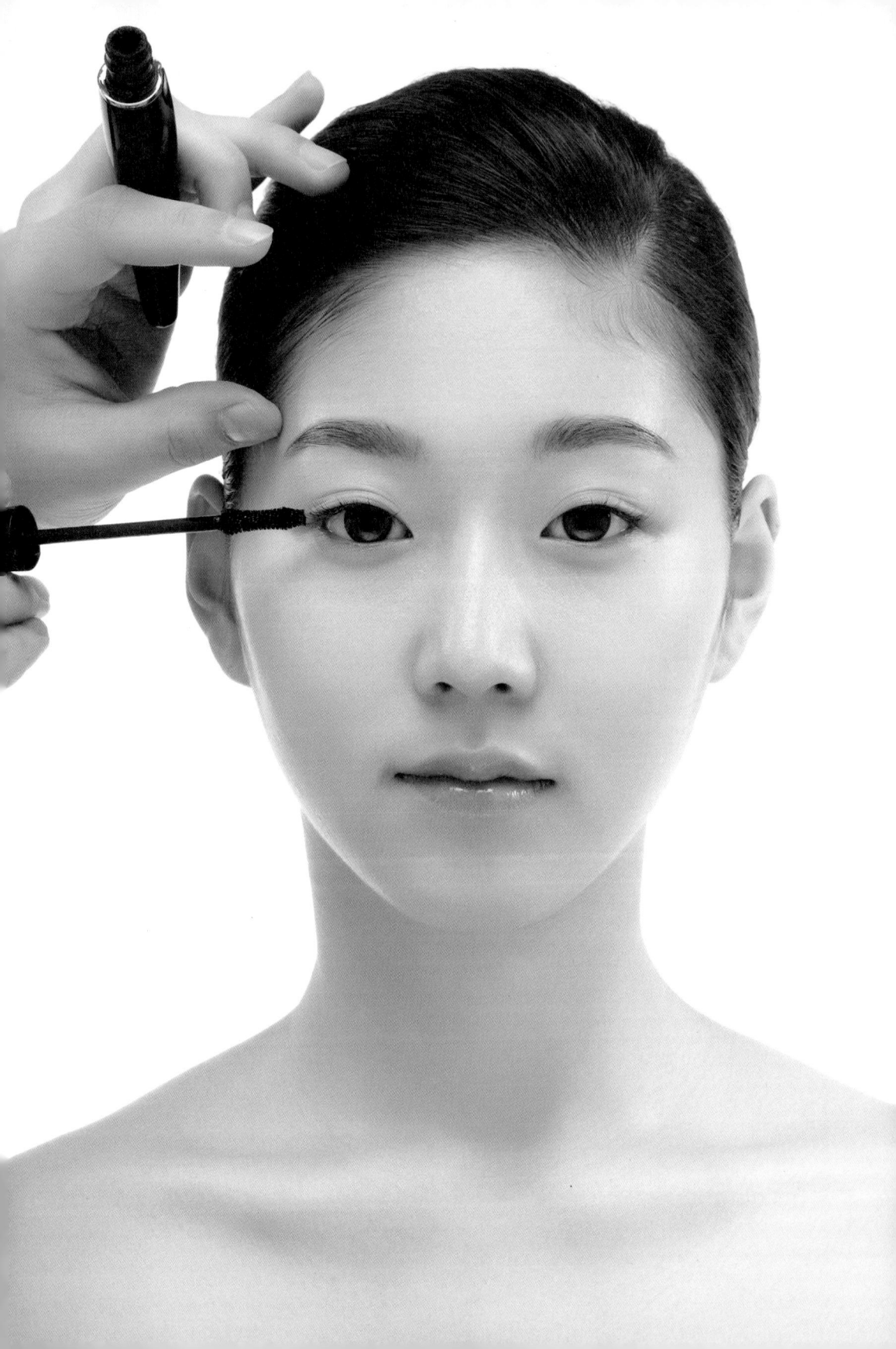

Chapter 6:

깜빡이는 순간, 찰나로 매혹하는
마스카라

사람의 첫인상은 3초 안에 결정된다고 한다. 천천히 눈을 한 번 깜빡이고 상대방과 눈빛을 교환하는 시간, 3초. 짧은 순간인 것 같지만 누군가에게 호감을 느끼기에 충분한 시간이다. 마음에 드는 이성의 시선을 사로잡을 만큼 아름답고 뚜렷한 눈매, 과연 어떤 요소에 의해 가장 크게 좌우될까? 비밀은 '속눈썹'에 있다.

여성의 아름다운 속눈썹은 남성의 마음을 움직이는 묘한 마력이 있다. 속눈썹은 인형처럼 귀여운 소녀, 또는 여신처럼 고혹적인 여인의 이미지를 완성한다. 여성성을 극대화시키는 마침표의 역할을 하는 것이다. 그래서 풍성하고 아찔하게 긴 바비 인형 속눈썹은 많은 여성들의 로망이다. 그리고 이것은 남성의 로망이기도 하다. 곡선을 그리며 우아하게 컬링된 속눈썹이 눈을 깜박일 때마다 가볍게 떨리는 모습. 이런 속눈썹이라면 첫 만남에서도 당신의 매력을 충분히 각인시킬 만하다.

그렇기 때문에 마스카라는 욕심낼 만한 아이템이다. 복잡한 아이 메이크업을 하지 않더라도 마스카라 하나만 있다면 훨씬 돋보이는 눈매가 연출된다. 바쁜 아침 메이크업을 생략해야 할 때 아이 메이크업 중 딱 한 가지만 선택해야 한다면 무엇이 좋을까? 나라면 마스카라를 집어 들겠다.

마스카라,
가장 일반적인 종류와 사용법

다양한 속눈썹 고민을 해결해주는 똑똑한 마스카라! 각 제품의 특징과 기능을 먼저 파악하자.

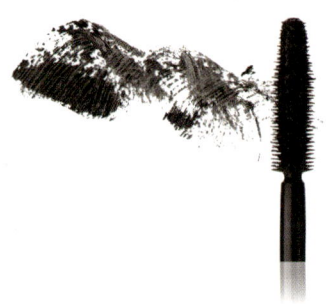

숱이 적고 모가 얇은 속눈썹
볼륨 마스카라

속눈썹이 듬성듬성 나 있거나 숱이 적어 고민이라면 볼륨 마스카라가 어울린다. 모가 얇아 흐릿한 속눈썹을 짙고 풍성하게 연출해준다. 마스카라 액이 뿌리부터 바깥까지 골고루 묻어나도록 발라야 확실한 볼륨감이 생긴다. 묵직한 볼륨감을 주는 만큼 액 자체가 무거운 느낌이 있어 자칫 속눈썹이 뭉칠 수 있으므로, 양을 잘 조절하며 발라야 한다. 한 눈에 보기에도 통통하고 사이가 촘촘한 브러시가 많다.

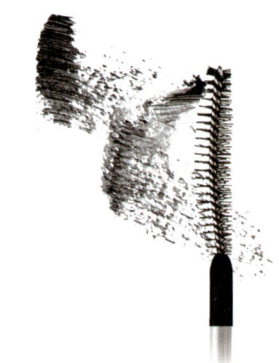

처지고 뻣뻣한 속눈썹
컬링 마스카라

힘이 없고 축축 처지는 속눈썹에 어울린다. 점성과 탄성을 결정짓는 성분인 폴리머^{Polymer}가 속눈썹의 뿌리부터 바깥까지 힘 있게 잡아주어 처진 속눈썹의 컬링을 돕는다. 살짝 휜 곡선형 브러시가 내장된 제품이 많다.

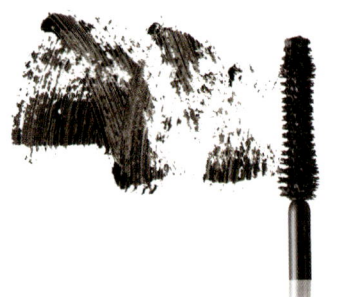

짧고 힘이 없는 속눈썹
롱래시 마스카라

짧아서 메이크업을 해도 티가 잘 나지 않는 눈썹이라면 롱래시 마스카라를 선택한다. 과장된 컬링이나 볼륨 효과 대신 자연스럽고 긴 속눈썹을 연출할 때 효과적이다. 주로 직선형의 가늘고 얇은 브러시가 내장되어 있다.

마스카라, 내용물에 따라 선택하기

마스카라라고 하면 흔히 떠올리는 것이 액체 형태의 마스카라다. 하지만 이외에도 마스카라의 시초인 케이크 마스카라, 크림 마스카라 등이 있다. 각 종류별로 장단점을 알아보자.

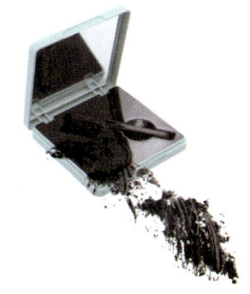

케이크 마스카라

1920년대 등장해 지금까지도 사랑받는 제품. 물에 개어 사용하는 방식으로 브러시에 묻혀 살살 문질러 바른다. 아주 자연스러운 속눈썹을 연출하기 때문에 속눈썹이 길고 컬링이 되어 있는 서양인들 사이에 마니아가 형성되어 있다. 할리우드 배우 캐서린 제타 존스는 케이크 마스카라만 사용한다. 속눈썹이 마른 후에도 물에 약하다는 단점이 있다.

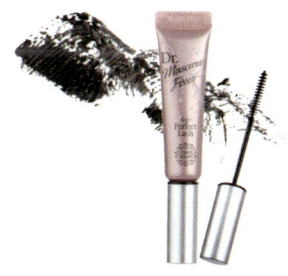

크림 마스카라

단지 또는 튜브에 담긴 크림 상태의 내용물을 그대로 브러시에 찍어 사용한다. 1950년대에 등장해 속눈썹을 건조하게 하지 않는다는 이유로 한동안 인기를 끌었던 제품이다.

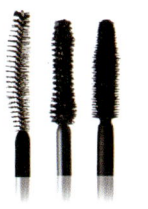

액체 마스카라

우리가 흔히 알고 있는 마스카라다. 긴 솔대에 브러시가 달린 형태로 속눈썹에 바르기 쉽고 지속력이 뛰어나다.

마스카라,
용도에 따라 구별해 쓰기

마스카라가 단순히 속눈썹을 풍성하게 만들어주거나 길게 보이게 하는 것이라고 생각하면 오산이다. 마스카라를 바르기 전에 사용하거나 속눈썹 세팅을 위해, 휴가철 바닷가나 수영장에서, 혹은 땀이 많은 사람을 위한 마스카라도 있다. 필요와 용도에 맞게 똑똑하게 골라쓰자.

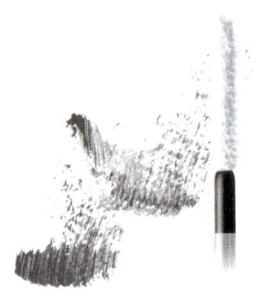

베이스 마스카라

보습성분이 있어 속눈썹 표면을 촉촉하게 보호하고 다음에 바르는 마스카라가 뭉치지 않게 발리도록 돕는 역할을 한다. 속눈썹영양제와 마스카라 부스터 역할 2가지를 모두 해준다고 볼 수 있다.

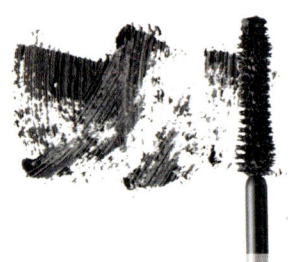

워터프루프 마스카라

물과 땀에 번짐이 없다. 그래서 특히 땀이 많이 나고 물놀이 활동이 많은 여름에 유용하지만 사계절 모두 사용하기 좋은 아이템이다. 수분뿐 아니라 유분에도 강하기 때문에 지성피부이거나 아이 메이크업이 쉽게 번지는 사람들에게 효과적이다. 건조가 빠르고 부드럽게 발리며 지속력이 뛰어나다. 물에 강한 제품이기 때문에 일반 클렌징 로션, 클렌징 폼으로는 잘 지워지지 않는다. 반드시 전용 리무버로 꼼꼼히 클렌징할 것!

투명 마스카라

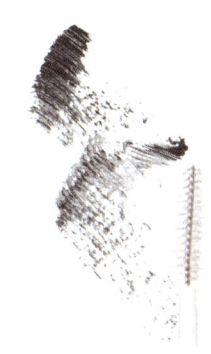

마스카라를 바른 후 탑코트 용도로 많이 사용된다. 속눈썹의 번짐을 막아주고 한 번 더 세팅을 해주는 역할이다. 수정 메이크업을 할 때 유용한 아이템으로, 마스카라를 바른 뒤 시간이 지나 뭉친 속눈썹을 빗질하듯 쓸어 정돈하기에 좋다. 마스카라 없이 내추럴한 그대로의 속눈썹을 원할 경우 단독으로 사용하기도 한다. 한 듯 안 한 듯 은은한 광택과 함께 적당한 볼륨감을 기대할 수 있다.

TIP

마스카라, 꼭 지켜야 할 기본 사용법

마스카라를 열 때 힘을 줘서 세게 잡아당기면 한꺼번에 액이 많이 묻어나온다. 몸통에서 브러시를 빼다 보면 중간에 살짝 걸리는 부분이 있을 것이다. 이곳에서 브러시를 살살 돌려서 빼는 것이 좋다.

또한 마스카라를 닫을 때에도 가볍게 돌리며 넣어야 공기가 들어가지 않는다. 특히 용기에서 브러시를 꺼낼 때 여러 번 펌핑을 하는 습관은 마스카라 액을 금세 굳게 만들 뿐 아니라 세균이 번식할 위험이 있다. 이는 시력을 손상시키거나 결막염에 걸릴 위험이 있으므로, 오늘부터라도 습관을 고쳐보자.

마스카라의 유통기한은?

마스카라는 3개월에서 6개월 안에 사용할 것을 권장한다. 민감한 눈에 사용하는 제품이기 때문! 마스카라 액이 굳어가거나 속눈썹에 바르고 마른 뒤 가루가 떨어진다면 바로 버리는 것이 좋다. 굳어버린 마스카라에 오일이나 스킨을 넣어 응급처치를 하는 것도 잘못된 상식이다.

마스카라,
브러시 종류별로 내게 꼭 맞게 골라 쓰기

"저는 숱이 적거든요.", "저는 길이가 짧아요.", "저는 속눈썹이 아래로 뻗쳤어요." 등 속눈썹에 대한 다양한 고민을 안은 사람들에게 어떤 마스카라를 제안해야 할까? 이때 마스카라의 성분이나 컬러보다 먼저 고려해야 할 것이 바로 '브러시'다. 브러시에 따라서 속눈썹이 연출되는 느낌이 달라지기 때문이다.

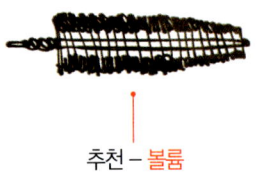

추천 – 볼륨

통통형
브러시가 굵직하고 통통하다. 한번에 많은 마스카라액이 묻어 속눈썹을 짙고 풍성하게 해준다.

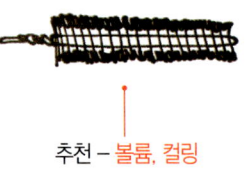

추천 – 볼륨, 컬링

총알형
가장 일반적인 형태의 브러시로 끝으로 갈수록 폭이 좁아진다. 솔이 촘촘하고 빽빽하기 때문에 마스카라 액이 속눈썹에 빈틈없이 발라져 풍성한 속눈썹을 연출하며, 처지고 짧은 속눈썹에 효과적이다.

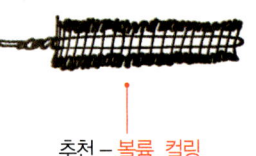

추천 – 볼륨, 컬링

땅콩형
브러시가 통통하고 몸통 가운데 부분만 잘록하게 들어가 땅콩처럼 생긴 모습이다. 속눈썹에 닿는 면이 많아서 몇 번만 쓸어줘도 꼼꼼하게 많은 양이 묻어나 풍성하고 진한 속눈썹을 완성한다.

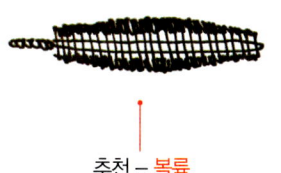

추천 – 볼륨

나선형

브러시가 통통해 속눈썹을 진하고 풍성하게 만들어준다. 브러시의 날렵한 끝부분을 이용해 속눈썹 끝을 빗어주면 롱래시 효과를 볼 수 있다. 처진 속눈썹에도 효과적.

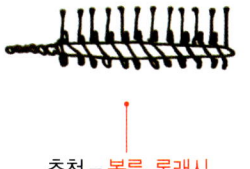

추천 – 볼륨, 롱래시

빗형

빗으로 머리를 빗는 것처럼 속눈썹을 살살 빗어주면 되기 때문에 뭉침이 적고 자연스럽다. 한 올 한 올 자연스럽게 컬링이 된다.

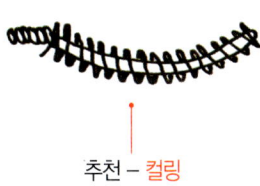

추천 – 컬링

커브형

브러시가 속눈썹 모양처럼 유연하게 휜 형태다. 모근부터 속눈썹 끝까지 확실하게 올려주는 효과가 있다.

Q&A

Q. 브러시가 크면 볼륨 효과도 더 강해지나요?

A. 정답은 "OK!"다. 브러시가 크고 부드러우면 솔에 많은 양의 마스카라 액이 묻어나기 때문에 볼륨 효과가 탁월해진다. 또 브러시 솔이 단단할수록 속눈썹에 밀착력이 높아지는데, 위로 당겨주며 바르면 속눈썹을 고정시키는 효과가 있어 컬링효과가 우수해지는 것이다.

TIP

마스카라, 브러시가 전부는 아니다?

마스카라를 선택할 때 자신의 속눈썹 고민에 맞는 브러시 모양을 따져 고르는 경우가 많다. 그런데 브러시 외에 마스카라 액의 영향도 매우 크다. 역할은 거의 5:5. 때문에 업계에서는 마스카라 브러시뿐 아니라 액의 개발도 무척 활발하게 이루어지고 있다. 같은 브러시를 사용해도 제품마다 컬링, 볼륨, 지속력 등이 다르게 나타나는 것은 바로 이 때문이다. 마스카라를 발랐을 때 속눈썹의 광택이나 지속력은 물론, 가루날림이나 번짐, 눈의 피로함 등은 모두 마스카라 액에서 결정된다.

아찔한 컬링 효과가 두 배로!
뷰러로 속눈썹 올리기

바쁜 아침 시간. 뷰러를 사용하지 않은 속눈썹은 마스카라를 아무리 덧발라도 좀처럼 컬이 살거나 풍성해지지 않는다. 뷰러의 효과를 간과하지 마라! 마스카라를 그냥 발랐을 때의 두세 배 효과를 볼 수 있을 테니.

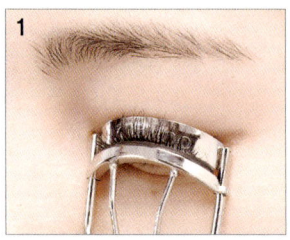

1
뷰러를 쥔 손을 살며시 위로 올리면서 살짝 미끄러지는 느낌으로 옮겨가며 중앙 부분을 집는다. 이때 약간의 힘을 줬다 풀었다를 반복하면 컬링이 잘 살아난다.

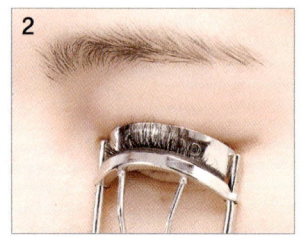

2
역시 미끄러지듯 속눈썹 끝으로 이동해 뷰러를 눈과 직각이 되게 잡고 살살 집는다. 이 부분은 가장 약한 힘을 가해 집어준다.

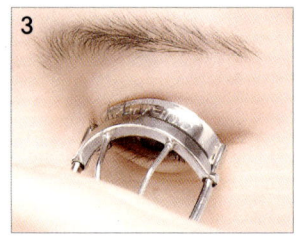

3
뷰러를 속눈썹 모근보다 살짝 앞 쪽까지 집은 뒤, 적당한 힘을 주고 시선은 아래쪽으로 향한다. 아주 약한 힘을 가해 두어 번 쥐었다 펴며 5초 정도 버틴다.

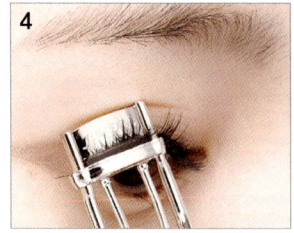

4
속눈썹을 부분적으로 좀 더 예쁘게 컬링하고 싶다면, 미니 뷰러를 이용해 속눈썹 앞부터 뒤쪽까지 3~4곳을 한 번 더 올려준다.

TIP
미니 뷰러로 좀 더 아찔하게 컬링하기

힘 조절이 어려워 속눈썹을 뷰러에 한꺼번에 넣고 집으면 모가 뽑힐 듯 아프다거나 직각으로 꺾인 경험이 있는 초보자라면 미니 뷰러를 추천한다. 또 속눈썹이 짧은 사람이나 모가 잘 빠지는 사람들에게도 좋다. 미니 뷰러는 일반 뷰러보다 적은 힘을 이용해서 가볍고 자연스럽게 컬링하는 것이 더 좋다. 사실 미니뷰러는 잘못 사용할 때 일반 뷰러보다도 더 쉽게 꺾일 확률이 높다. 따라서 모근에 가까이 쓰지 않고 속눈썹 중간부터 적은 힘으로 집은 뒤 바깥쪽으로 살살 빼줘야 한다.

추억 속 히팅 뷰러,
성냥개비로 속눈썹 컬링하기

불에 달군 얇은 성냥개비를 이용하면 좀 더 드라마틱하게 눈썹을 컬링할 수 있다. 다만 뜨거워진 성냥개비를 속눈썹에 갖다 댈 때는 점막이나 눈동자에 닿지 않도록 각별히 조심하자.

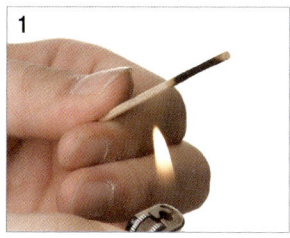

1 성냥개비를 불에 달궈 예열한다.

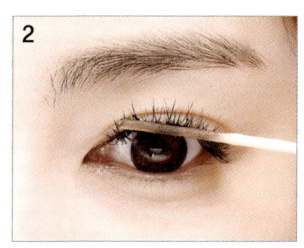

2 가열된 뷰러를 속눈썹 뿌리 끝부분까지 대고 속눈썹을 바짝 들어 올린다는 느낌으로 빗어준다.

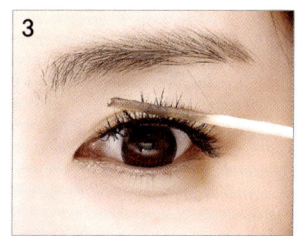

3 눈 앞머리에서 시작해 가운데 부분까지 지그재그 모양으로 쓸어 올리는 동작을 반복한다.

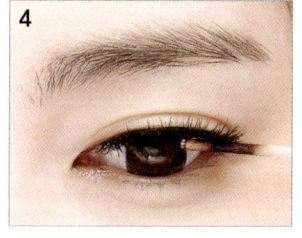

4 속눈썹 가운데 부분부터 눈꼬리 방향으로 빗어준다. 역시 지그재그 모양으로 쓸어 올리듯 빗어준다.

TIP
히팅 뷰러는 안전할까?

히팅 뷰러는 내장된 칩에 의해 적절한 열기를 브러시 전체에 전달해 속눈썹이 안정적으로 컬링되는 장점이 있다. 생각처럼 아주 뜨겁게 예열되는 것이 아니지만, 시중에 다양한 제품들이 많은 만큼 안전성이 제대로 검증된 제품을 골라야 한다. 잘못된 제품을 사용할 경우, 속눈썹이나 망막 손상 등이 있을 수 있으므로 신중히 선택할 것. 히팅 마스카라의 경우, 볼륨감을 주는 커브형 마스카라와 발열 기능이 있는 아이래시 컬러Curler가 함께 구성되어 있다. 뷰러 사용에 자신이 없거나 메이크업 시간을 절약하고 싶은 사람이라면 도움을 받을 수 있다.

TIP
손가락만으로 속눈썹 바짝 올리기

마스카라를 바르기 전 한 번, 바른 뒤 한 번 더 손가락의 미열을 이용한다. 먼저 엄지와 검지를 부벼 마찰을 준 뒤, 검지를 속눈썹 아래에 갖다 대고 약 20초간 버틴다. 속눈썹을 위로 올린다는 생각으로 손가락에 살짝 힘을 싣는다. 그런 다음 컬링 마스카라로 속눈썹을 꼼꼼하게 발라준다. 속눈썹이 다 마르기 전에 앞서 했던 그대로 한 번 더 반복하면 된다. 손가락이 마지막으로 한 번 더 픽서Fixer 역할을 해주는 것이다.

인형 눈매의 비밀, 인조 속눈썹 붙이기

광고나 화보 촬영장, 런웨이 등에서 자주 쓰이는 인조 속눈썹. 화려하면서 신비롭고 과장된 느낌으로 표현할 수도 있고, 자연스럽고 은근하게 눈매에 깊이감을 심어준다. 전문가들은 콘셉트에 맞춰 사용할 수 있게 자신만의 속눈썹 컬렉션을 가지고 있기도 하다. 물론 인조 속눈썹은 눈매에 어울리게 잘 재단해 붙여야 한다. 붙이는 위치와 접착제를 안전하게 사용하는 것도 중요하다.

싱글로 붙이기

숱이 많은 속눈썹에 좀 더 포인트를 주고 디테일하게 표현하고자 하는 사람에게 좋다. 자연스럽게 속눈썹 볼륨이 살아난다. 하지만 시간이 많이 걸리고 혼자 붙이기는 어렵기 때문에 인내심이 필요!

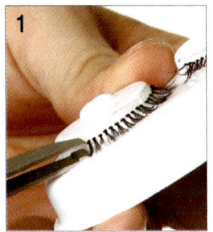 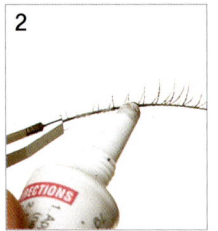 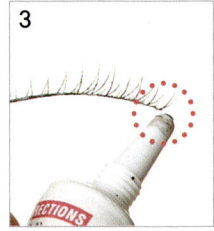 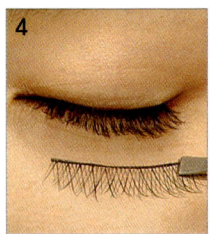

1. 인조 속눈썹을 케이스에서 꺼낼 때 확 잡아당기지 말고 조심스럽게 떼어내야 한다.

2. 접착제는 인조 속눈썹에 직접 대고 바르는데, 양 조절이 어렵다면 한 곳에 짜놓고 이쑤시개와 같은 도구를 이용해 발라준다.

3. 인조 속눈썹 양 끝에는 접착제를 더 많이 발라야 쉽게 떨어지지 않는다.

4. 인조 속눈썹을 통째로 붙일 경우, 내 눈의 폭을 고려해 끝부분을 재단해두자. 눈 앞머리로 부터 약 5mm 지점 앞, 눈꼬리로부터 약 2mm 지점 앞까지 붙이는 것이 자연스럽다.

ITEM

A. 인조 속눈썹
눈매를 드라마틱하게 만들어주는 인조 속눈썹 – 아이미 래쉬 36호

B. 인조 속눈썹 집게

C. 접착제
인조 속눈썹을 깔끔하게 붙여주는 접착제 – 듀오 속눈썹 접착제

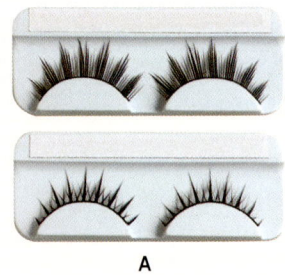 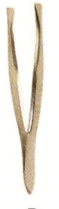 

A　　　　B　　　　C

3등분으로 커팅해서 붙이기

인조 속눈썹을 처음 붙이는 초보자도 따라 하기 쉬운 방법이다. 속눈썹 뒷부분이 자연스럽게 풍성해 보여 눈매가 길어 보인다.

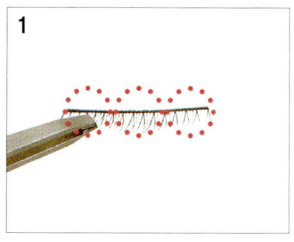

속인조 속눈썹을 3등분으로 커팅한다.

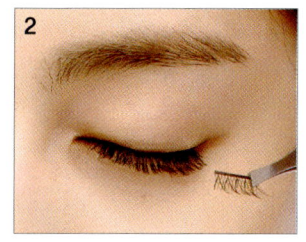

접착제가 묻은 속눈썹 하나를 눈꼬리 쪽에서 약 2~3mm 띄운 상태에서 붙여준다. 손가락으로 살살 눌러 마무리한다.

4등분으로 커팅해서 붙이기

눈꼬리 부분에 자른 인조 속눈썹을 두 개를 이어 붙여주면 나비가 날개를 편 것처럼 우아하면서 화사한 분위기를 연출할 수 있다. 속눈썹 전체에 인조 속눈썹을 붙이는 것보다 자연스러우면서 눈꼬리 부분에 포인트가 되어 화려해 보인다.

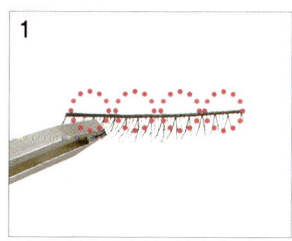

인조 속눈썹을 4등분으로 커팅한다.

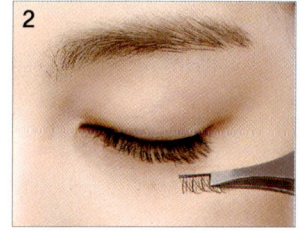

잘린 속눈썹 하나에 접착제를 바르고 눈꼬리로부터 약 2~3mm 띄운 지점에 붙여준다. 앞서 붙인 속눈썹과 이어지도록 바로 앞부분에 속눈썹을 붙인다.

6등분으로 커팅해서 붙이기

초보자에게는 상당히 어려운 방법이다. 하지만 속눈썹 사이사이에 심는다는 느낌으로 붙여주기 때문에 아주 자연스럽게 속눈썹 볼륨이 생긴다.

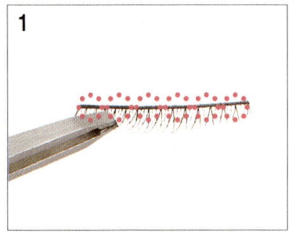

1. 인조 속눈썹을 6등분으로 커팅한다.

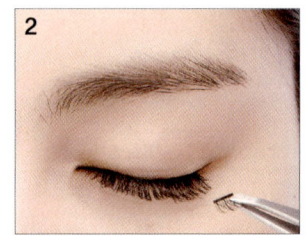

2. 잘린 속눈썹 하나에 접착제를 바르고 눈꼬리로부터 약 2~3mm 띄운 지점에 붙여준다. 앞서 붙인 속눈썹과 이어지도록 바로 앞부분에 속눈썹을 붙인다.

TIP

속눈썹 영양제에 대한 진실

최근 속눈썹 연장술이 인기다. 메이크업을 하지 않아도 속눈썹이 길고 짙어 보이기 때문에 편리하다는 점이 여성들에게 어필한 듯하다. 하지만 지속력이 한 달뿐인데다 서서히 속눈썹이 뽑혀 나가면서 원래 있던 속눈썹까지 빠질 위험이 크다. 그래서 장기적으로 볼 때 권하고 싶은 방법은 아니다.

그렇다면 짧고 힘없는 동양인의 속눈썹은 마스카라에만 의지해야 하는 걸까? 정답은 No! 속눈썹 에센스, 속눈썹 세럼, 속눈썹 볼류머, 속눈썹 앰플이라는 제품들을 들어봤을 것이다. 이러한 속눈썹 영양제를 바르면 정말 속눈썹이 자라나냐는 질문을 많이 받는다. 내 대답은 '그렇다'이다.

속눈썹도 모발처럼 성장 주기가 있는데, 영양제가 모근의 성장을 촉진시켜 자라나게 하고 기존 속눈썹을 튼튼하게 만드는 역할을 한다. 많은 임상실험을 통해 속눈썹 영양제를 꾸준히 사용하면 속눈썹이 조금씩 자라나고 숱이 증가하며 쉽게 빠지던 현상이 현저히 줄어드는 것으로 확인되었다.

그렇다면 어떻게 바를까? 속눈썹 영양제는 꼭 투명 마스카라처럼 생겼다. 잠자기 전, 또는 아침 스킨케어 전 속눈썹을 꼼꼼하게 빗어준다. 물론 갑작스럽게 엄청난 양의 속눈썹이 자라난다든가 드라마틱하게 길어지는 것은 아니다. 속눈썹 영양제는 속눈썹에 주는 비타민제 같은 것이므로 꾸준히 사용하는 것이 중요하다. 지속인 관리로 약 8주 후면 어느 정도 만족할 만한 효과를 얻을 수 있을 것이다.

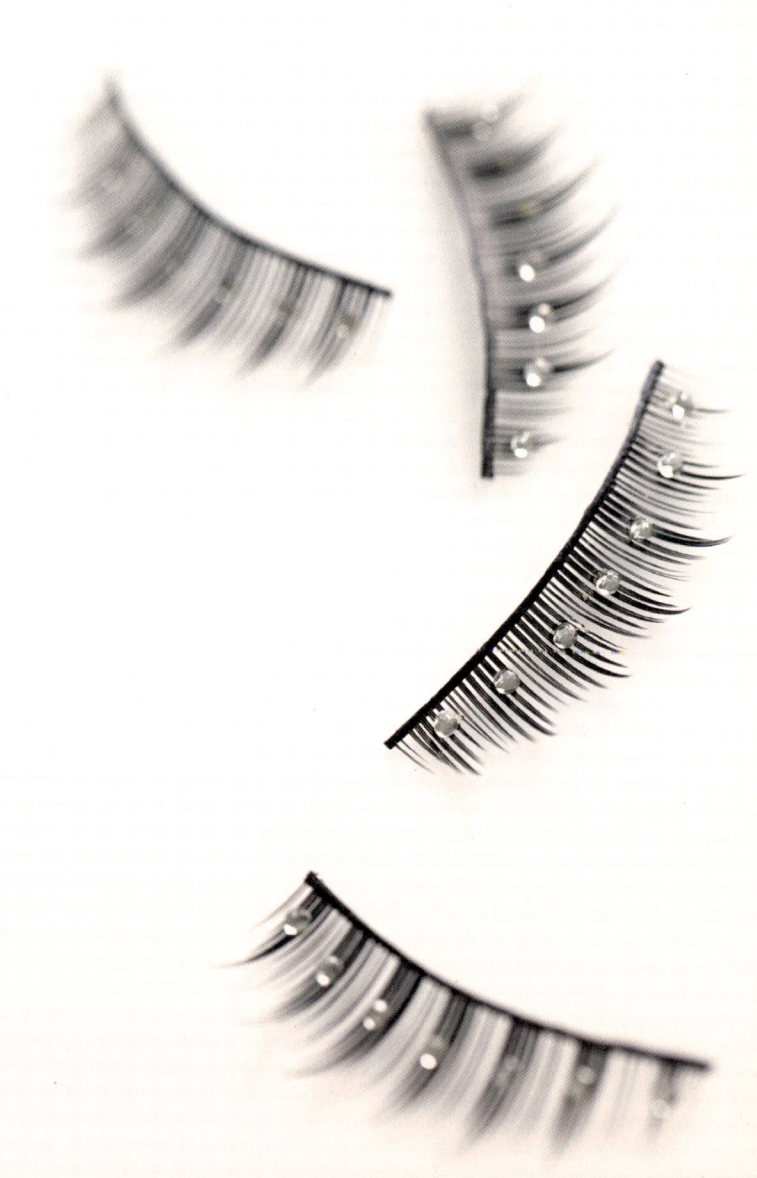

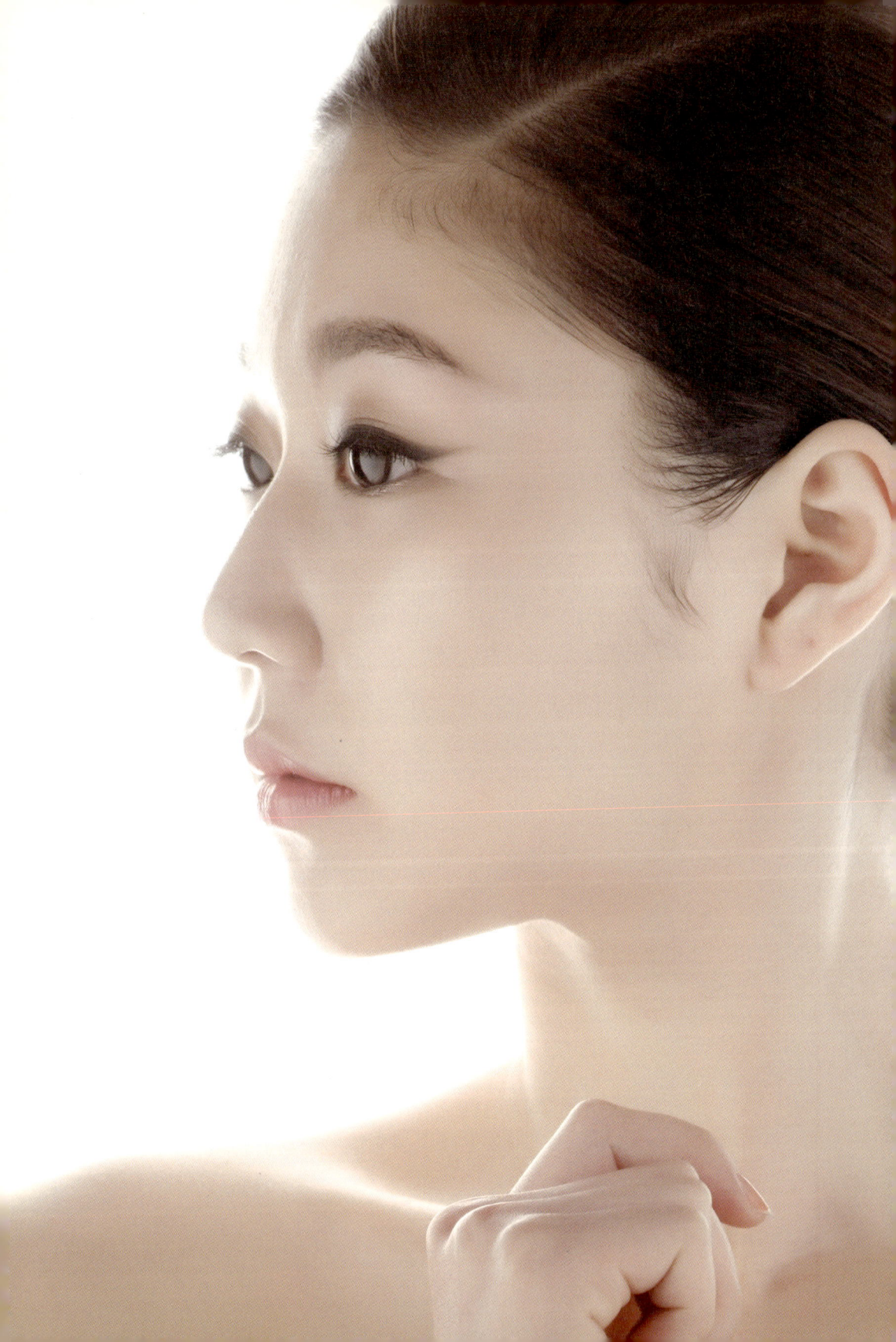

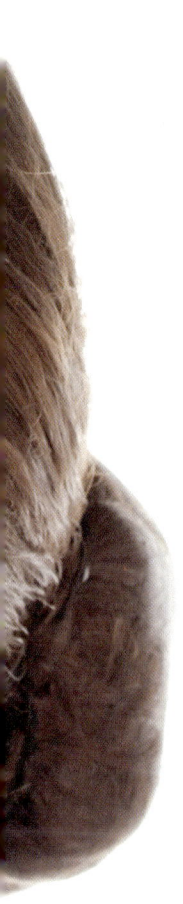

인형 눈 만드는 최고의 비법 마스카라 실전!

마스카라는 메이크업 제품 중 특히 '하우투 How to'가 중요하다고 할 수 있다. 속눈썹에 제품을 바르는 방법이나 습관에 따라서 아찔하게 아름다운 속눈썹이 되느냐, 아니면 흔히 말하는 '떡진' 못난이 속눈썹이 되느냐가 결정되기 때문이다.

특히 속눈썹 위쪽에 마스카라를 바르는 방법은 별로 권하고 싶지 않다. 볼륨감을 극대화하기 위한 방법이지만, 속눈썹이 유난히 처지는 동양인들은 컬링에 도움이 되기는커녕 무게감이 생겨 더 처질 수 있다. 속눈썹을 뿌리에서 위쪽 방향으로만 꼼꼼히 발라도 속눈썹에 액이 충분히 다 묻어나며, 아름다운 속눈썹으로 표현할 수 있다.

무엇보다 뷰러는 꼭 사용해야 좋다. 마스카라 브러시나 액의 뛰어난 효과를 믿는 것은 한계가 있으니까. 컬링 지속력은 물리적인 힘이 가해졌을 때 아무래도 확실해진다.

기초 탄탄,
윗 속눈썹 마스카라 바르기

가장 기본적인 마스카라 바르는 방법이다. 무엇이든 기본에 충실하는 게 최선이란 사실을 잊지 말고, 꼼꼼히 따라해보자!

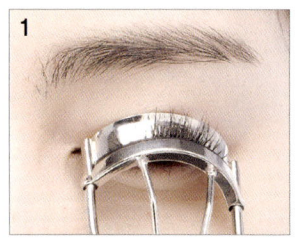

1. 속눈썹을 뷰러로 집어 컬링 효과를 준다.

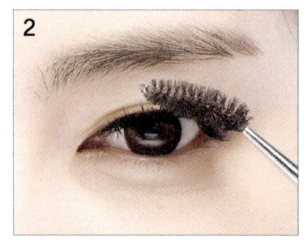

2. 스크루 브러시나 눈썹빗으로 속눈썹을 빗어 정리한다.

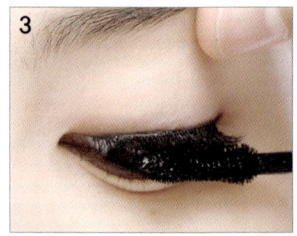

3. 마스카라 솔대의 손잡이를 최대한 짧게 잡고 일자가 되도록 옆으로 뉘어 중앙 부분 속눈썹에 바른다. 눈을 가늘게 뜬 상태에서 속눈썹 모근부터 위로 말아 올리듯 발라 준다. 브러시를 손끝에서 살짝 돌려 회전시키면서 바르면 볼륨감이 더 생긴다.

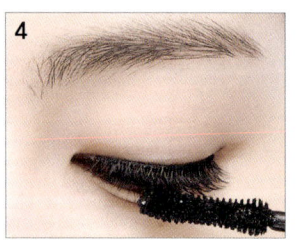

4. 눈꼬리 부분에서 시작해 앞머리 방향으로 빗어준다. 지그재그 모양으로 모근부터 조심스럽게 바르는 동작을 3~4회 더 반복한다.

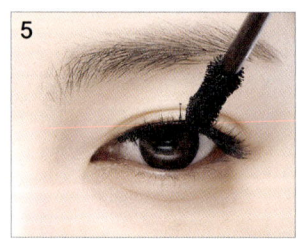

5. 속눈썹이 살짝 마르도록 30초를 기다린다. 마스카라 브러시를 세워 손에 힘을 뺀 상태에서 속눈썹 사이 모근을 빗어주듯 덧바른다.

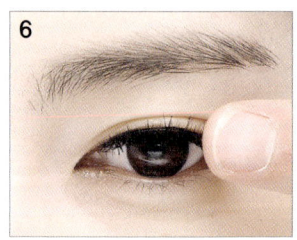

6. 손가락의 체온으로 살살 비비며 쓸어 올려준다.

번지지 않고 깔끔하게, 아래 속눈썹 마스카라 바르기

티가 안날 것 같지만, 아래 속눈썹에 마스카라를 바르냐 안 바르느냐의 차이가 눈이 얼마나 크고 또렷해 보이는지 결정짓는 중요한 요인이 되기도 한다. 번지지 않게, 깔끔하게 바르는 게 포인트!

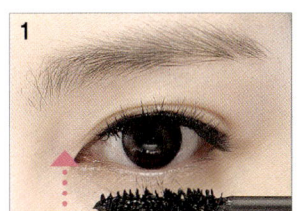

1. 아주 적은 양을 이용해 브러시를 가로, 세로로 돌려가며 발라준다.

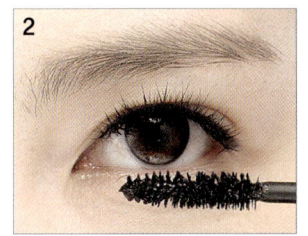

2. 브러시를 눕히고 지그재그로 빗어준다.

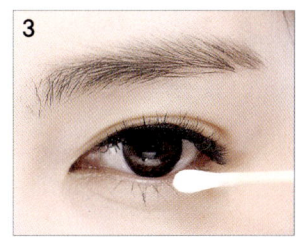

3. 면봉으로 살살 빗어주며 정리한다.

TIP
속눈썹이 뭉쳤을 때 긴급 처방?

마스카라를 바르다가 속눈썹끼리 엉켜 붙어 다급한 마음에 손을 대 더 엉망이 된 경험이 있을 것이다. 이럴 때엔 성급하게 손으로 닦아내기보다 면봉이나 이쑤시개, 꼬지 등을 사용하는 것이 좋다.

면봉을 한쪽 끝이 뾰족하도록 부러뜨린 뒤, 뾰족한 부분으로 뭉친 속눈썹 사이를 조심스럽게 빗어주듯 떨어뜨린다. 투명 마스카라를 가지고 있다면, 액이 다 마르기 전에 브러시로 뭉친 부분을 빗어주는 방법도 있다. 또 이럴 때를 대비해 다 쓴 마스카라 브러시를 씻어 보관하고 있다가 뭉친 직후 바로 잘 빗어주기만 해도 속눈썹이 효과적으로 정리된다. 다만 속눈썹이 뻣뻣하게 다 마른 뒤 브러시로 자칫 세게 빗으면 속눈썹이 뽑힐 수 있으니 마스카라 액이 마르기 전에 수정하는 것이 좋다.

속눈썹에 위트를 더해주자!
컬러 마스카라 활용하기

브라운, 네이비, 카키 컬러의 마스카라는 눈매에 묘한 깊이감을 더해준다. 의외로 튀지 않아 평소에도 무난하게 사용할 만하다. 팝한 네온 컬러 마스카라에 도전하고 싶다면 블랙 마스카라를 바른 뒤 속눈썹의 끝부분에만 살짝 컬러를 얹어주면 된다.

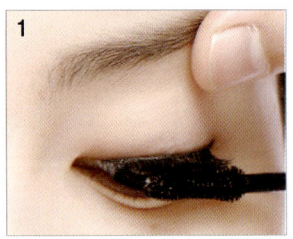

1. 속눈썹을 뷰러로 컬링한 뒤 블랙 컬러 마스카라를 꼼꼼하게 바른다.

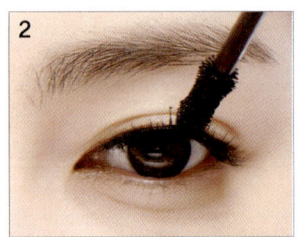

2. 컬러 마스카라 브러시를 세로로 세운 뒤, 아래에서 위쪽 방향으로 속눈썹 끝부분에만 액을 묻히는 기분으로 가볍게 발라준다.

컬러 마스카라를 고를 때

컬러 마스카라는 색에 따라 주는 느낌이 다르므로, 그날 스타일에 따라 혹은 표현하고 싶은 이미지에 따라 선택하는 것이 좋다.

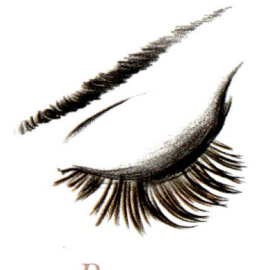

Brown

브라운

브라운은 가을에 잘 어울리는 컬러이지만 기본적으로 따뜻하고 부드러운 느낌을 주기 때문에 사계절 모두 무난하게 어울린다. 가을에 섀도와 함께 사용하면 지적인 이미지를 더해줄 수 있다.

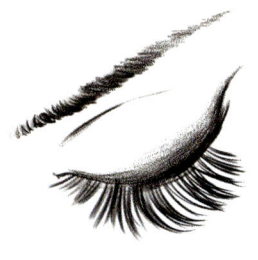

Navy

네이비

네이비는 세련되면서도 차분한 느낌을 주는 컬러다. 눈을 감을 때마다 그윽한 느낌을 주어 굉장히 매혹적이다.

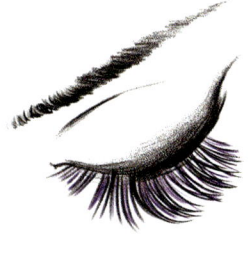

Purple

퍼플

퍼플의 신비로운 느낌은 아무나 소화하기 힘들 거라고 생각할지 모르지만, 의외로 누구에게나 잘 어울린다. 피부 톤에 관계없이 지적이고 우아한 느낌을 연출할 수 있다.

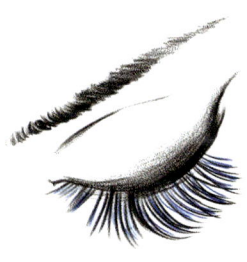

Blue

블루

여름이면 해변에서 톡톡 튀는 비키니와 함께 블루 마스카라로 멋을 낸 여성들을 많이 만날 수 있다. 말 그대로 시원하고 청량한 느낌을 주며, 눈에 잘 띄기 때문에 추운 겨울보다는 여름처럼 노출이 있는 의상이나 톡톡 튀는 스타일링에 어울린다.

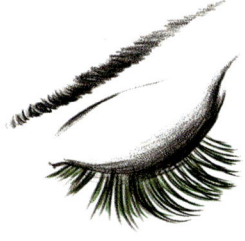

Green

그린

그린 마스카라를 하는 경우가 흔하지는 않지만, 한번 시도해볼 만하다. 굉장히 신비로우면서도 오묘한 느낌을 준다. 평소 도전을 즐기는 사람이라면 충분히 도전해봐도 좋을 것이다.

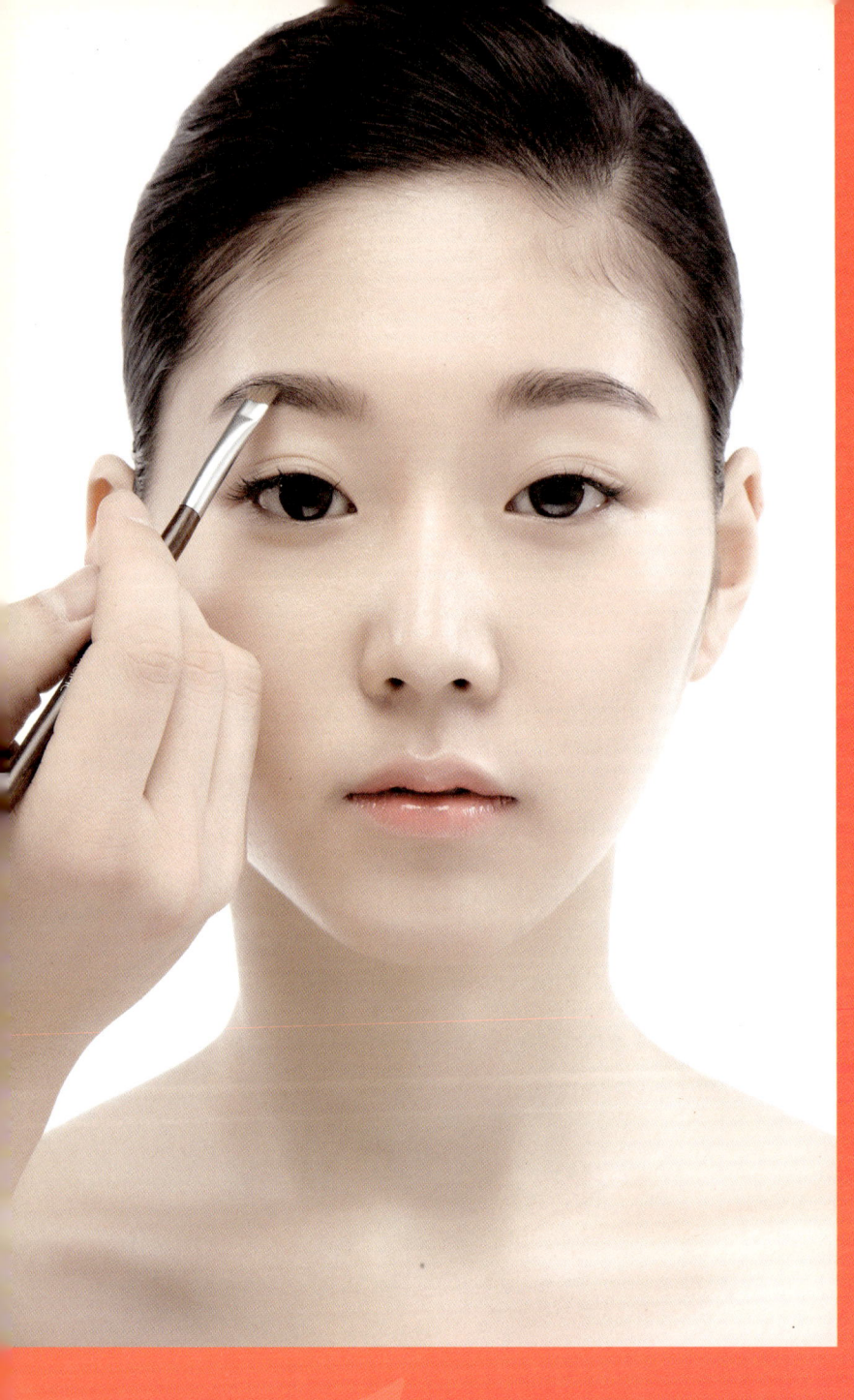

eyebrow

Chapter 7:

아이 메이크업의 완성,
아이브로

눈썹을 지워버린 모나리자는 그 자체로도 아름다울지 모르지만, 눈썹 없이 아름답기란 참 쉽지 않다. 눈이나 코, 입술 등 인상을 결정짓는 요소에는 여러 가지가 있고 그에 따라 개성도 달라지지만, 눈썹이 매우 중요한 역할을 한다는 건 확실하다. 잘 다듬은 눈썹이 얼마나 사람의 인상을 달리 보이게 하는지. 큰 눈이 매력적인 사람도, 오똑한 코가 눈에 띄는 사람도 사실 그 기준은 눈썹이다!

선 하나만 그린 듯 가늘고 폭이 좁은 눈썹은 나이 들어 보이고, 적당히 통통하여 정돈된 눈썹은 귀여운 인상을 주고, 날카롭고도 짙게 손질된 눈썹은 팜 파탈의 인상을 주기도 하는 것처럼 말이다.

또한 눈썹은 메이크업의 완성도를 결정한다. 아무리 정성스럽게 메이크업을 마쳤더라도 눈썹이 잘 잡혀 있지 않고 어수선하다면 전체적인 메이크업 완성도가 확 떨어져 보인다. 눈썹은 메이크업에서 기준을 잡아주는, 얼굴의 지붕 역할을 해주기 때문이다. 그래서 많은 여성들이 눈썹 정리, 눈썹 퍼머넌트, 눈썹 왁싱에 관심이 많다. 이런 관심들 때문에 아이브로 메이크업 제품이나 도구들도 꽤나 다양한 편이다.

눈썹은 페이스 메이크업과 공통점을 가지고 있다. 타고난 피부는 간결한 메이크업만으로도 빛이 나는 것처럼 타고난 좋은 눈썹은 눈썹 수정이 없이도 예쁘다. 그러나 타고난 눈썹이 예쁘지 않더라도 포기하기엔 이르다. 잘 다듬으면 얼마든지 예쁜 눈썹을 만들 수 있으니 주목해보자!

그리지 않아도 자연스럽고 예쁘게,
아이브로 다듬기

오프라 윈프리는 눈썹을 손질하기 위해 수백 달러를 내고 한 달에 한 번, 뉴욕의 눈썹 달인을 찾아간다고 한다. 셀럽들이 이토록 눈썹에 공을 들이는 이유는 눈썹 하나로 인상이 달라지기 때문. 집에서도, 혼자서도 프로페셔널하게, 눈썹 다듬는 법을 알아보자.

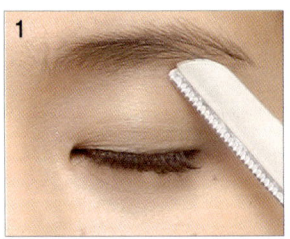

1

눈썹칼을 이용해 뒷라인부터 중앙까지 다듬어준다. 눈썹뼈 라인을 따라 지저분하게 나있는 잔털만 살살 깎아낸다.

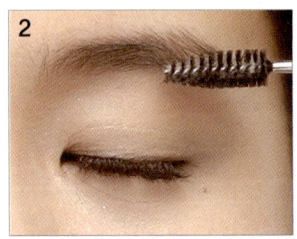

2

손가락이나 브러시를 이용해 사선 방향으로 살살 쓸어내리듯 빗는다.

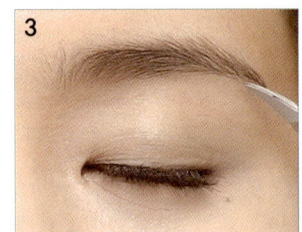

3

잘 빗은 눈썹 사이에 조금씩 튀어 나온 부분을 다른 모와 길이를 맞춰 눈썹 가위 끝으로 조심스럽게 잘라준다.

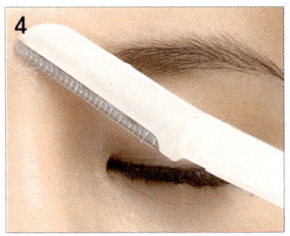

4

미간 사이 잔털을 눈썹칼로 살살 다듬어준다.

TIP
눈썹 위는 손대지 않는다

눈썹 가위로 눈썹 윗부분 라인을 수정한다고 칼질하면 오래 전 유행하던 정형화된 눈썹이 될 수 있다. 자연스러운 눈썹이 가장 아름답다. 눈썹 윗부분과 눈썹 산은 그대로 두고 아래의 잔털만 눈썹칼에 힘을 뺀 채 조심스럽게 깎아 관리하는 것만으로 깔끔한 눈썹을 유지할 수 있다.
연예인들도 눈썹 윗부분은 거의 손대지 않는다. 김태희 씨처럼 숱이 많은 눈썹도 굳이 눈썹 모를 자르고 라인을 만들어내는 것이 아니라 아래만 살짝 다듬어줘야 자연스럽다.

ITEM
A. 눈썹칼

B. 브러시
눈썹을 그리거나 다듬을 때 사용하는 브러시 – 헤라 M6 브러시

C. 눈썹가위

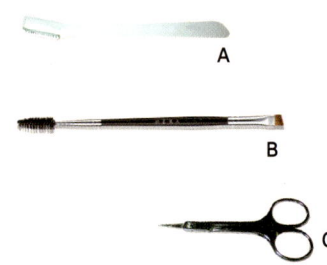

STYLE EYES

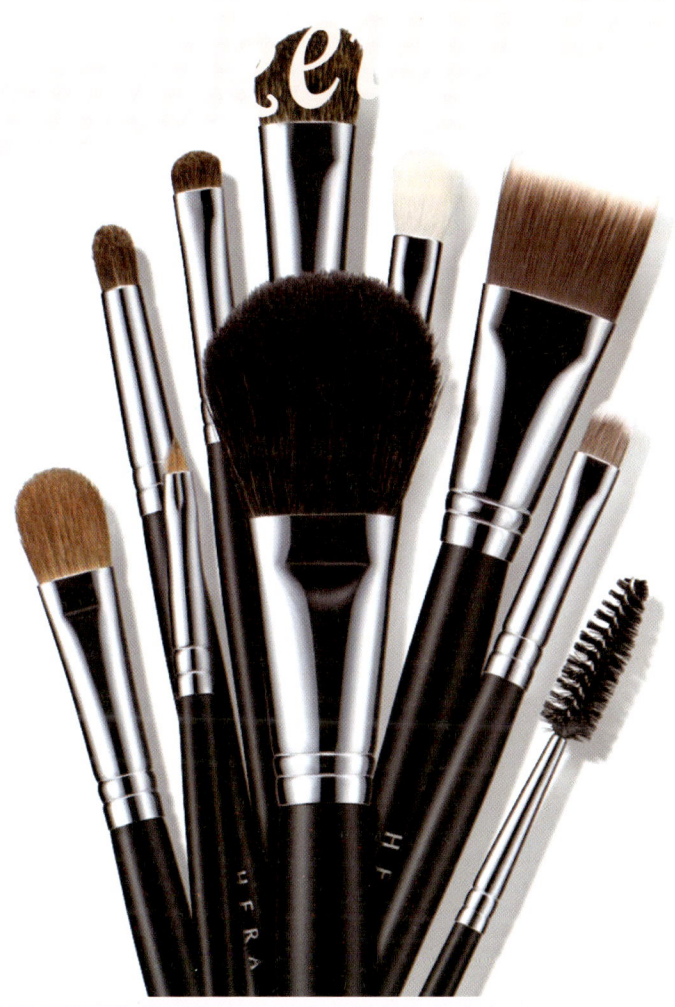

TIP
눈썹 손질이 어렵다면 전문가에게

눈썹 손질은 꽤나 어려운 만큼 가장 추천하고 싶은 방법은 '전문가에게 맡기는 것'이다. 자주 숍을 찾기 어렵다면 한 번 정도 받아보고 그 눈썹 모양을 따라 옆에 자라는 잔털만 수시로 다듬어도 관리가 어렵지 않을 것이다.

요즘은 눈썹 왁싱도 인기다. 받아본 사람들은 왁싱의 매력에 푹 빠져 정기적으로 왁싱바를 찾기도 한다. 왁싱으로 관리하면 눈썹칼이나 족집게를 사용하는 것보다 훨씬 위생적이고 예쁜 눈썹 형태를 오래 유지할 수 있는 장점이 있다. 일반 피부관리숍은 물론, 최근 각 브랜드에서도 전문가로부터 눈썹 왁싱을 받을 수 있는 전문 매장들이 오픈했다. 헤라 부띠끄 HERA Boutique 매장에서도 왁싱 서비스를 받을 수 있다.

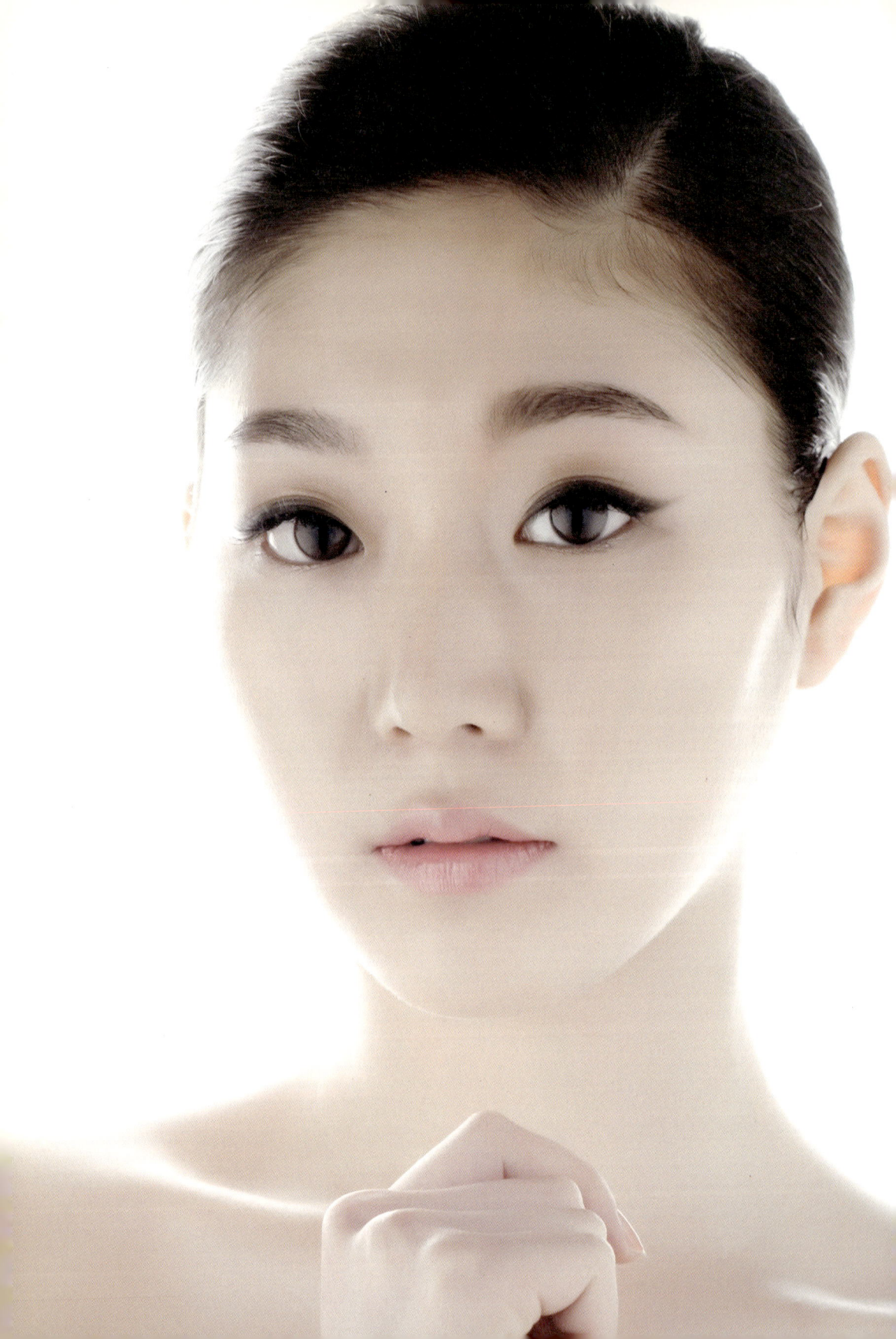

눈썹만 바꿔도
분위기가 확 달라진다, **아이브로 메이크업**

일명 '연예인 눈썹'이라고 불리는 일자 눈썹! 동안 눈썹의 다른 이름이기도 하다. 예전에는 얼굴형에 따라 형태를 다르게 표현해 눈썹을 그렸다. 불과 10년 전 연예인들의 사진만 봐도 눈썹 때문에 인상이 독해 보이거나 지금보다 훨씬 나이 들어 보이기도 한다. 최근에는 눈썹 산이나 꼬리를 과하게 강조하지 않는 동안 눈썹이 폭풍 유행 중이다.

그런데 사실 동안 눈썹이란 일자 눈썹이라기보다 자연스러운 굴곡에 짙은 브라운 컬러 눈썹에 가깝다. 대부분 연예인들의 눈썹을 보면 눈썹 숱도 일정하고 눈썹 꼬리 부분까지 자연스럽게 모아 있어 이상적인 눈썹을 가지고 있다. 그들처럼 멋진 눈썹을 갖기 위해서는 잘 그리기 이전에 눈썹을 잘 관리하는 것이 무엇보다 중요하다.

잘 관리한 눈썹은 몇 번의 터치만으로도 정돈된 느낌을 준다. 눈썹을 예쁘게 그리는 데는 어느 정도 법칙이 있다. 그 기본적인 방법만 잘 익혀두어도 크게 실수 없이 잘 그릴 수 있다. 앞에서도 강조했지만 눈썹은 메이크업에서 큰 비중을 차지하지 않는 듯하면서도, 사람의 인상이나 이미지를 전체적으로 좌우할 수 있는 중요한 요소이기도 하다. 그래서 더욱 '잘' 그려야 한디.

기초 탄탄,
기본 아이브로

한 가지 타입의 아이브로 제품만으로도 충분히 예쁜 눈썹을 그릴 수 있지만 화보 촬영 현장에서 전문가 들은 아이브로 펜슬과 섀도 타입을 함께 사용하는 편이다. 일반적으로는 아이브로 펜슬로 눈썹산을 따라 형태를 잡은 뒤 파우더 타입의 아이브로 섀도로 전체를 메운다.

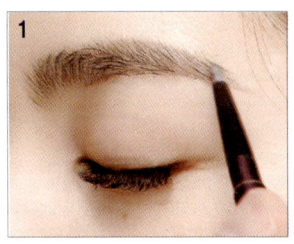

아이브로 펜슬로 눈썹 아랫부분에 임의의 연장선을 연하게 그어준다.

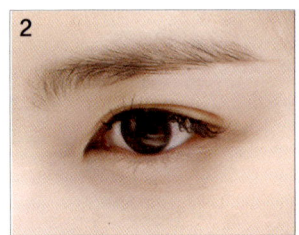

약 30도 정도의 각도만 맞춰 그리고 눈썹꼬리는 펜슬로 길게 꺼내지 않는다.

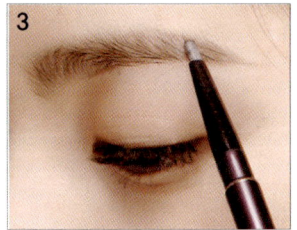

눈썹을 2등분해서 아이브로 섀도로 눈썹산을 채운다. 면을 채운다는 생각으로 살살 그려준다. 아이브로 펜슬로 그려도 무방하다.

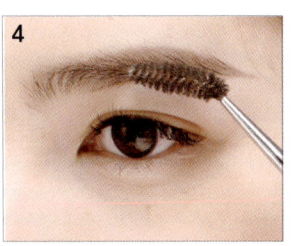

다 쓴 마스카라 솔이나 브러시, 스크루 브러시로 눈썹 앞머리 결을 빗어 살린다. 브러시에 남은 소량만으로 메우는 게 포인트. 앞이 진하면 어색해 보인다.

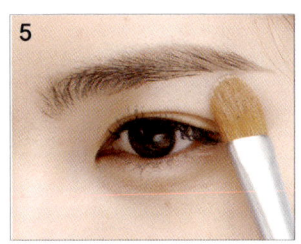

파우더 팩트나 하이라이터 제품 등을 눈썹뼈 아래에 터치해주면 주변이 밝아져 눈썹이 더욱 돋보이게 완성된다.

ITEM

A. 펜슬 아이라이너
부드럽게 그려지면서 눈가에 번지지 않는 아이라이너 펜슬 – 헤라 아이 디자이너 펜슬

내겐 어떤 타입이 어울릴까?
타입별로 그리는 아이브로

눈썹을 그리는 도구에도 생각보다 여러 가지가 있다. 펜슬, 오토 펜슬, 케이크 등 다양한 도구의 특성을 살펴보고, 가장 자신 있는 도구로 눈썹을 표현해보자.

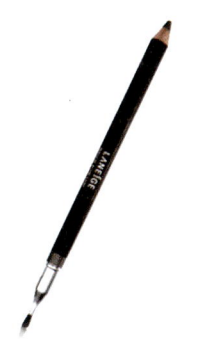

펜슬 타입

메이크업이 서툰 초보자에게 강추! 펜슬 타입은 펜슬 깎기를 사용해 깎는 것보다 커터 칼로 깎는 것이 좋다. 미술 시간에 4B연필을 깎던 실력을 발휘, 심을 납작하게 깎는 게 포인트. '언니들의 스테디셀러'로 불리는 에보니 펜슬도 입문자에게는 강추 아이템. 하지만 눈썹 컬러가 검고 진하며 숱이 많은 경우 이 펜슬은 사용하지 않는 것이 좋다. 펜슬로 눈썹 윤곽을 잡고 아이섀도를 이용해 눈썹 면을 채워주면 예쁘게 마무리된다.

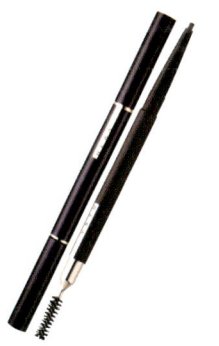

오토 펜슬 타입

눈썹의 신을 먼저 그려놓기에 좋다. 힘 조절만 잘한다면 오토펜슬 하나만으로도 자연스러운 눈썹을 그릴 수 있다. 그래서 초보자보다는 눈썹 그리기에 능숙한 사람이 쓰기에 적합하다.

케이크(섀도) 타입

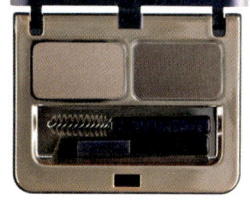

우리나라 사람들의 눈썹은 그레이+브라운 계열의 짙은 웜 브라운 컬러로 연출하는 게 자연스럽고 예쁘다. 내장되어 있는 브러시보다 전문 아이브로 사선 브러시를 구입해서 쓸 것을 한다. 내장되어 있는 팁은 나일론 소재의 모이기 때문에 눈썹 그라데이션을 표현하기 어렵다. 엄청난 용량을 자랑하는 것도 매력! 5~6년 이상은 거뜬할 만큼 굉장히 오래 사용할 수 있다. 펜슬로만 눈썹을 그리는 사람들도 하나쯤 가지고 있으면 활용도가 높다.

젤 타입

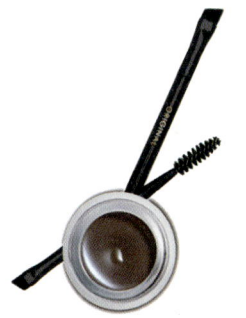

발색이 뛰어나고 지속성에 있어서만큼은 최고의 제품. 지워지지 않는 눈썹 메이크업을 원한다면 젤 타입을 추천하지만 눈썹 숱이 많은 사람에게는 별로 권하고 싶지 않다. 브러시를 사용해서 손등에 덜어가며 양 조절을 잘해야만 자연스럽게 그릴 수 있으므로 초보자가 사용하기에는 쉽지 않다. 브러시에 남은 여분으로만 그린다는 생각으로 최대한 자연스럽게 그려줄 것.

마스카라 타입

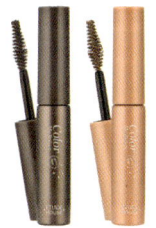

눈썹 숱이 많은 사람에게 추천. 눈썹 결을 따라 자연스럽게 터치하는 정도로 쓰기에 적당한 타입이다. 브러시를 이용해 눈썹 앞머리 결을 잘 살리면 훨씬 에지 있게 완성된다.

어두운 컬러의 아이섀도 활용하기

자연스럽게 눈썹을 그리기에 적합하다. 브라운이나 짙은 그레이 컬러의 아이섀도를 눈썹 톤에 맞춰 잘 믹스하여 사용하면 된다. 다만 펄이 들어 있는 아이섀도는 자제하는 것이 좋다. 아이섀도에 함유되어 있는 펄은 눈썹에 발랐을 때 자칫 지저분해 보이기 쉽다. 지속력이 떨어져 금세 지워지는 단점이 있다.

마스카라 활용하기

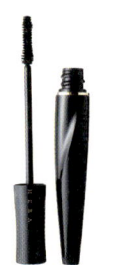

눈썹 그리기에 어느 정도 자신 있거나 아이브로 전용 제품이 없을 경우 마스카라를 활용해도 된다. 잘못하면 마스카라 액이 눈썹에 엉겨 붙어 인위적으로 보일 수 있으므로 유의할 것. 마스카라 브러시에 액이 거의 묻지 않은 상태에서 손등에 대고 최대한 잘 정돈한 다음 눈썹 모에만 가볍게 터치한다. 결만 쓸어주는 정도로 사용해야 자연스럽다.

눈썹 형태에 따라 그리기

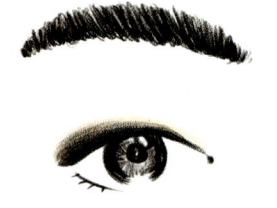
Before

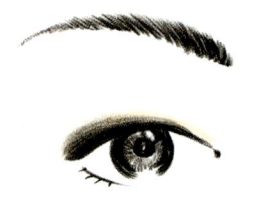
After

두껍고 숱이 많아 짙은 눈썹

눈썹 숱이 많다면 인위적으로 진하게 그려내는 눈썹보다 더 자연스러운 느낌을 줄 수 있다. 잘 다듬기만 한다면 도톰하고 또렷한 눈썹이 동안으로 보이는 데 한몫하기도 한다. 하지만 다소 인상이 강해 보여 보이시한 느낌을 줄 수 있다. 또 두껍고 진한 눈썹이 얼굴형을 더욱 강조시켜 시선이 분산되어 포인트 메이크업의 장점을 살리지 못 하는 경우도 있으니 평소 관리가 필수다.

이런 눈썹은 눈썹 정리나 왁싱이 꼭 필요하다. 잘 다듬어내면 훨씬 부드러운 인상을 만들 수 있기 때문. 눈썹산 부분을 손대는 것보다 눈썹뼈가 있는 아래 부분만 깔끔하게 정리해야 어색하지 않다. 눈썹 숱이 많은 부분은 결을 최대한 살려 빗어내는 것이 포인트다.

눈썹 그리기

두껍고 짙은 눈썹은 펜슬 타입보다 밝은 브라운 계열의 아이브로 섀도를 이용해 가볍게 브러싱한다. 진한 눈썹 컬러를 연하게 중화시킨다는 느낌으로 터치한다. 파운데이션이나 컨실러를 이용해 눈썹 주변에 발라 형태를 살짝 가린 다음 그리는 것도 자연스럽게 연출하는 방법 중 하나.

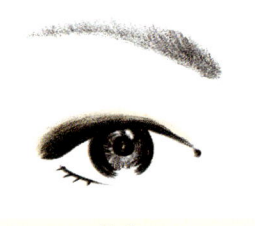
Before

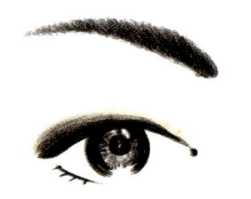
After

가늘고 숱이 적어 흐릿한 눈썹

눈썹이 전체적으로 희미하게 퍼져 있고 흐릿하다면 창백한 인상을 주기 쉽다. 눈썹 숱이 없다면 메이크업을 지운 민낯을 공개하기 꺼려져 고민인 경우도 많다. '아이브로 볼류머' 등의 눈썹 영양제로 틈틈이 관리하는 것도 방법이다.

눈썹 그리기

먼저 아이브로 펜슬을 이용해 윤곽을 잡아 가볍게 그려준다. 아이브로 섀도를 활용하여 눈썹 전용 사선 브러시로 눈썹 전체를 자연스럽게 채워준다. 흐릿한 눈썹에 색을 과하게 입히다 보면 자칫 인위적으로 보일 수 있으니 밝은 브라운 계열의 컬러를 고른다. 유난히 비어 보이는 부분은 결을 잘 빗어주면서 조심스럽게 브러싱해 정리한다.

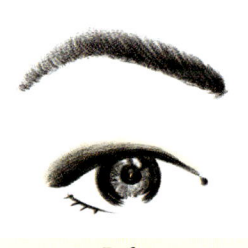
Before

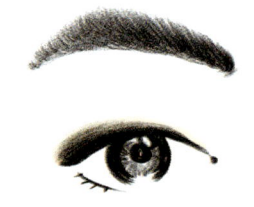
After

눈썹산이 솟은 삼각형 눈썹

예전에는 눈썹산을 아이브로 펜슬이나 브러시로 더욱 또렷하게 부각시키는 화장법이 유행이었지만, 요즘은 일자에 가까운 눈썹을 선호하는 경향이 있어 이를 고민하는 사람이 많다. 살짝 남성적인 인상을 풍기기도 한다. 그렇다고 눈썹산을 깎아내 없애는 방법은 좋지 않다. 깎아낸 자리에 모근이 남아 푸르스름해지면 자라면서 오히려 더 지저분해 보일 수 있기 때문. 눈썹 위는 건드리지 않고 눈썹 아래만 잘 다듬어 관리하는 것이 좋다.

눈썹 그리기

눈썹산은 윤곽을 거의 표현하지 않는다. 이 부분에 나 있는 모를 가볍게 채워준다는 생각으로 살살 터치만 해준다. 눈썹산을 강조하지 않는 대신 눈썹 아래를 깔끔하게 정리하는 것이 무엇보다 중요하다. 눈썹뼈 부분에 컨실러나 브라이트너를 이용해서 하이라이트를 주는 것이 포인트. 상대적으로 눈썹이 상승해 보이는 효과가 있기 때문에 눈썹산만 도드라지는 현상을 커버해줄 것이다.

끝으로 갈수록 숱이 없는 반토막 눈썹

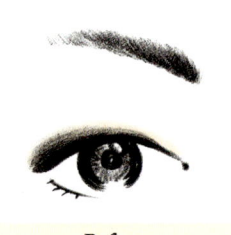
Before

이런 형태의 눈썹은 눈썹 연출이 진해질 염려가 있다. 숱이 적은 곳을 채워야 한다는 생각으로 그리다 보면 아무래도 터치가 여러 번 이뤄지기 때문. 뒤에 비해 숱이 많은 앞부분과 컬러나 톤을 맞추는 것도 쉽지 않다. 그렇기 때문에 아이브로 펜슬은 자연스럽고 연한 그레이 컬러를 이용해 먼저 그려주고 나중에 눈썹 모와 색이 비슷한 브라운 컬러 섀도로 터치해주는 것이 좋다.

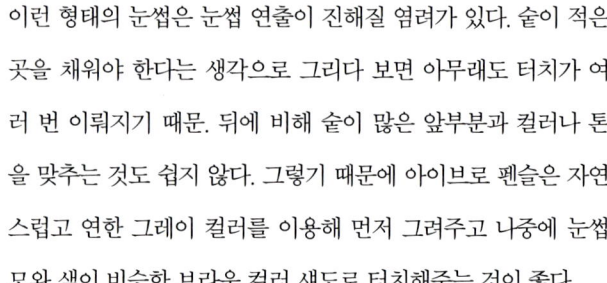
After

눈썹 그리기
그레이 컬러의 아이브로 펜슬로 숱이 적은 눈썹을 그릴 때처럼 눈썹 형태를 먼저 만들어준다. 눈썹 아래쪽에 라인을 먼저 연하게 그려준 뒤, 윗부분은 브라운 아이브로 섀도를 이용해 면적을 가볍게 채워주는 느낌으로 터치한다. 눈썹 앞 뒤 톤을 잘 맞추는 것이 중요하다.

TIP
염색한 머리, 눈썹은 어떤 색이 어울릴까요?
밝은 옐로 컬러로 염색한 머리에 눈썹이 새까맣다면 눈썹만 동동 뜬 느낌을 줄 수 있다. 눈썹까지 노랗게 만들 수는 없지만 헤어 컬러보다 한두 단계 어두운 브라운 컬러를 선택하는 것만으로 헤어와 잘 어울리는 눈썹을 완성할 수 있다.

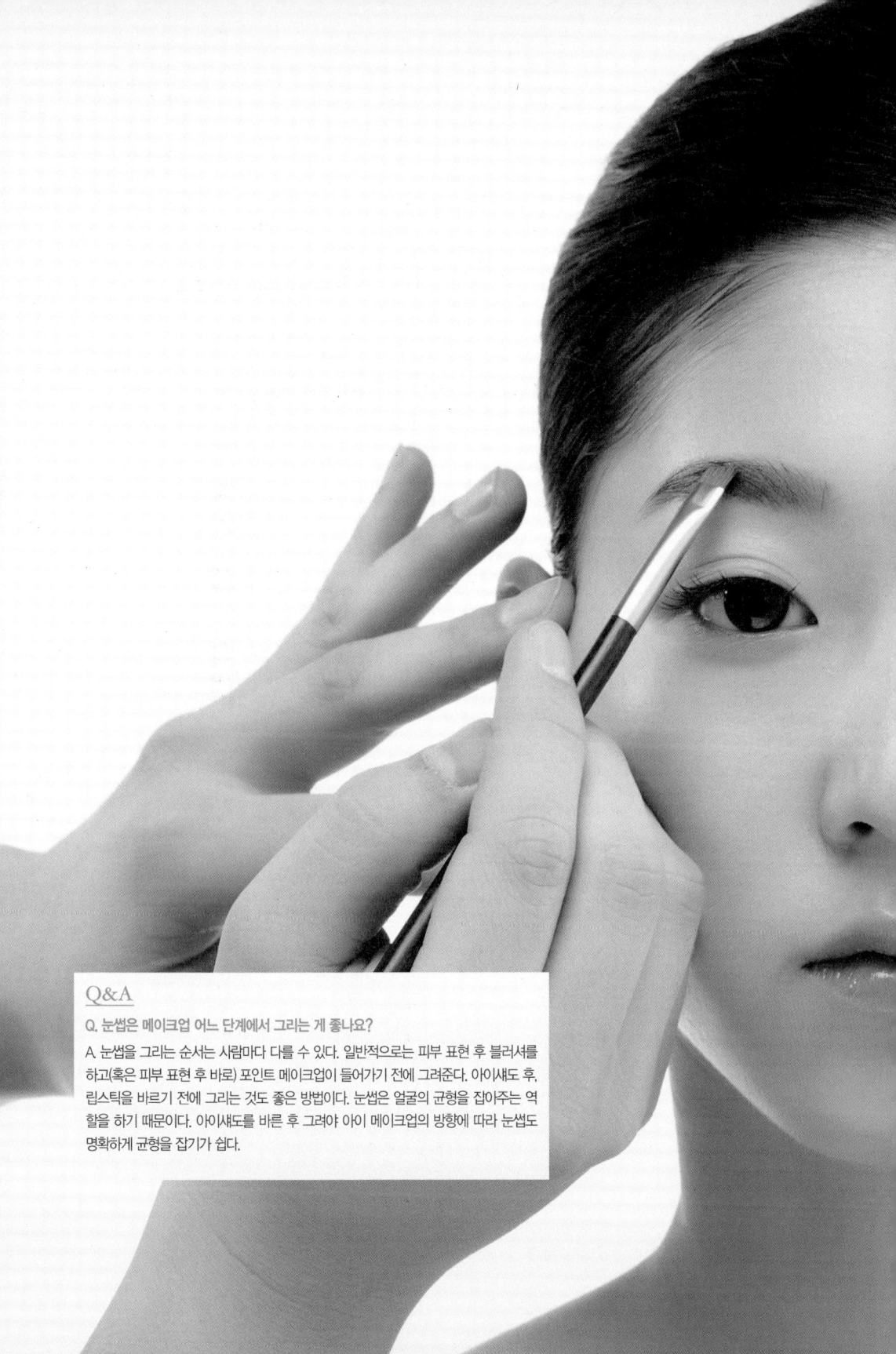

Q&A

Q. 눈썹은 메이크업 어느 단계에서 그리는 게 좋나요?

A. 눈썹을 그리는 순서는 사람마다 다를 수 있다. 일반적으로는 피부 표현 후 블러셔를 하고(혹은 피부 표현 후 바로) 포인트 메이크업이 들어가기 전에 그려준다. 아이섀도 후, 립스틱을 바르기 전에 그리는 것도 좋은 방법이다. 눈썹은 얼굴의 균형을 잡아주는 역할을 하기 때문이다. 아이섀도를 바른 후 그려야 아이 메이크업의 방향에 따라 눈썹도 명확하게 균형을 잡기가 쉽다.

JINSU LEE'S SPECIAL TIP

Your Style Lip

그녀의 입술을 훔쳐라!

메이크업에서 컬러감을 가장 많이 활용할 수 있는 부위는 아무래도 눈과 입술이다. 피부톤을 깔끔하게 정리한 상태에서 눈과 입술의 색깔 조화만 잘 맞추어주어도 특별한 효과를 낸 듯한 아름다움을 연출할 수 있다.

간혹 개성 있고 매력적인 얼굴에 아이 메이크업까지 예쁘게 했지만, 정말 어울리지 않는 립 컬러로 전체 분위기를 망쳐놓는 모습을 볼 때가 있다. 주로 트렌드만 따라갈 때 이런 불상사(?)가 일어나는데, 언제나 과한 욕심은 금물이다.

또한 여자라면 누구나 한 번쯤 발라보고 싶은 빨간 립스틱, 비비드한 컬러의 매트감이 돋보이는 립스틱 등 표현하고 싶은 아이템은 무궁무진하지만 너무 욕심내지 말기를. 아이섀도와 립을 조화시킨 헤라의 컬러 파레트를 참고한다면, 금세 90점 이상의 수준이 되어 있을 것이다.

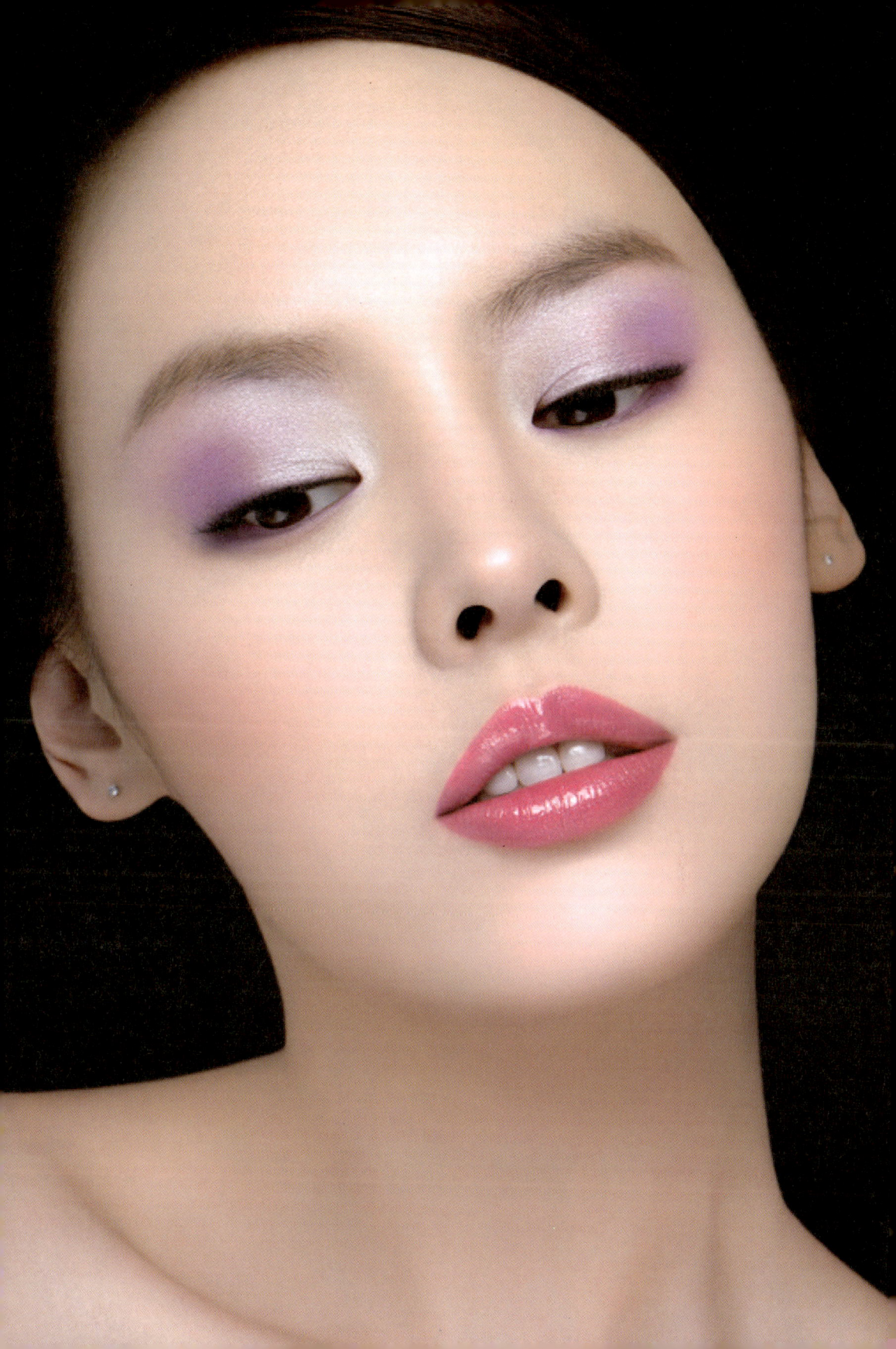

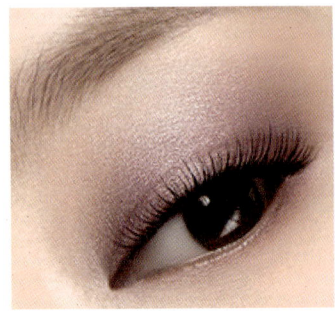
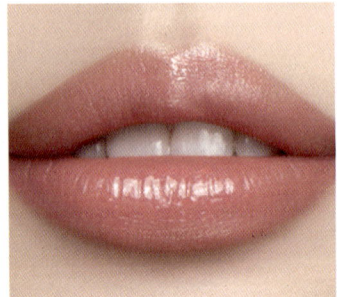

EYE
톤 다운된 퍼플 컬러

LIP
차분한 핑크

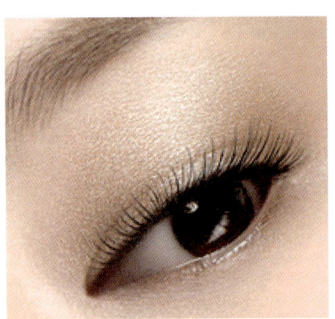
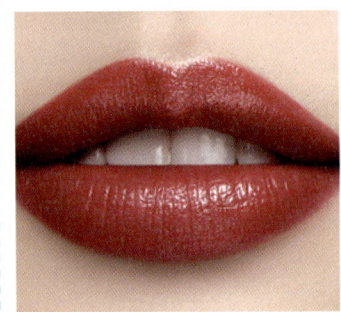

EYE
펄 베이지

LIP
제뉴인 레드

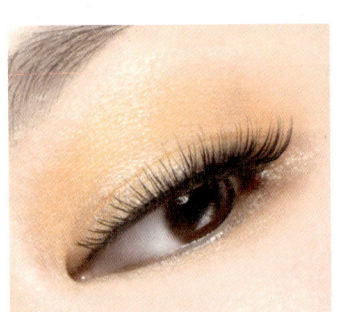
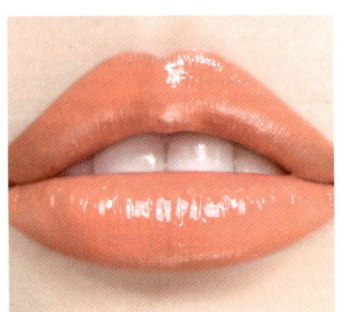

EYE
내추럴 오렌지

LIP
코럴 오렌지

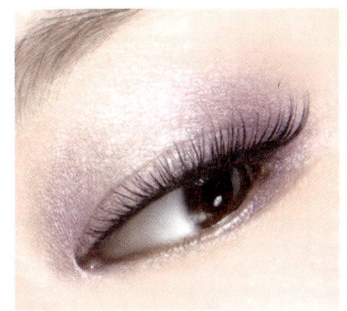
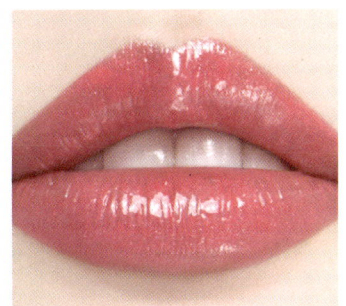

EYE
펄리 퍼플

LIP
핑크 레드

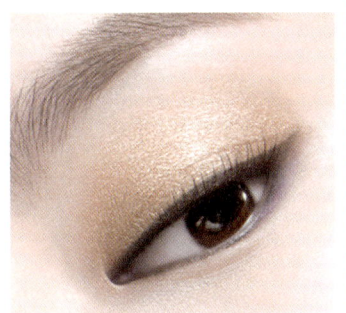
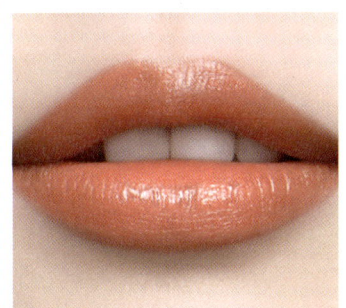

EYE
오렌지 브라운

LIP
딥 오렌지

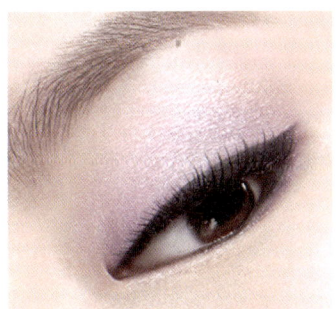
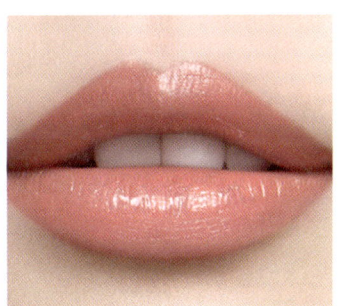

EYE
바이올렛

LIP
핑크 베이지

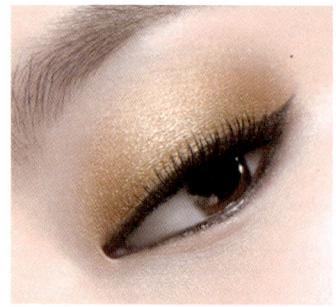 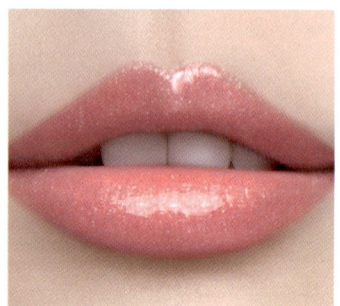

EYE
골드브론즈

LIP
내추럴 핑크

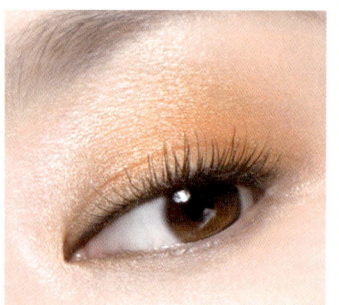 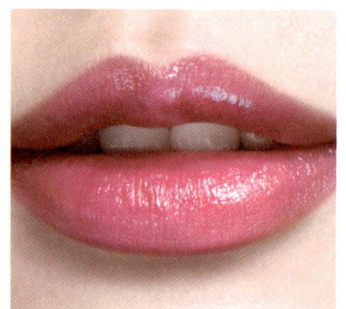

EYE
오렌지

LIP
푸시아 핑크

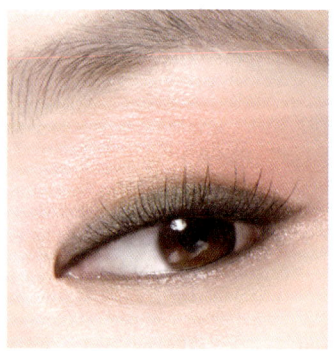 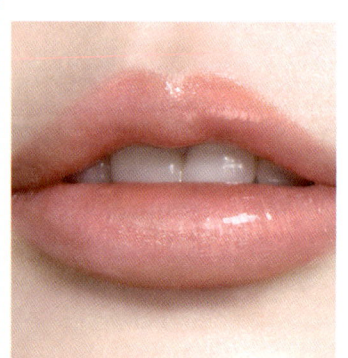

EYE
딥 핑크

LIP
쉬어 핑크

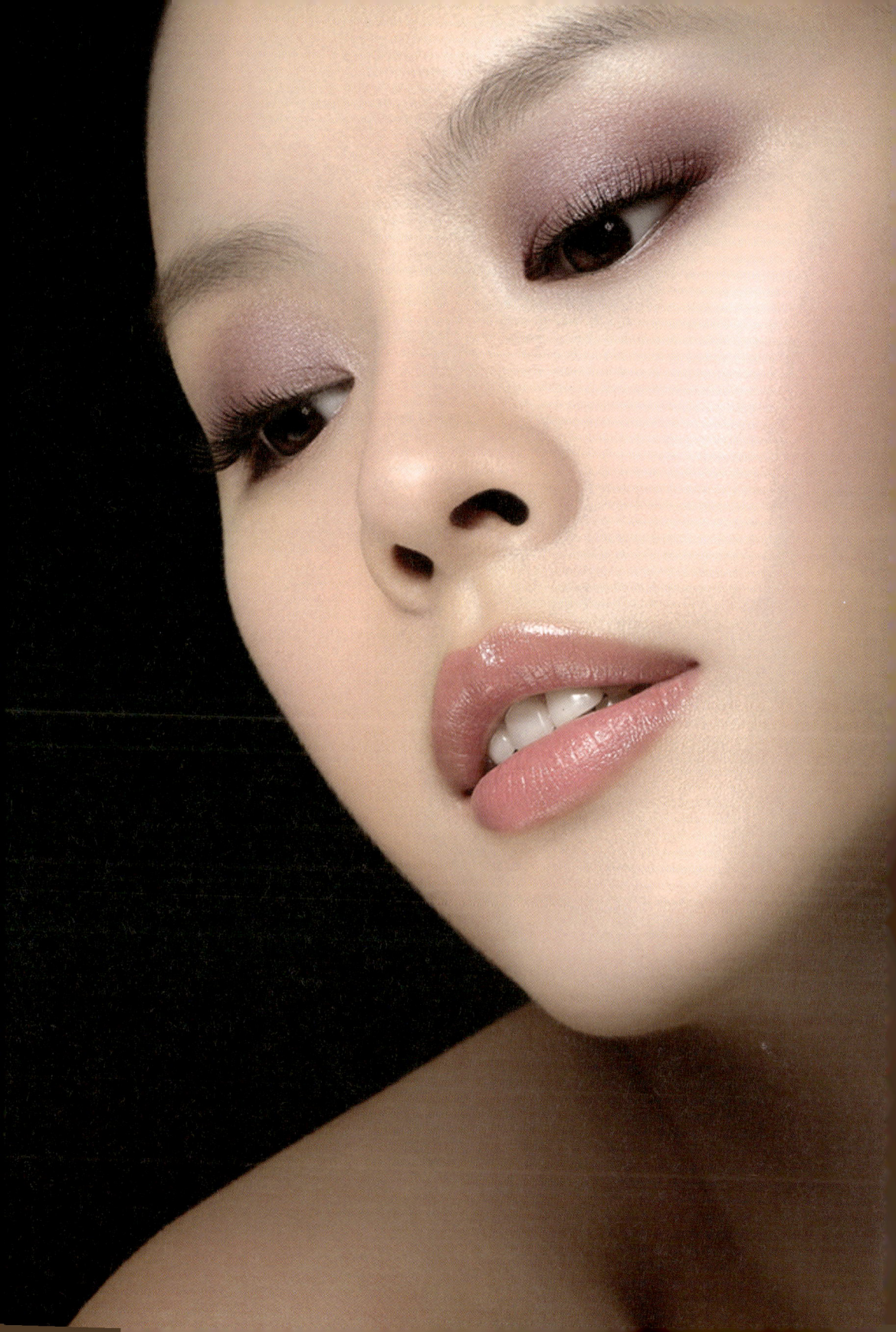

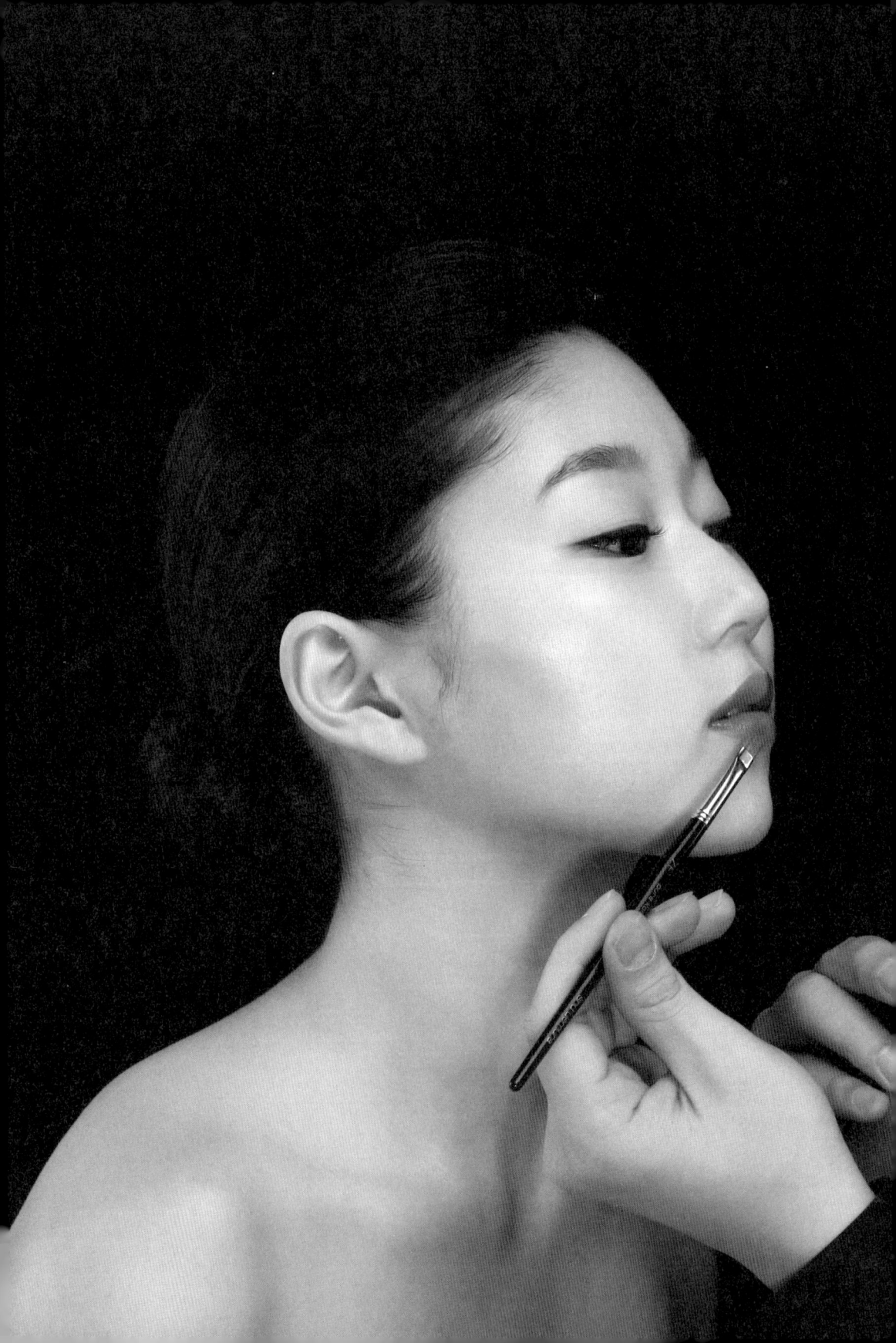

실전
아이 메이크업
레슨

3.

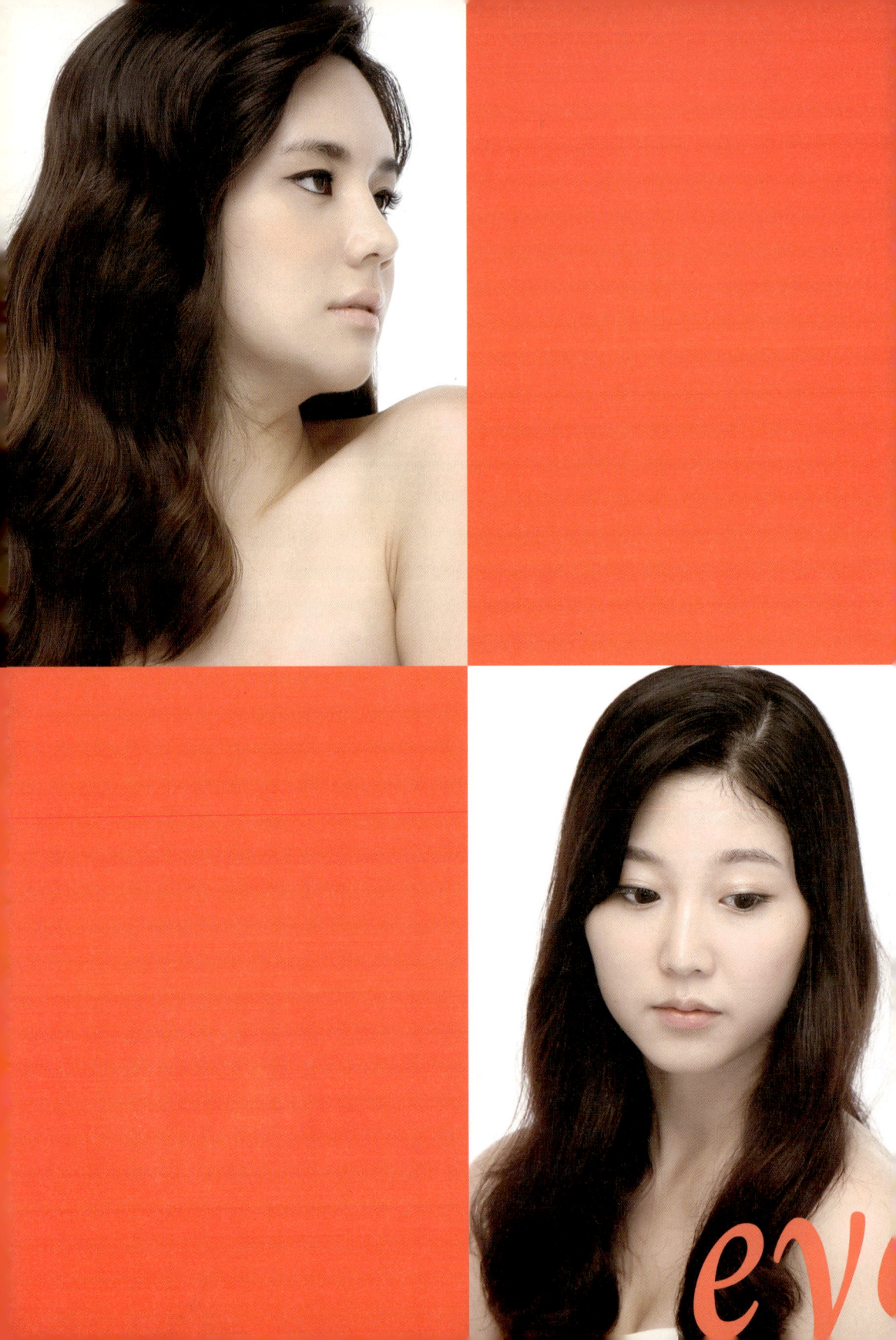

Chapter 8:

데일리
청순
내추럴
청초

일락일락 닿을 듯 말 듯 아찔하게
실크앤누드 방금 샤워를 마친 듯 청초하게
소녀감성 오늘은 나도 소녀처럼
베이직데일리 매일매일 특별하게, 에지 있게!
이노센스 한 듯 안 한 듯 자연스럽게
글로시 피부 속부터 차오르는 촉촉함! 리얼 꿀광

makeup-I

ARTIST ESSAY-3

매일 똑같은 메이크업이라도 좋다

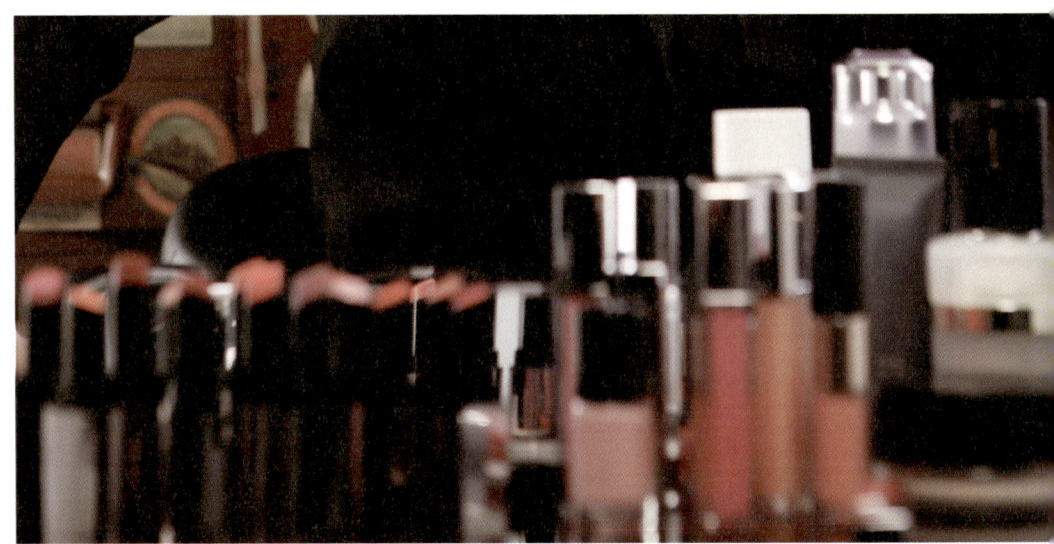

<u>우리나라 여성들은</u> 트렌드에 상당히 민감한 편이다. 여러 화장품 브랜드들이 시즌마다 내놓는 컬러 트렌드를 보면 제품이 매우 다양함은 물론, 각각 상반된 룩을 보여주기도 한다. 예를 들어 봄 메이크업이라고 할 때, 과연 이것이 봄을 나타낼 컬러인가 싶을 만큼 차분하고 깊이 있는 컬러를 내놓는 브랜드가 있는가 하면 네온 컬러처럼 선명하고 화사한 컬러를 트렌드로 제안하는 브랜드도 있다. 이 많은 브랜드들이 제안하는 트렌드를 모두 소화하려 든다면 매일매일 다른 메이크업을 한다 해도 시간이 부족할 것이다.

연예인 누가 한 메이크업이 한번 유행하기 시작하면 그 방법을 따라하느라 바쁜 여성들도 많다. 심지어 자신과 전혀 어울리지 않는데도 꿋꿋하게 밀어붙이는 뚝심(?) 있는 여성들도 있다. 그렇지만 나와 어울리지 않는 트렌드를 쫓느라 굳이 자신의 이미지를 망칠 필요는 없지 않을까?

그런가 하면 계절이 바뀔 때나 무언가 분위기를 바꿔보고 싶을 때, 또는 상황마다 다르게 메이크업을 하고 싶어 하는 여성들도 많다. 화장품 사업이 이러한 여성의 심리를 이용해 성장해왔지만, 사실 나는 이런 T.P.O(Time, Place, Occasion)에 따른 메이크업조차 어쩌면 무의미하다고 생각한다. 진한 아이라인이 유행한다고 해서, 반짝이는 스모키 메이크업이 핫하다고 해서 화장품을 싹 새로 사고 평소 스타일까지 확 바꿀 필요는 없다.

물론 시도해보고 연구하는 자세는 훌륭하다. 하지만 유행도 내 장점과 단점을 파악한 상태에서 수용해야 한다. 연예인이나 모델, 패션 업계 쪽의 사람들은 한 가지 메이크업이나 헤어스타일만을 고집하는 경우도 있다. 그들은 분명 자신의 단점은 커버하고 장점을 더욱 돋보이게 꾸미는 법을 깨우친 사람들이다.

나는 복잡하고 다양한 메이크업으로 카멜레온 같은 변화를 주려고 힘 빼지 않아도 된다고 말하는 편이다. 한정된 방법이더라도 자신만의 고유한 스타일을 만들 줄 아는 게 중요하다. 나만의 고유 이미지를 확실히 가진 사람들은 적절한 이미지 메이킹에 성공했다고 볼 수 있는데, 이들과 일할 때는 프로페셔널하게, 제대로 해낼 것이라는 믿음이 생기곤 한다. 자신을 잘 안다는 건, 그리고 어울리게 꾸밀 줄 안다는 건 그만큼 나의 일을 잘해낼 '센스'가 있다는 얘기니까.

나는 여성들이 TV나 잡지에서 제시하는 메이크업 트렌드에 민감하게 반응하기보다 자신만의 확고한 스타일을 캐치해내길 바란다. 비단 메이크업뿐 아니라 패션이나 나만의 개성을 표현하는 다른 일도 마찬가지일 것이다. 내게 가장 잘 어울리는 메이크업, 나를 최고로 돋보이고 예쁘게 만들어주는 메이크업을 찾아내는 게 중요하다. 1년 내내 같은 메이크업을 하더라도 좋다. 나는 그게 나쁘지 않다고 생각한다. 어쨌든 내게 잘 어울리기만 한다면 1년 내내 예뻐 보인다는 말이 아닐까?

"자신만의 아름다움을 발현하는 방법을 찾아내고, 당신만의 스타일을 고수해라."
이것이 내가 이번 장에서 들려주고 싶은 이야기다. 이번 장에서는 매일매일 할 수 있는 데일리 메이크업과 한 듯 안 한 듯 부담 없는 내추럴 메이크업, 평소에도 과하지 않게, 청순한 이미지로 연출할 수 있는 청초한 메이크업에 대해 알아보도록 하자.

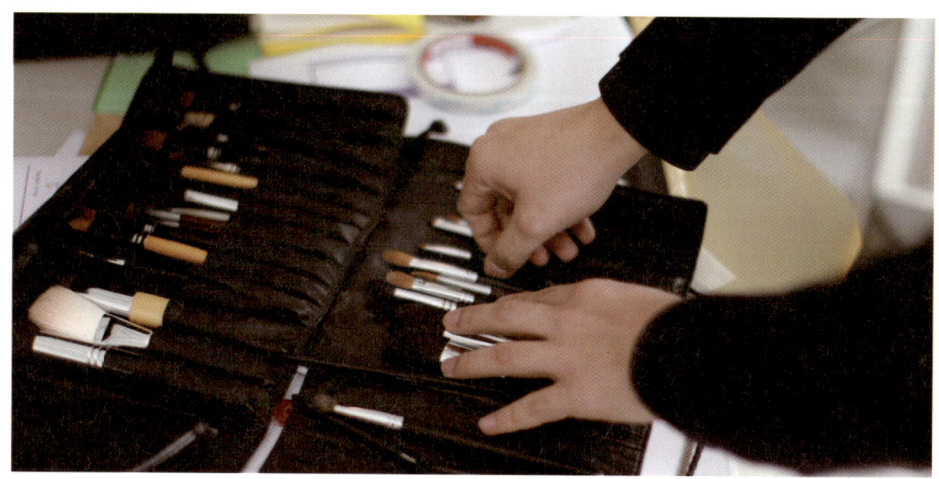

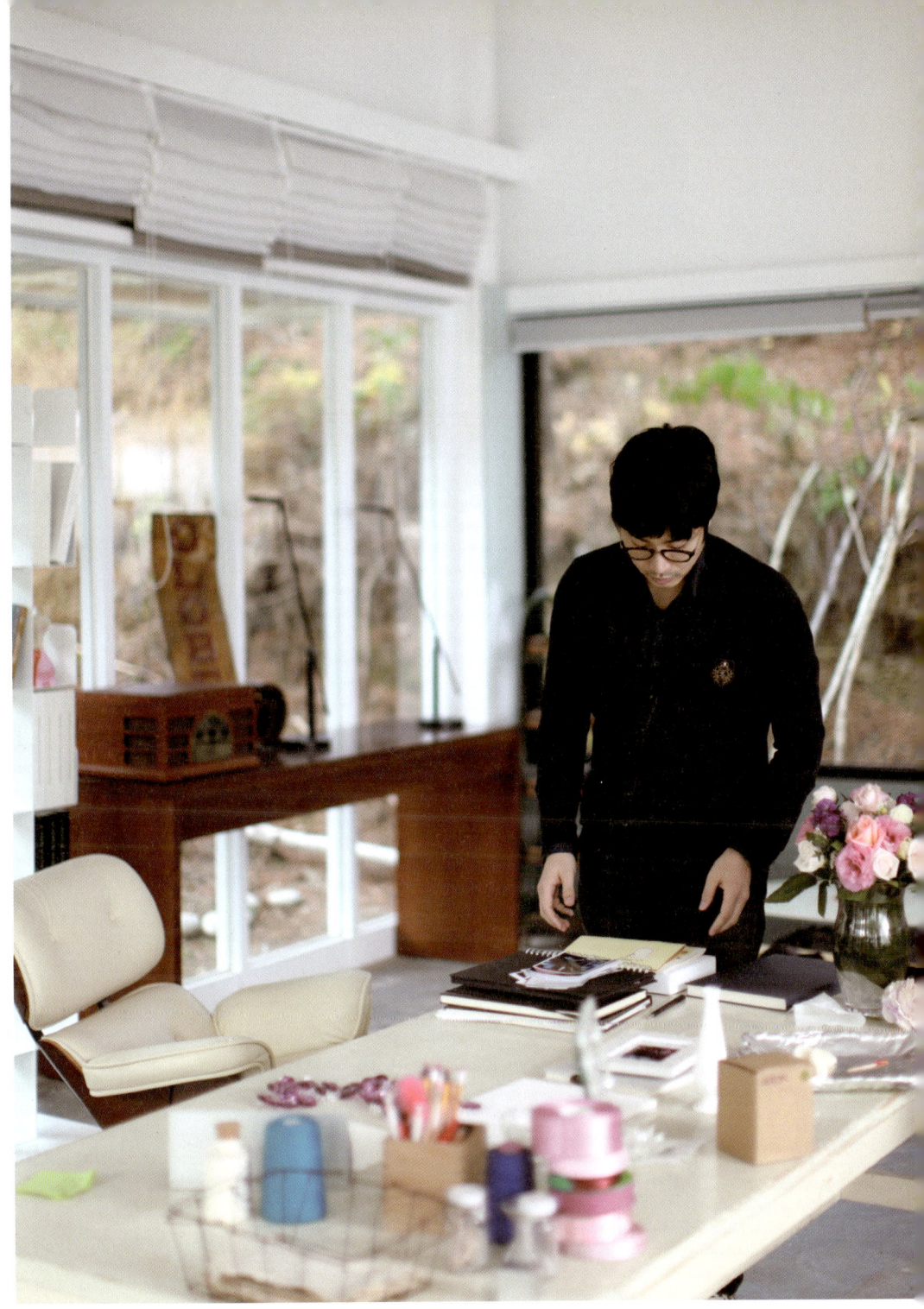

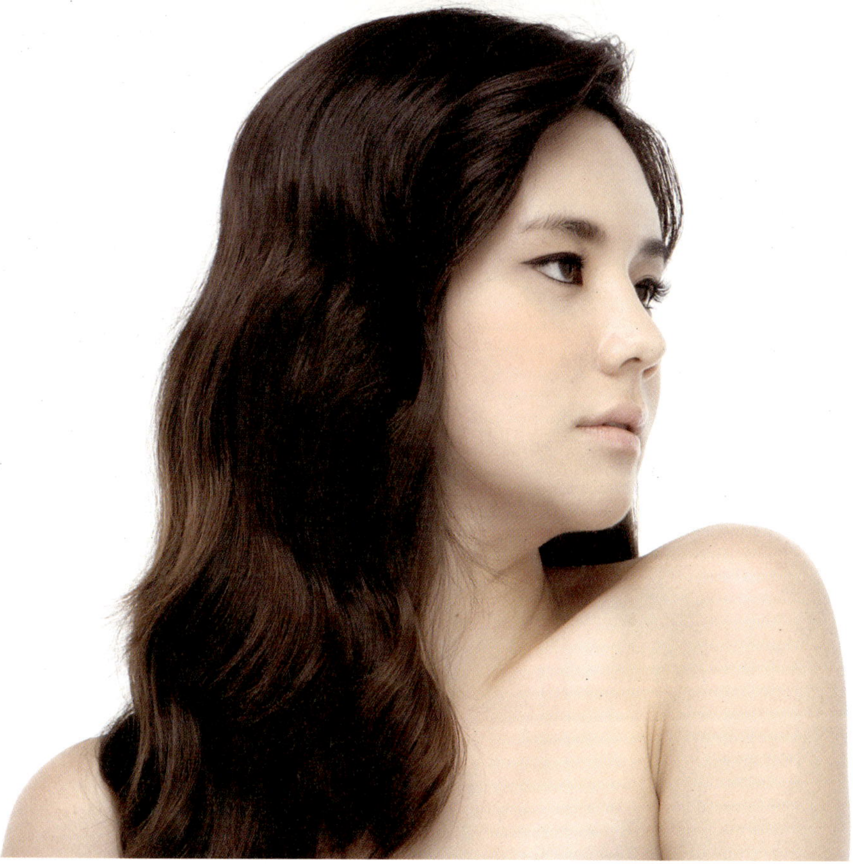

닿을 듯 말 듯 아찔하게
일락일락

'닿을락 말락~ 닿을락 말락!' 꼭 맞닿는 것보다 닿을 듯 말 듯 닿지 않은 사이가 매력적으로 다가오는 순간이 있다. 사람과 사람 사이에만 해당되는 이야기가 아니라, 아이라인과 언더라인 사이에도 딱 들어맞는 이야기다. 꽉 막히지 않아 시원하면서도 샤프한 눈매가 매력적인 일락일락으로 새로운 분위기를 연출해보자.

ITEM

A. 젤 아이라이너
워터프루프 멀티 젤과 파우더 아이라이너가 번짐 없이 크고 선명한 눈매를 만들어주는 믹스&매치 아이라이너 – 라네즈 멀티 셰이핑 아이라이너–젤 앤 파우더 라이너

B. 펜슬 아이라이너
부드럽게 그려지면서 번지지 않는 아이라이너 펜슬 – 헤라 아이 디자이너 펜슬

C. 아이섀도
오묘하고 아름다운 눈매를 선사하는 완벽한 컬러 하모니의 4색 아이섀도 – 헤라 섀도홀릭 4D 3호 코튼 핑크

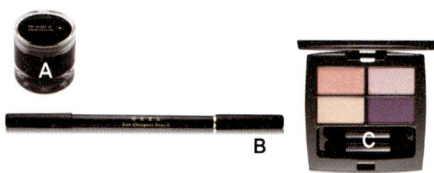

스타일 아이즈 STYLE EYES

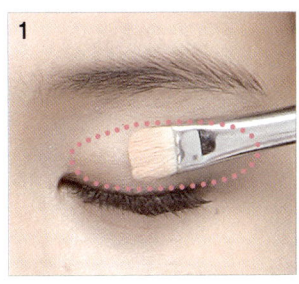 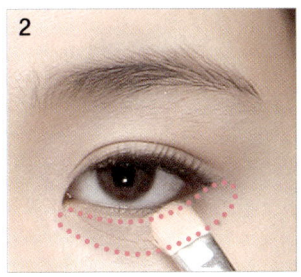 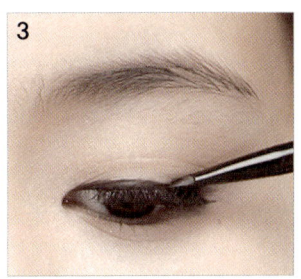

1. 깨끗한 느낌을 표현하기 위해 펄 없는 살구톤 혹은 핑크톤 섀도를 눈두덩에 펴발라 준다.

2. 언더에도 같은 컬러 톤의 섀도를 가볍게 발라준다.

3. 젤 아이라이너로 아이라인을 깔끔하게 그려준다. 눈꼬리는 날렵하게 빼낸다.

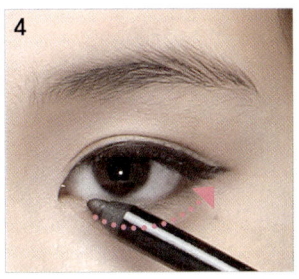 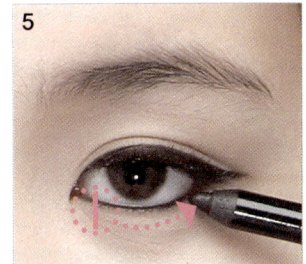 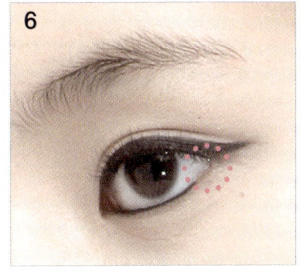

4. 눈 앞머리에서부터 바깥 방향으로, 펜슬 아이라이너를 이용해 언더라인을 가볍게 한번에 그린다.

5. 이때 눈 앞머리에서 3분의 2 지점까지만 그리는 게 포인트!

6. 아이라인과 언더라인이 닿을락 말락하게 되면 완성! 각종 섀도와 아래위 라인으로 꽉 찬 눈매보다 시원하고, 샤프한 매력을 느낄 수 있다.

TIP
눈꼬리를 날렵하게 빼낼 땐, 젤 아이라이너로!
샤프한 매력을 느낄 수 있는 날렵한 눈꼬리를 만들려면 브러시로 굵기나 농도 조절이 자유롭고 깔끔하게 그려지는 젤 아이라이너가 적합하다.

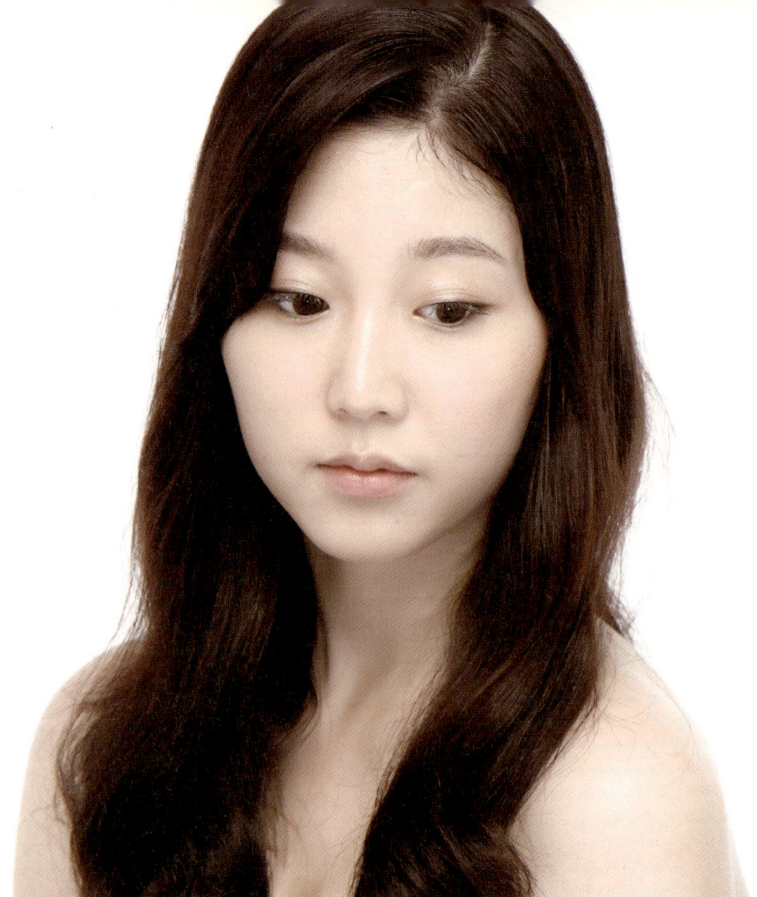

방금 샤워를 마친 듯 청초하게
실크앤누드

내가 가장 예뻐 보이는 순간 중 하나는, 욕실에서 샤워를 마치고 나와 거울에 내 모습을 비춰볼 때가 아닐까? 실크앤누드 메이크업으로 물기를 머금은 듯 청초하고 촉촉한 이미지를 표현해보자. 과정도 간단하고 부담스럽지 않게 눈매를 살려줘 데일리 메이크업으로 활용하기에도 좋다.

ITEM

A. 젤 아이라이너
워터프루프 멀티 젤과 파우더 아이라이너가 번짐 없이 크고 선명한 눈매를 만들어주는 믹스&매치 아이라이너 – 라네즈 멀티 셰이핑 아이라이너–젤 앤 파우더 라이너

B. 아이섀도
오묘하고 아름다운 눈매를 선사하는 완벽한 컬러 하모니의 4색 아이섀도 – 헤라 섀도홀릭 4D 1호 골드 베이지, 다크 초콜릿

C. 마스카라
12시간 지속되는 풍성하고 환상적인 컬링과 리치 블랙 컬러가 선명하고 깊이감 있는 눈매를 연출해주는 마스카라 – 헤라 리치 컬링 마스카라

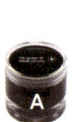 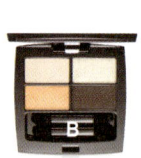 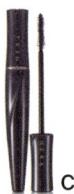

스타일 아이즈 **STYLE EYES**

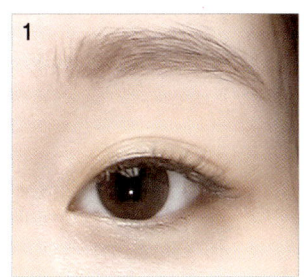	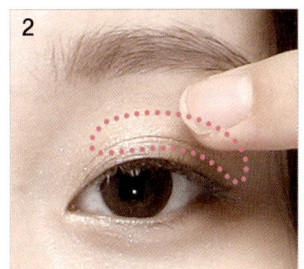	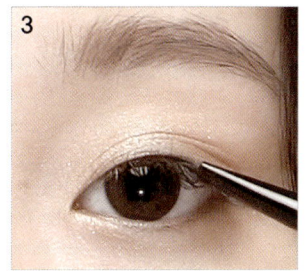
브라이트너와 아이 프라이머 등을 사용해 눈매를 깨끗하게 정돈한다.	은은한 골드 베이지 섀도를 손가락을 사용해 눈두덩에 가볍게 펴바른다.	젤 아이라이너로 속눈썹 사이사이를 메꾸듯 아이라인을 그려준다.
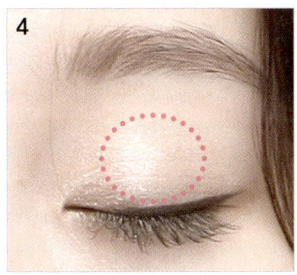	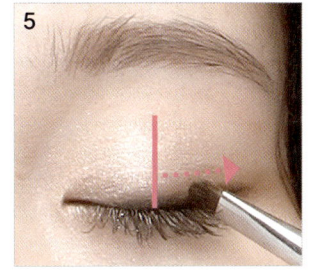	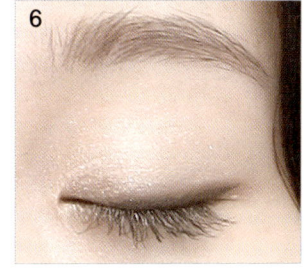
눈동자 바로 윗부분, 눈 중앙에 톡톡 가볍게 하이라이터를 발라준다.	다크 초콜릿 섀도를 스몰 섀도 브러시를 활용해 눈 중앙에서 바깥쪽으로 가볍게 발라준다.	뷰러로 컬링을 잡아준 후 마스카라를 가볍게 빗어주듯 바르면 완성!

TIP

촉촉한 피부 연출, 미스트로!

실크 앤 누드 메이크업의 포인트는 바로 '촉촉함.' 건조함을 느낄 때 미스트를 뿌려 물기 머금은 피부를 표현해주자.

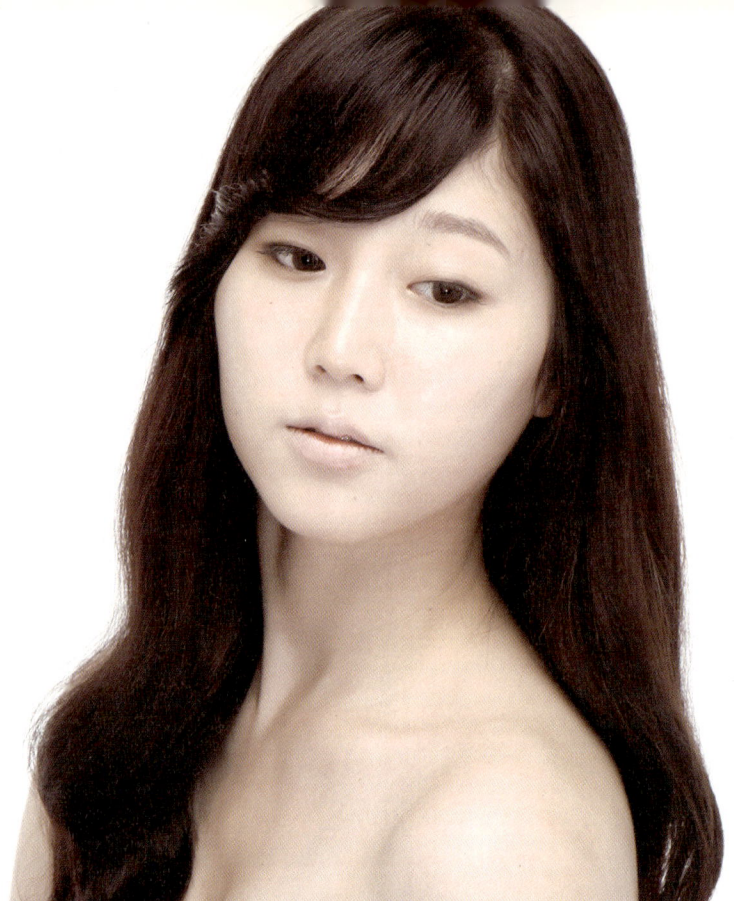

오늘은 나도 소녀처럼
소녀감성

머리부터 발끝까지 프로페셔널한 당신. 하지만 가끔은 소녀같이 보이고 싶을 때가 있지 않은가? 그럴 땐 '소녀 감성' 메이크업의 도움을 받자. 깨끗한 피부, 또렷하고 깔끔한 눈매가 청순하면서도 순수한 소녀로 보이게 만들어줄 것이다.

ITEM

A. 펜슬 아이라이너
부드럽게 그려지면서 번지지 않는 아이라이너 펜슬 – 헤라 아이 디자이너 펜슬

B. 마스카라
12시간 지속되는 풍성하고 환상적인 컬링과 리치 블랙 컬러가 선명하고 깊이감 있는 눈매를 연출해주는 마스카라 – 헤라 리치 컬링 마스카라

C. 페이스 코트
피부에 수분감과 윤기를 더해주고 정밀한 피부색 보정으로 매끄럽고 균일한 피부톤을 연출하는 베이스 – 헤라 HD 픽스 페이스 코트 코튼 블루

D. 페이스 오일
윤기 있고 부드러운 실크 피부로 가꿔주는 보습 주름 개선 페이셜 오일 – 헤라 에이지 어웨이 인텐시브 오일

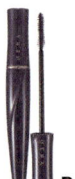
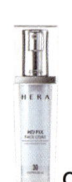
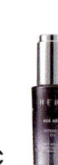
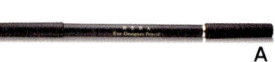

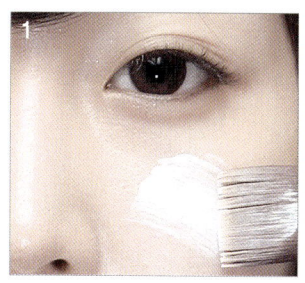
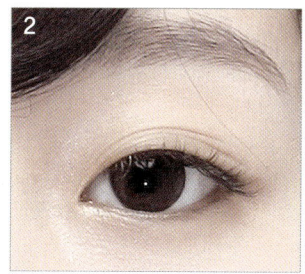
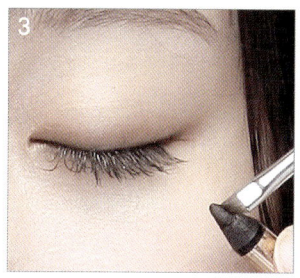

페이스 코트를 브러시로 넓게 펼쳐 발라준다. 오일을 코 옆에 살짝 얹어 주면 피부가 더 깨끗하고 볼륨감 있어 보인다.

브라이트너와 아이 프라이머 등을 사용해 눈매를 깨끗하게 정돈한다.

펜슬 아이라이너를 얇은 브러시에 묻혀준다.

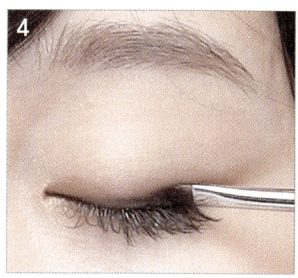
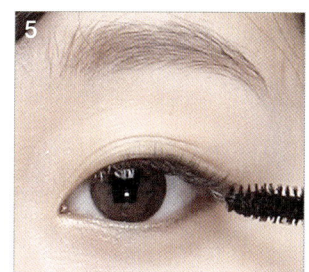

가볍게 아이라인을 그려준다.

뷰러로 컬링을 잡아준 후 볼륨 마스카라로 속눈썹을 빗어주듯 올려준다.

TIP
피부를 부각시키는 메이크업을 할 땐 피부에만 집중!

깨끗하거나 볼륨감 있는 피부가 포인트가 되는 메이크업을 연출했다면 피부가 스포트라이트를 받을 수 있게 도와주자. 아이 메이크업은 별다른 컬러 없이 깔끔하면서도 또렷하게 연출하는 게 좋다.

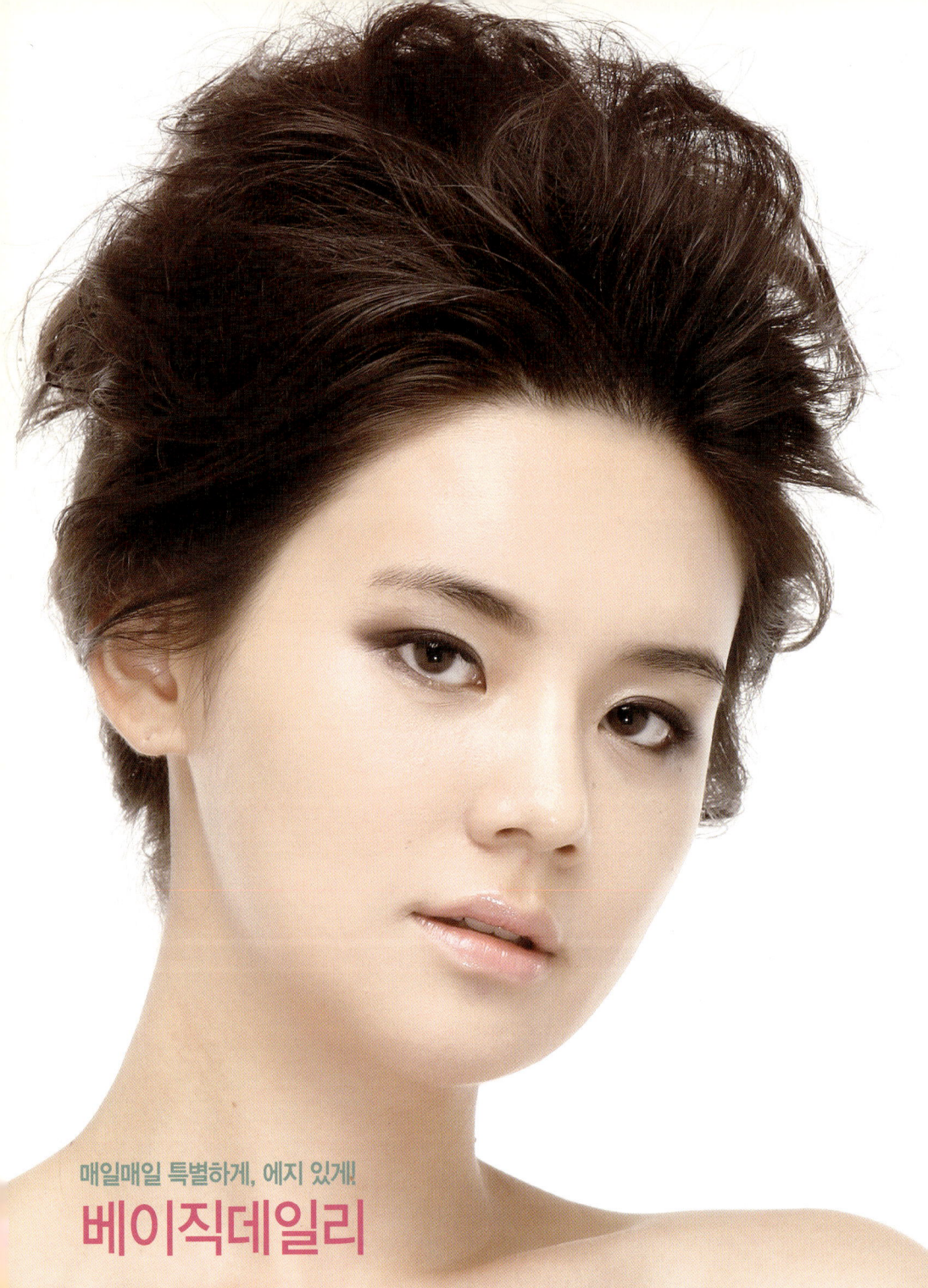

매일매일 특별하게, 에지 있게!
베이직데일리

이제 스모키는 특별한 날, 특별한 장소에서만 하는 메이크업이 아니라 '매일매일 특별하게 돋보이는 눈매'를 위한 메이크업으로 자리 잡았다. 매일매일 에지 있게, 부담스럽지 않게 할 수 있는 베이직데일리 스모키.

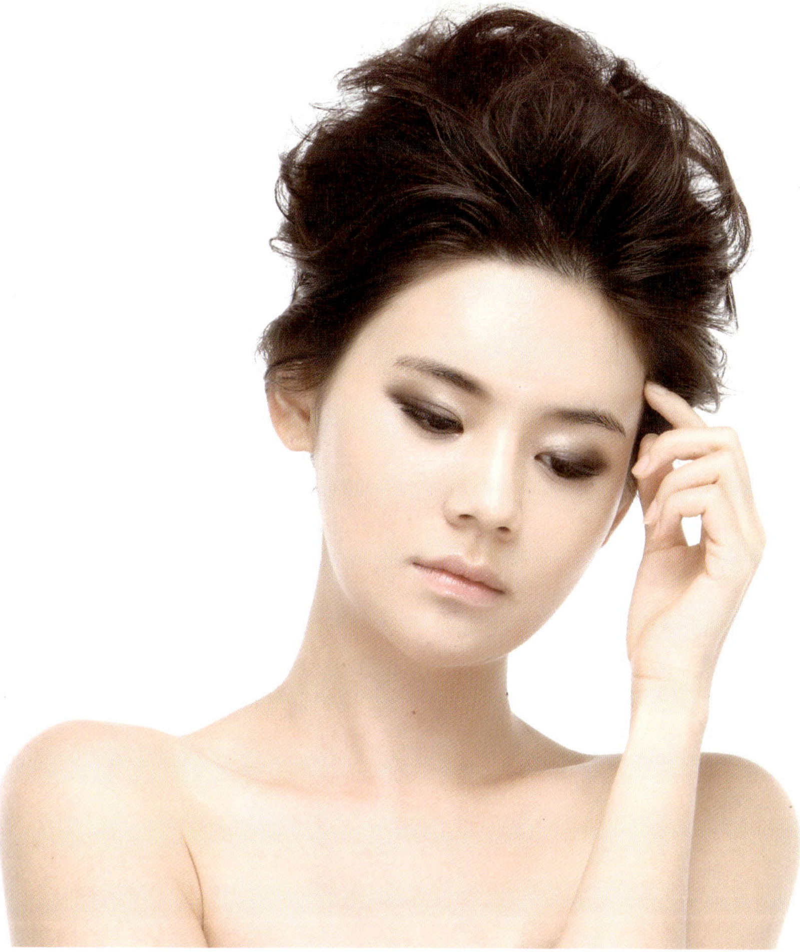

ITEM

A. 펜슬 아이라이너
부드럽게 그려지면서 번지지 않는 아이라이너 펜슬 – 헤라 아이 디자이너 펜슬

B. 마스카라
속눈썹 안팎을 풍성하게 가꿔주는 더블 볼륨 마스카라 – 헤라 제너래쉬 볼륨 마스카라

C. 아이섀도
오묘하고 아름다운 눈매를 선사하는 완벽한 컬러 하모니의 4색 아이섀도 – 헤라 섀도홀릭 4D 6호 코코 베이지, 블랙 카카오

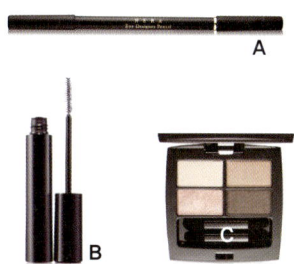

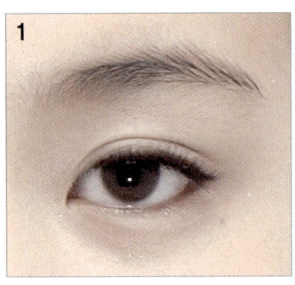
1
브라이트너와 아이 프라이머 등을 사용해 눈매를 깨끗하게 정돈한다.

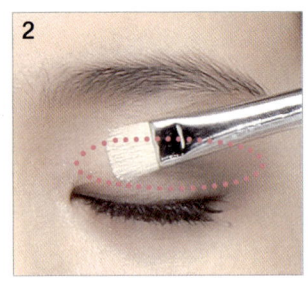
2
코코 베이지 컬러 섀도를 플랫 섀도 브러시를 사용해 눈두덩에 넓게 펼쳐 바른다.

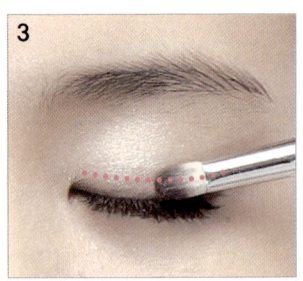
3
블랙 카카오 컬러 섀도를 포인트 섀도로 활용. 스머지 브러시로 쌍꺼풀 라인에 덮어 발라준다.

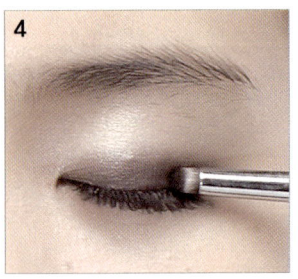
4
같은 섀도를 포인트 스머지 브러시로 아이라인을 그리듯 라인 깊숙이 발라준다.

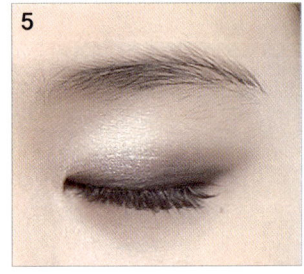
5
총 세 번에 나눠 바른 섀도가 자연스럽게 그라데이션 효과를 줘 눈매가 입체적이어 보인다.

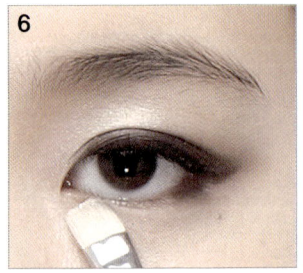
6
눈두덩에 펼쳐 바른 코코 베이지 컬러 섀도를 언더에도 가볍게 발라준다.

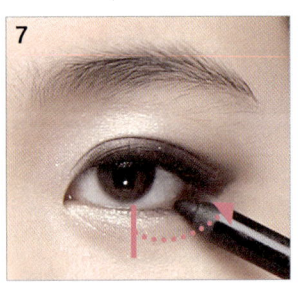
7
펜슬 아이라이너로 눈 중앙에서 바깥 쪽까지 언더라인을 그려준다.

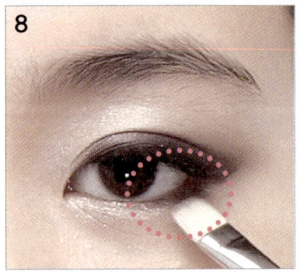
8
포인트 섀도로 활용한 블랙 카카오 컬러 섀도를 플랫 섀도 브러시로 뭉개주듯 바른다.

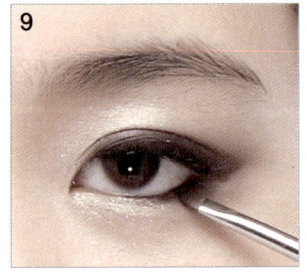
9
같은 섀도를 포인트 스머지 브러시로 아이라인을 그리듯 언더라인 깊숙이 발라준다.
2~4번 과정을 똑같이 반복한다고 생각하자.

스타일 아이즈 STYLE EYES

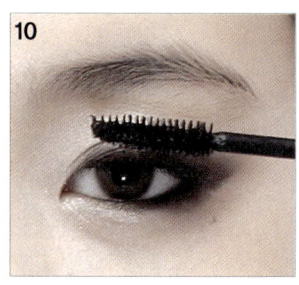 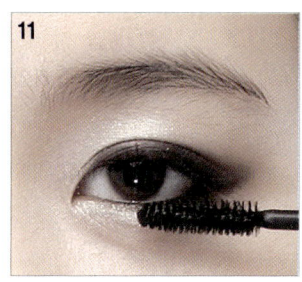 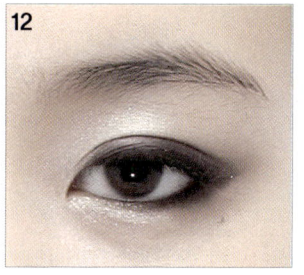

뷰러로 컬링을 잡아준 후 마스카라로 속눈썹을 빗어주듯 올려준다.

아래 속눈썹에도 마스카라를 꼼꼼하게 칠해준다.

자연스러운 그라데이션으로 그윽한 눈매를 연출하면 완성!

TIP
바르는 순서만 바꿔도 훨씬 쉬워요!

메이크업을 할 때 반드시 베이스 컬러 → 포인트 컬러 순서대로 바를 필요는 없다. 아이라인을 그린 뒤 포인트 컬러를 이용해 윤곽을 먼저 잡아놓고, 그 위에 베이스 컬러를 살짝 바르면 스모키 메이크업이 훨씬 빠르고 쉽게 완성된다. 손으로 슥슥 발라도 OK!

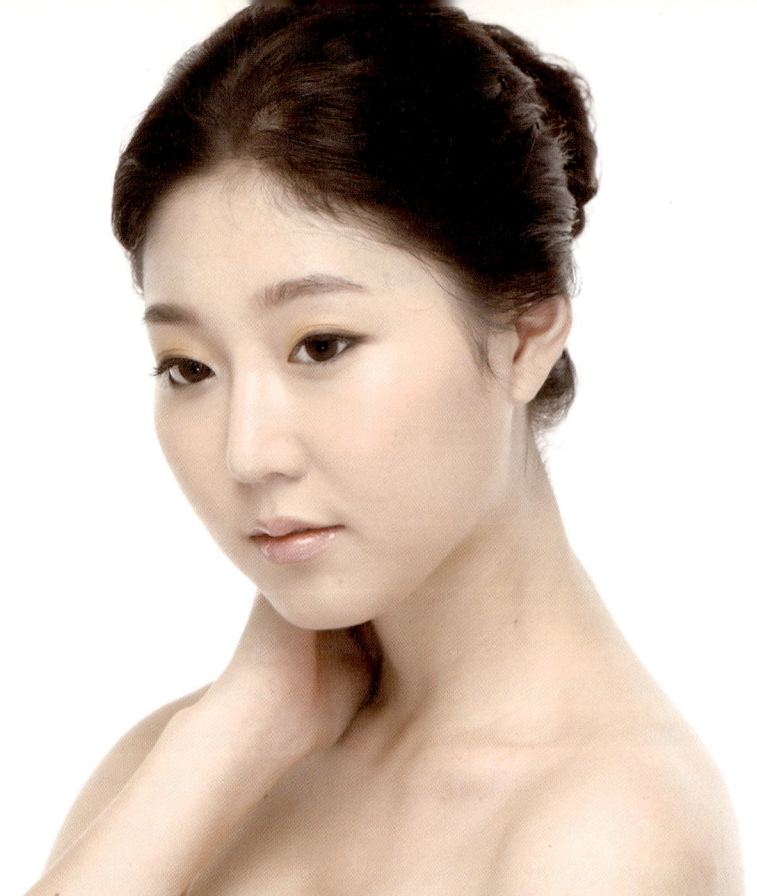

한 듯 안한 듯 자연스럽게
이노센스

과한 메이크업은 부담스럽고, 그렇다고 정말 '생얼'로 다닐 수는 없고… 이럴 땐 피부톤과 비슷한 섀도를 활용하면 부담스럽지 않으면서도 또렷한 눈매를 연출할 수 있다. 깔끔하면서도 여성스러워 데일리 메이크업으로도 완벽하다.

ITEM

A. 펜슬 아이라이너
부드럽게 그려지면서 번지지 않는 아이라이너 펜슬 – 헤라 아이 디자이너 펜슬

B. 마스카라
12시간 지속되는 풍성하고 환상적인 컬링과 리치 블랙 컬러가 선명하고 깊이감 있는 눈매를 연출해주는 마스카라 – 헤라 리치 컬링 마스카라

C. 아이섀도
오묘하고 아름다운 눈매를 선사하는 완벽한 컬러 하모니의 4색 아이섀도 – 헤라 섀도홀릭 4D 1호 밀키 탠저린, 골드 베이지, 다크 초콜릿

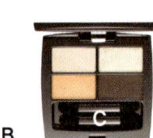

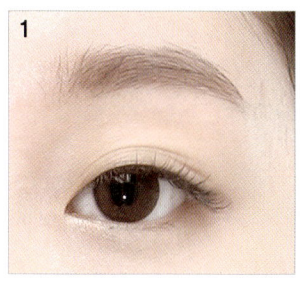

1 브라이트너와 아이 프라이머 등을 사용해 눈매를 깨끗하게 정돈한다.

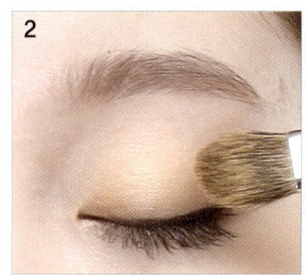

2 밀키 탠저린 섀도를 눈두덩에 자연스럽게 펼쳐 바르고, 펜슬 아이라이너로 기본 아이라인을 그려준다.

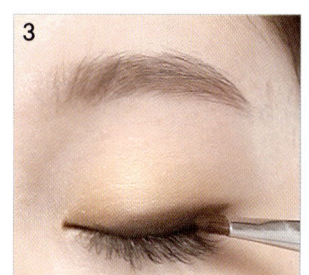

3 포인트 섀도로 다크 초콜릿 섀도를 눈 중앙에서 바깥쪽으로 발라준다. 스몰 섀도 브러시를 이용해 가볍게 터치하는 게 포인트.

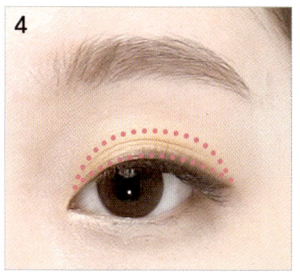

4 눈을 떴을 때 이 정도의 두께감으로 포인트 섀도를 발라주면 된다.

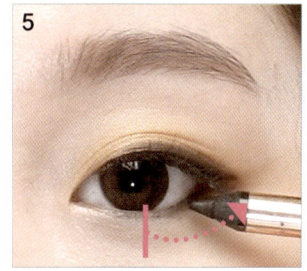

5 펜슬 아이라이너로 눈 중앙에서 바깥쪽까지 언더라인을 그려준다.

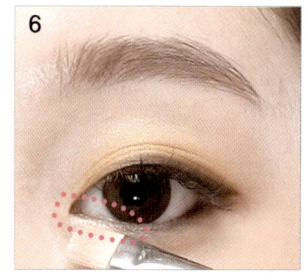

6 은은한 골드 베이지 섀도를 하이라이터 삼아 눈 앞머리에 살짝 얹어준다.

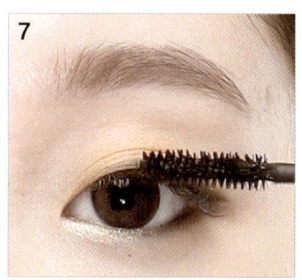

7 뷰러로 컬링을 잡아준 후 마스카라를 빗어주듯 윗 속눈썹에 발라준다.

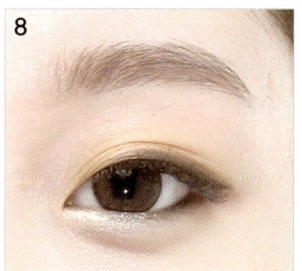

8 한 듯 안 한 듯 자연스러우면서도 화사한 눈매로 완성!

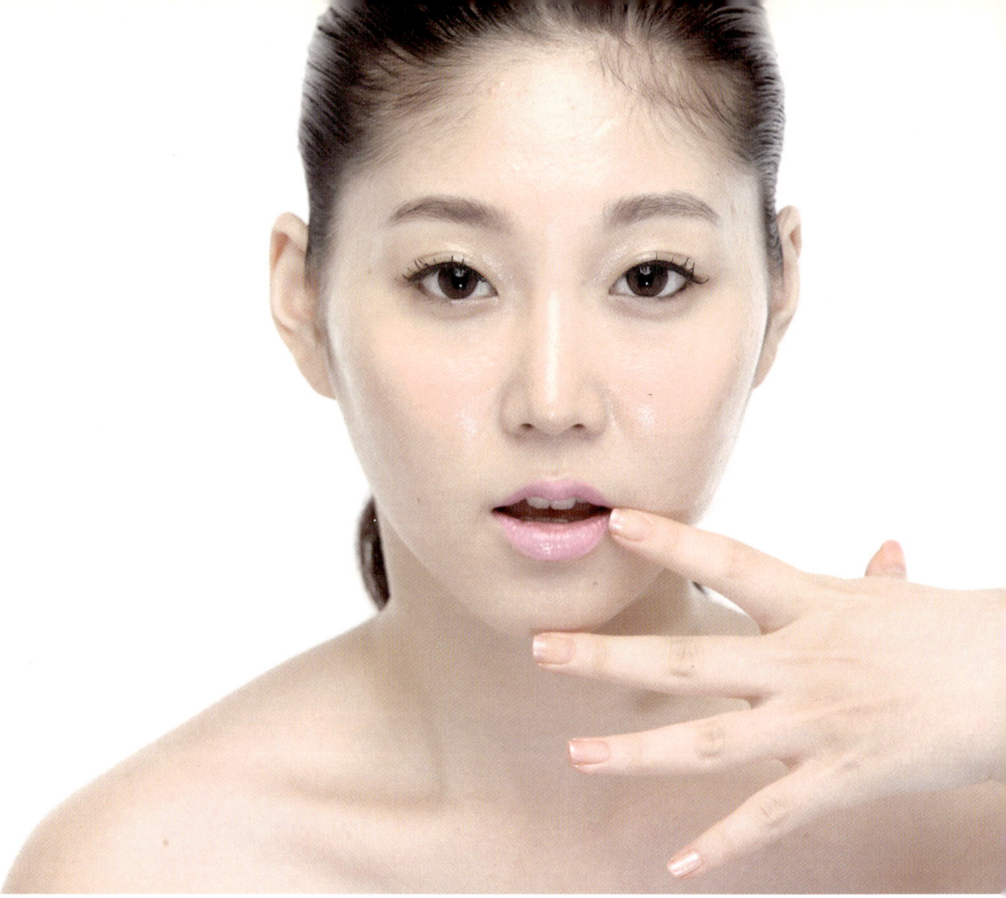

피부 속부터 차오르는 촉촉함! 리얼 꿀광
글로시

'손대면 톡~ 하고 터질 것 같은 그대~'는 리얼 꿀광! 무엇이든 기본이 중요한 법. 바탕이 되는 피부를 가꾸지 않으면 아무리 공들여 아이 메이크업을 해도 지저분해 보이기 일쑤다. 피부에 볼륨감을 주면 화려한 메이크업을 하지 않아도 자연스럽게 빛나 보인다. 피부 속부터 차오르는 촉촉함으로 무장해보자.

ITEM

A. 젤 아이라이너
워터프루프 멀티 젤과 파우더 아이라이너가 번짐 없이 크고 선명한 눈매를 만들어주는 믹스&매치 아이라이너 - 라네즈 멀티 셰이핑 아이라이너-젤 앤 파우더 라이너

B. 마스카라
속눈썹 안팎을 풍성하게 가꿔주는 더블 볼륨 마스카라 - 헤라 제너래쉬 볼륨 마스카라

C. 페이스 오일
윤기 있고 부드러운 실크 피부로 가꿔주는 보습 주름 개선 페이셜 오일 - 헤라 에이지 어웨이 인텐시브 오일

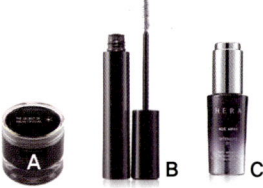

STYLE EYES

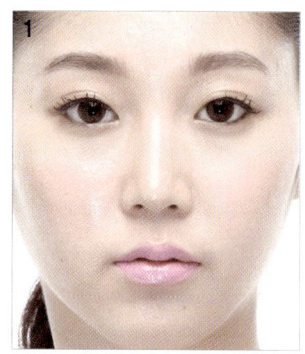

브라이트너와 아이 프라이머 등을 사용해 눈매를 깨끗하게 정돈한다. 기본 아이라인을 얇게 그려준다.

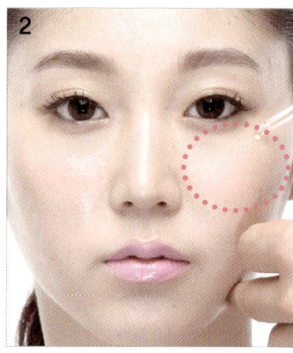

애플존에 오일을 떨어뜨려 손으로 톡톡 두드려 흡수시킨다.

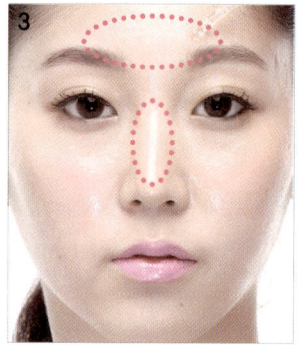

이마, 콧등, 턱 부분에 오일을 적당량 발라 흡수시킨다.

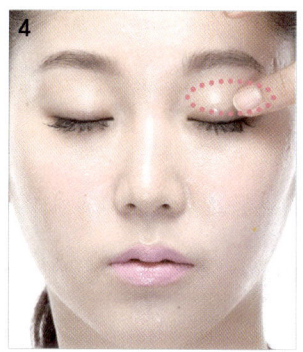

마지막으로 눈두덩에도 살짝 가볍게 얹어준다.

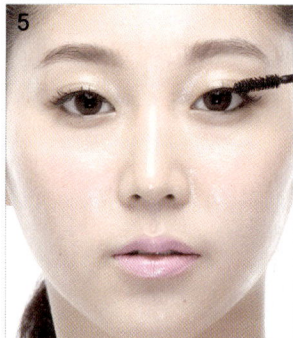

뷰러로 컬링을 잡아준 후 볼륨 마스카라로 속눈썹을 빗어주듯 올려준다.

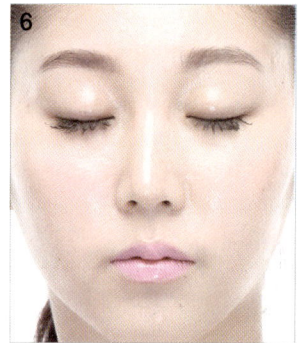

별도의 섀도 없이 볼륨감만으로도 눈가가 촉촉해 보인다.

JINSU LEE'S SPECIAL TIP

바쁜 당신을 위한
굿모닝 3·3·3 메이크업

1분이 아쉬운 아침, 아침도 거르고 화장대 앞에 앉은 그녀. 뚜껑을 열고 화장품을 하나씩 찍어 바르며 브러시로 한 번만 쓱 발라도 '뿅' 하고 메이크업이 완성된다면 얼마나 좋을까 하는 생각이 절실하다. 여자라면 이런 생각, 누구나 한번쯤 해봤을 것 같다. '풀 메이크업된 얼굴을 마스크처럼 떼었다 붙였다(?) 할 수 있었으면 좋겠다'는 다소 무서운 얘기도 주위에서 들은 적 있다.

바쁜 아침, 그런 마법의 마스크는 없더라도 여러 단계를 한 번에 해결해주는 '멀티 제품'들이 '마법의 화장품'이 되어줄 것이다. 이런 제품 3가지만 있다면 3분 안에 3가지 패턴으로 메이크업을 끝낼 수 있다. 이름하야 '굿모닝 3·3·3 메이크업!' 3분 안에 끝냈다고 믿을 수 없을 만큼 촉촉하고 깨끗한 메이크업이 완성된다.

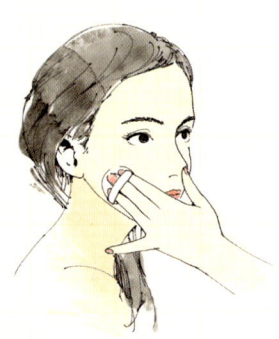 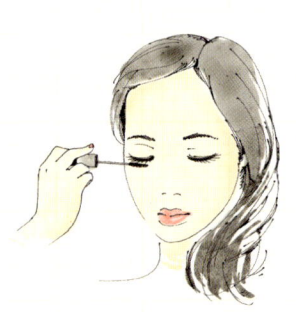 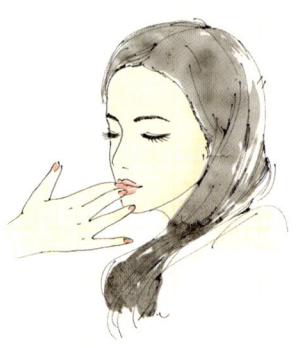

1
이마, 볼, 턱 3군데를 3스텝으로 톡톡톡!
피부 메이크업

기초 케어를 마친 다음 멀티 피부 메이크업 제품을 이용해 쉽고 빠르게 끝내는 피부 메이크업! 3군데를 3스텝으로 톡톡톡 두드리기만 하면 방금 미스트를 뿌린 듯 촉촉한 피부 메이크업이 완성된다.

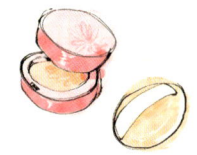

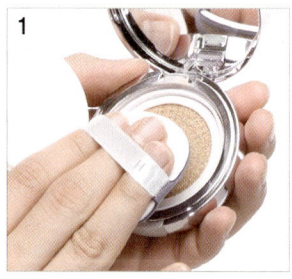

1
펌핑하듯 퍼프를 두드려 내용물을 충분히 묻힌다.

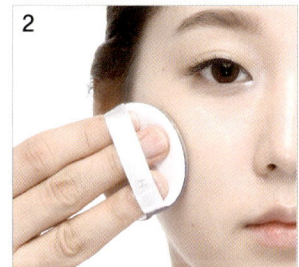

2
이마, 볼, 턱 순서로 얼굴을 3등분해 3스텝으로 가볍게, 안쪽에서 바깥쪽으로 톡톡톡 두드려준다.

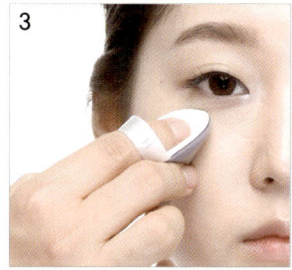

3
눈 밑을 한 번 더 두드려 밝혀주면 완성!

TIP
추천 - 헤라 UV 미스트 쿠션
모닝 메이크업의 관건은 퀵, 그리고 자외선 차단! 자외선 차단 지수가 높으면서 수시로 덧발라도 뭉치지 않는 제품을 선택한다. UV 미스트 쿠션의 피부 톤 보정 + 피지 흡수 + 자외선 차단 + 모공 커버 + 미백의 5가지 기능이 투명한 피부를 연출해준다.

3번 나눠 바르면 가벼운 터치만으로도 풍성해진다!
아이 메이크업

늦잠이라도 잔 아침이라면 마스카라, 아이라인, 아이섀도 3가지 모두 욕심내기 어렵다. 이때 딱 하나만 택해야 한다면 마스카라를 추천한다. 부은 눈도 커 보이게, 메이크업 포인트가 되는 마스카라 바르기!

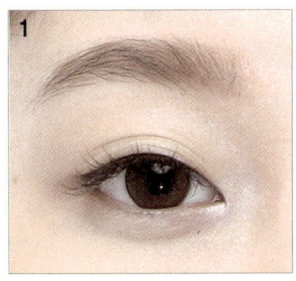

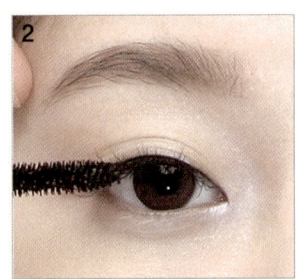

1 뷰러로 속눈썹을 가볍게 컬링해준다.

2 속눈썹을 3등분했을 때의 중앙 부분을 마스카라로 먼저 빗어 올려준다. 그 다음 앞쪽, 마지막으로 바깥쪽 순서로 힘 있게 발라주면 완성!

※기본적인 바르기 스킬은 Chapter 6 마스카라 바르기를 참고하자.

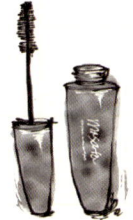

TIP
지그재그 NO! 일직선 YES!
마스카라를 지그재그로 바르면 속눈썹끼리 겹쳐서 액이 잘 뭉치고 컬링의 지속력도 떨어진다. 정직하게 속눈썹을 빗어내듯 발라주는 게 제일 좋다.

3
립과 치크를 하나로, 3번만 두드리면 OK!
립 앤 치크 메이크업

피부를 정돈하고 눈에 포인트를 줬다면, 화룡점정의 터치가 필요한 순간이다. 입술은 물론, 볼까지 신경 쓰면 마치 오랜 시간 공들인 듯 화사한 메이크업을 연출할 수 있다. '굿모닝 3·3·3 메이크업'을 완성하는 마지막 단계!

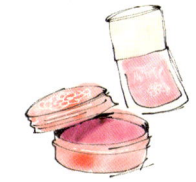

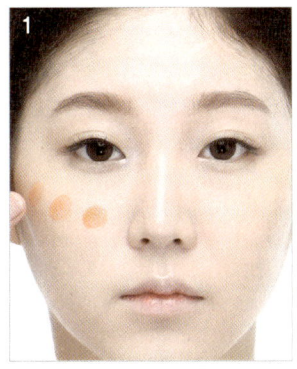

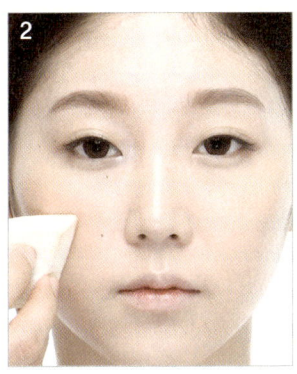

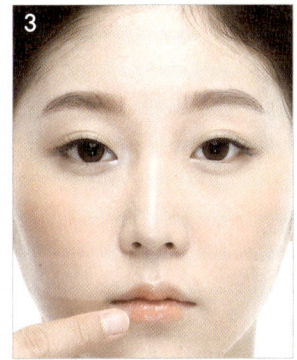

1. 크림 타입의 제품을 손가락에 묻혀 3군데로 나눠 찍어준다. 파우더를 바르지 않은 촉촉한 피부에는 크림 타입 블러셔가 좋다.

2. 스펀지를 이용해 경계가 생기지 않도록 자연스럽게 펼쳐 발라준다.

3. 같은 제품을 입술에 톡톡 두드려 가볍게 발라주면 완성!

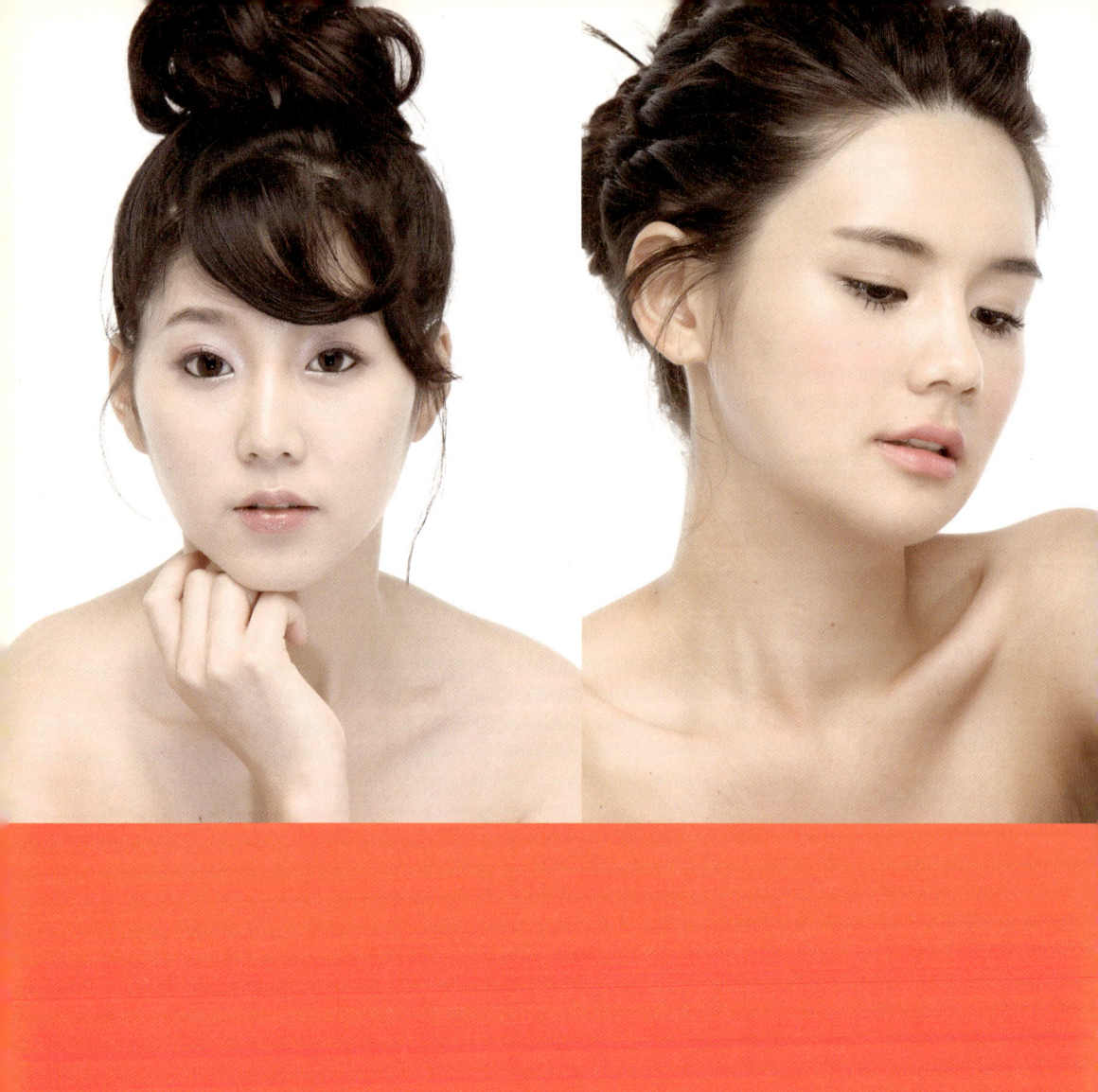

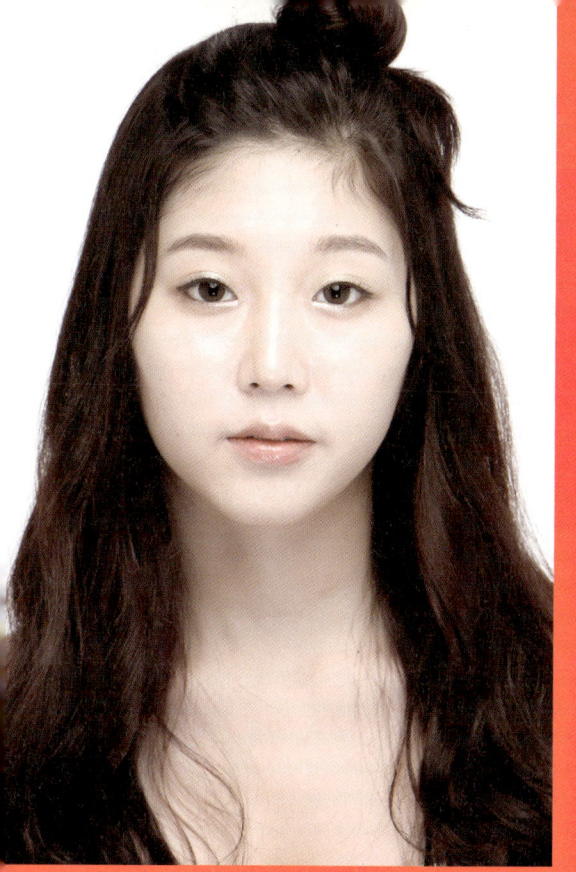

Chapter 9:

귀여움
여성스러움
블링블링
소녀

영스모키 처음 빠져드는 깊고 그윽한 스모키의 매력
키스미 남자의 보호본능을 자극하는 나만의 시크릿
에스닉가든 화사한 피어남을 준비하는 꽃봉오리
왕눈이 딱 2배 더 커 보이는 눈매 만들기!
프렌치키스 달콤 쌉싸름한 첫키스의 추억
리얼돌메이커 살아 있는 진짜 인형으로 태어나다!

ARTIST ESSAY - 4
메이크업 하는 남자의 과거

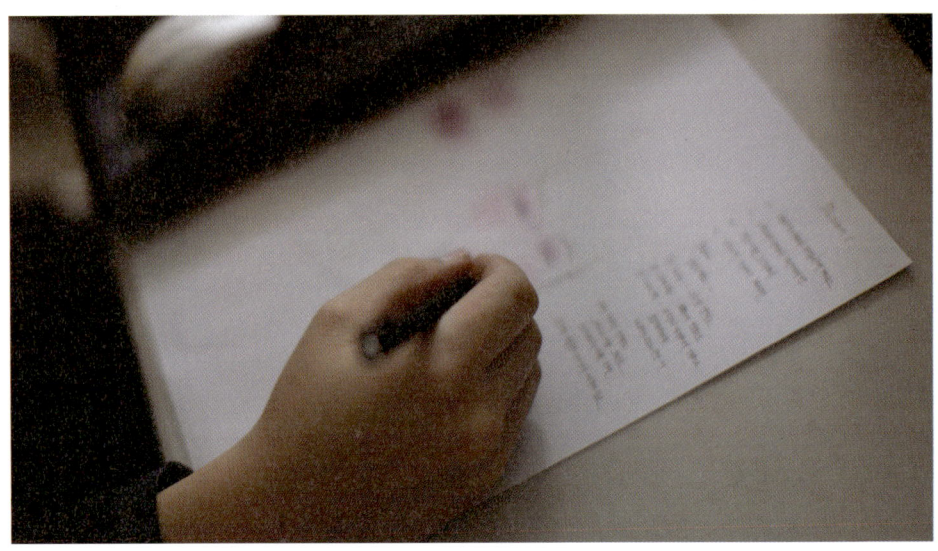

"사내 자쓱이 화장이 다 뭔 소리고? 말도 안 되는 소리, 다시는 꺼내지 마라!"

메이크업을 시작하겠다고 조심스럽게 꺼낸 말 뒤에 돌아온 아버지의 대답. 허락받기가 쉽지 않을 것이라 예상은 했지만 나는 낙심했고, 전형적인 경상도 출신이셨던 아버지는 심하게 반대를 하셨다. 아버지는 단호하셨다. 처음 "안 된다"고 말씀하신 이후에는 말도 못 꺼내게 하셨다. 내가 처음으로 메이크업을 하겠다고 결심했던 14년 전 가을의 일이다.

당시만 해도 메이크업을 하는 남자는 정말 많지 않았다. 아니, 거의 없었다. 하나같이 믿을 수 없다는 눈치였다.

"메이크업? 화장? 군대에 있는 동안 무슨 일 있었냐?"

"내가 너 특이한 거 좋아하는 줄은 알았지만, 이건 아니지 않아?"

이해가 가는 반응들이었다. 제대한 지 얼마 되지 않은 건장한 부산 남자가 여자의 얼굴에 메이크업을 하겠다고 하니, 가족은 물론, 친구들이나 주변 사람들의 반응은 모두 그런 식이었다. 마치 '남자=메이크업'이라는 공식은 도저히 성립되지 않고, 있을 수도 없는 일이라는 것처럼. 나는 어느새 지인들 사이에서 '메이크업에 빠진 남자 외계인'이 되어 있었다.

사실 내가 메이크업에 흥미를 느끼게 된 계기는 아이러니하게도 어떤 남자(?) 때문이었다. 군 제대 후 학교에 돌아와 복학생으로 지내던 중, 같은 학과 동기 녀석 하나가 자기가 작업했던 것들이라며 사진 몇 장을 보여줬다. 미국에서 무대 분장을 공부하다 온, 범상치 않은 이력을 가진 친구였는데 당시 함께 복학한 우리는 꽤 가깝게 지내고 있었다. 그 친구의 사진 속에는 화려하고 진한 색조 화장을 한 서양인들의 얼굴이 있었다. 자기가 직접 분장한 연극배우들의 모습이라고 했다. 결코 예쁘다고는 할 수 없는, 과장되고 음영이 강조된 무대 분장이었지만 이상하게도 아름답다는 생각이 들었다. 눈이 휘둥그레 떠져 사진을 보는 내내 말이 없다가 "정말 네가 화장을 했다는 말이야?"라는 말만 연신 나왔던 것 같다. 그날의 충격이 지금도 생생하다. 나랑 별다를 게 없는 남자 녀석이 당시에는 여자들이나 한다고 알려진 메이크업 공부를 했다는 사실이 존경스럽게까지 느껴졌다. 그날이었다, 내가 메이크업에 관심을 가지게 된 것은.

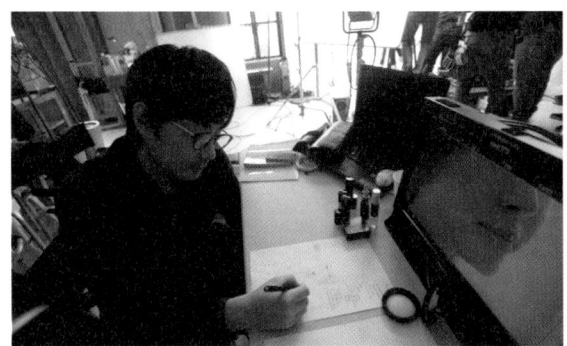

메이크업의 세계는 정말 매력적이었다. 하지만 배경지식조차 없는 청년에게 역시 쉬운 길은 아니었다. 모델 얼굴 앞에서 브러시를 들고 있으면 손부터 바들바들 떨리곤 했다. 처음에는 내가 소질이 없는 사람인 줄만 알고 얼마나 많은 고민을 했는지 모른다. 그러던 중 지금의 나를 있게 해 준 멘토, 실력 좋은 한 스승님을 만났다. 많은 시행착오를 거쳤고 얼굴이 그려진 종이에, 어머니 얼굴에, 심지어 친한 친구들을 억지로 앉혀놓곤 닥치는 대로 메이크업을 했다. 브러시를 든 손이 밥 먹는 일만큼 어색하지 않아졌다.

메이크업을 처음 배우는 학생들은 누구나 진로에 대해 고민이 많다. 취업의 루트가 다양하지 않은 분야이고 당시 상황은 더더욱 열악했다.

나는 닥치는 대로 경험하자고 생각했다. 어차피 마냥 좋아서 뛰어든 일이었으니까. 진로를 생각할 겨를도 없이 패션쇼니 화장품 브랜드의 메이크업 쇼, 바디페인팅 쇼 등 일이 주어진 곳은 죽기 살기로 뛰어다녔다. 돌이켜보면 젊고 터무니없을 만큼 열정이 앞섰던 아티스트 시절이다. 어쨌든 프리랜서로 경험치가 쌓이면 쌓일수록 자신감도 늘었고 기회도 찾아왔다.

아베다AVEDA는 브랜드 아티스트로 처음 일을 시작한 곳이다. 지금은 헤어 브랜드로 유명한 회사지만 당시만 해도 메이크업 제품이 주력이었다. 전국 백화점을 돌며 메이크업 쇼를 하거나 고객을 만나고 메이크업 스타일을 제안하는 일을 했다. 매일 제각각 다양한 얼굴을 가진 고객들 얼굴을 대하면서 실력이 더욱 늘었던 것 같다. 그리고 아베다에 이어 로레알 그룹의 대표적인 브랜드인 랑콤의 '브랜드 메이크업 아티스트'로 채용이 됐다. 브랜드를 대표하는 아티스트가 되기에는 경력이 너무 미미하던 터라 믿기지 않았다. 운이 정말 좋았다. 많은 선배들을 제치고 들어간 랑콤에서 더 넓은 세계를 경험할 수 있었다.

랑콤처럼 커다란 글로벌 브랜드에서 일한다는 것은 또 다른 도전이었다. 유명한 글로벌 아티스트들에게 새로운 시각을 배우고 프랑스에서 열리는 세미나에 참석하며 전 세계 아티스트들와 교류할 수 있는 시간이었다. 4년이 넘는 시간 동안 랑콤에서 내가 얻은 것은 프랑스인들의 우아한 감성과 삶 전체에 담긴 철학이었다.

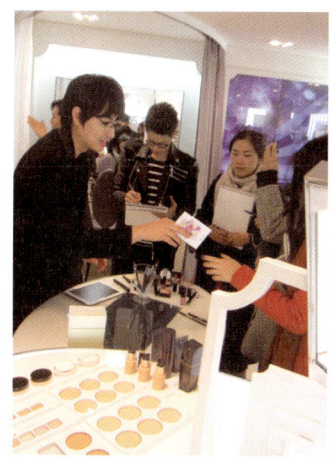
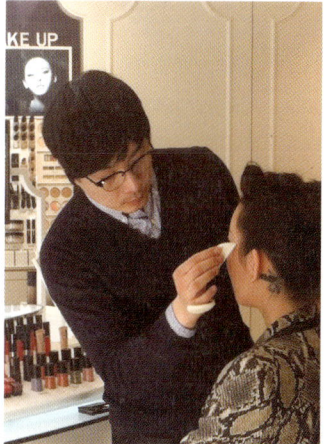
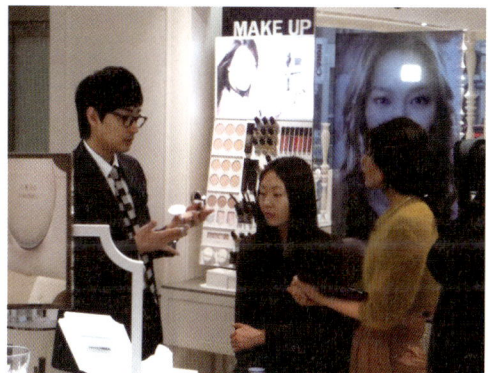
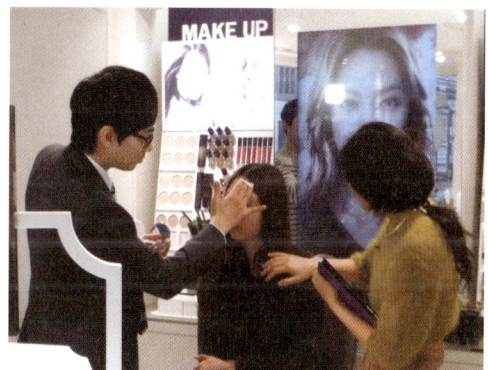
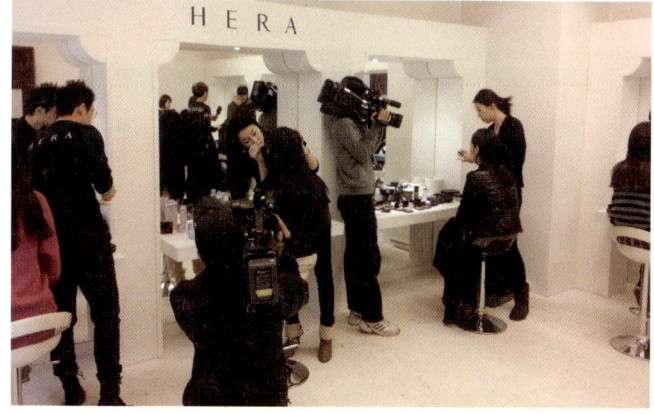

PART 3 실전 아이 메이크업 레슨

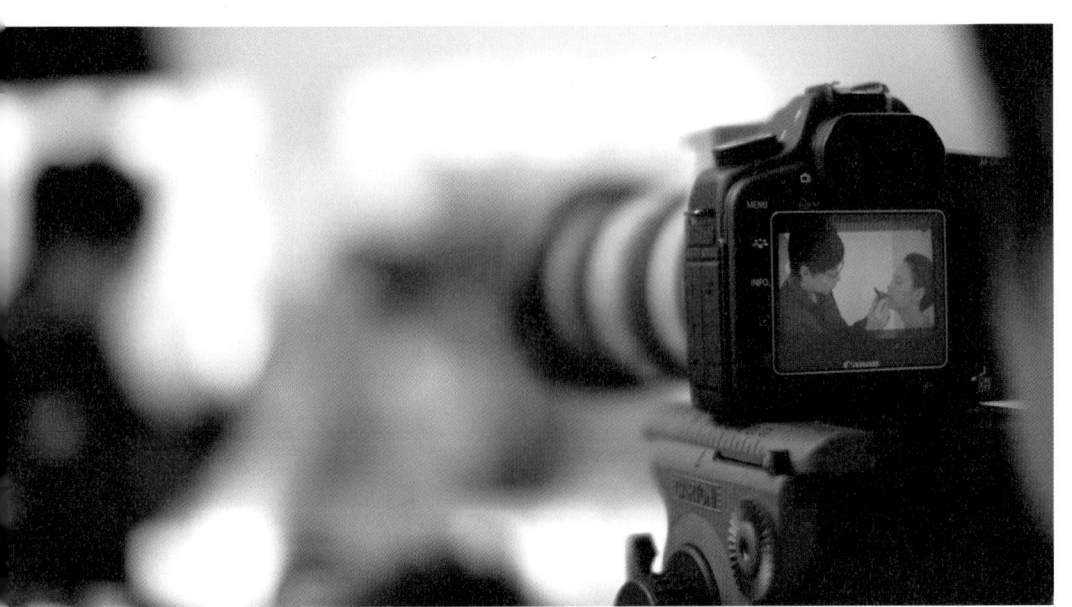

당시 프랑스의 인터내셔널 아티스트들은 교육을 위해 자주 한국을 방문했다. 그들의 다양하고 앞선 메이크업 기술은 공식이나 틀을 깨는 일도 허다했고, 아름다움의 가짓수가 무수하다는 사실을 역설했다. 흔히 '프렌치 시크'라고 말하는, 눈매를 강조한 스모키 메이크업은 요즘 여성들에게도 꾸준히 인기가 있는데, 이는 프렌치 스타일의 메이크업을 핵심적으로 잘 보여준다. 프렌치 아티스트들은 언제나 모델의 눈에 심각할 정도로(?) 홀을 만들었고 그들의 진한 스모키 메이크업을 처음 접했을 때만 해도 신선한 충격을 받았던 기억이 난다.

파리에서 열린 한 세미나에 참석한 날의 설렘을 지금도 가끔 떠올린다. 글로벌 수석 아티스트들만이 가질 수 있는 경험으로, 전 세계 아티스트들이 모여 콘테스트와 메이크업 세미나에 참여하게 된다. 그곳에서 세계적인 메이크업 아티스트 구찌 웨스트만$^{Gucci\ Westman}$과 프레드 파루지아$^{Fred\ Farrugia}$와 같은 메이크업계의 스타들에게 레슨을 받을 수 있었다. 세계적으로 이름난 아티스트들을 만나면서 좋은 메이크업 아티스트가 되고자 했던 내 꿈은 규모를 더욱 키워갔다. 그때까지만 해도 아시아는 메이크업의 변방국이었고 나는 변방의 한 아시아인 메이크업 아티스트일 뿐이었다. 하지만 나는 슈에무라$^{Shu\ Uemura}$의 우치이데^{Uchiide} 상이나 디올^{Diro}의 베트남 출신 아티스트 티엔^{Tyen}과 같이 세계적인 '메이크업 디렉터'가 되고 싶었다.

그렇게 랑콤에서 서두르지 않고 차근차근 메이크업 커리어를 쌓았다. 그 경험을 바탕으로 지금은 우리나라 최고의 화장품 기업인 아모레퍼시픽에서 일하고 있다.

나는 여전히 메이크업이 재미있다고 생각하는 메이크업 아티스트이며 또한 헤라의 제품 개발부터 광고 작업, 그리고 제품의 A부터 Z까지 모두 관여하는 수석 아티스트로 일하는 중이다. 제품 개발에는 보이지 않게 수많은 과정이 따른다. 메이크업 제품 하나가 만들어지기까지 무수한 과정을 거치는 동안 연구소와 공장, 마케팅팀 등은 복잡한 협업을 거치고 새로운 창조물을 만들어낸다. 또 광고기획사와 많은 아이디어를 도출하고 헤라의 전 모델 김태희 씨나 현재 모델 신민아 씨로 하여금 브랜드의 이미지를 만들어내는 작업을 한다. 마지막으로 제품의 광고가 완성되어 전파를 탈 때까지, 이 모든 과정이 나의 역할에 포함된다.

개발한 제품들이 상품으로 출시가 되고 제품의 반응이 좋을 때에는 더할 나위 없이 기분이 좋다. 마치 잘 자란 자식을 세상에 내보내는 부모의 심정이랄까. 메이크업을 통해 한 여인을 아름답게 변신시키는 것과는 분명 또 다른 보람일 것이다.

우리나라에는 다양한 분야에서 활동하는 메이크업 아티스트가 많다. 그중 제품 개발을 직접하는 사람은 생각보다 그리 많지 않다. 제품 개발은 물론 제품의 브랜드 이미지를 도출해내는 크리에이티브 작업에 참여할 수 있는 나는 정말 '럭키 가이'라고 생각한다.

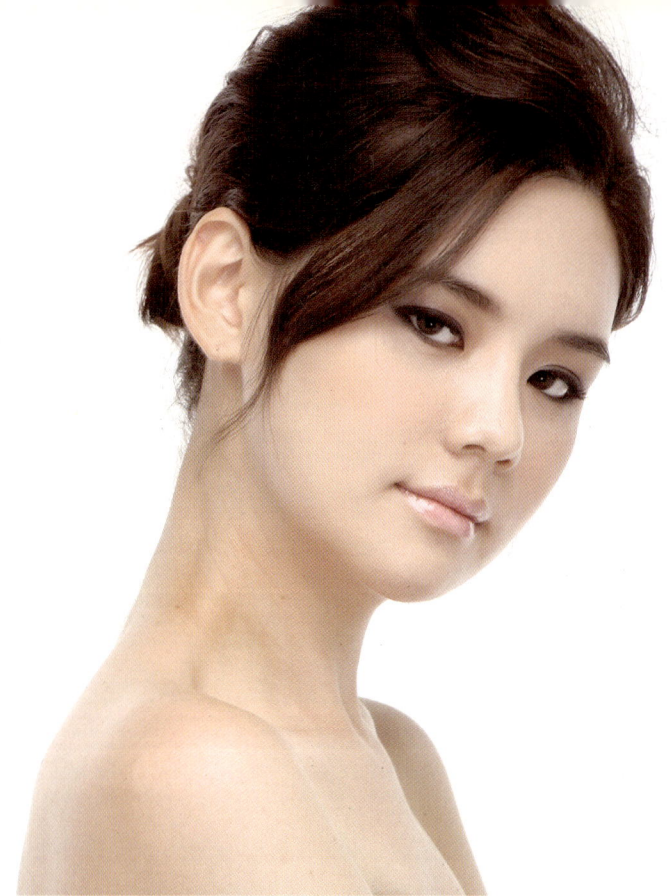

처음 빠져드는 깊고 그윽한 스모키의 매력
영스모키

처음 스모키 메이크업에 도전하는 분들이라면 주목! 다소 부담스러울 수 있는 퍼플 컬러와 스모키 메이크업이 환상적인 하모니를 이룬 '영스모키.' 각각의 매력은 극대화시키고 부담스러움은 최소화해 처음 시도하는 스모키로도 손색이 없다. 퍼플 컬러로 그윽하고 오묘하면서도 블랙 컬러로 짙은 선의 우아함을 동시에 표현할 수 있는 영스모키로 어른이 된 성숙함을 풍겨보자.

ITEM

A. 젤 아이라이너
워터프루프 멀티 젤과 파우더 아이라이너가 번짐 없이 크고 선명한 눈매를 만들어주는 믹스&매치 아이라이너 – 라네즈 멀티 셰이핑 아이라이너–젤 앤 파우더 라이너

B. 펜슬 아이라이너
부드럽게 그려지면서 번지지 않는 아이라이너 펜슬 – 헤라 아이 디자이너 펜슬

C. 아이섀도
오묘하고 아름다운 눈매를 선사하는 완벽한 컬러 하모니의 4색 아이섀도
❶ 헤라 섀도홀릭 4D 3호 로얄 퍼플
❷ 헤라 섀도홀릭 4D 4호 파스텔 그레이

D. 마스카라
12시간 지속되는 풍성하고 환상적인 컬링과 리치 블랙 컬러가 선명하고 깊이감 있는 눈매를 연출해주는 마스카라 – 헤라 리치 컬링 마스카라

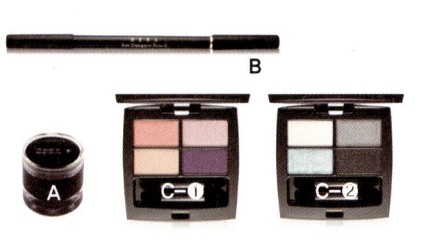

STYLE EYES

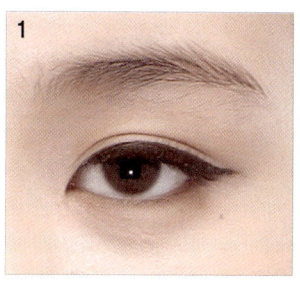

1. 브라이트너와 아이 프라이머 등을 사용해 눈매를 깨끗하게 정돈한 뒤 젤 아이라이너로 기본 라인을 두께감 있게 그려준다.

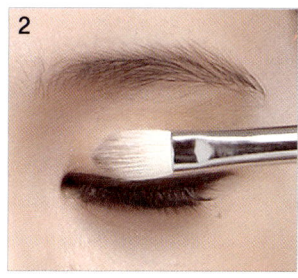

2. 그레이톤 섀도를 눈두덩에 넓게 펴발라준다.

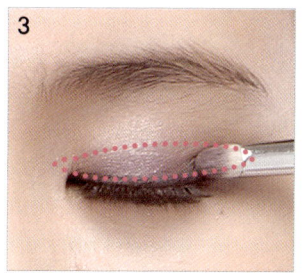

3. 퍼플 섀도를 쌍커풀 라인을 살짝 넘는 두께로 펼쳐 발라준다. 한 번에 바르지 말고, 그라데이션해줘야 자연스럽다.

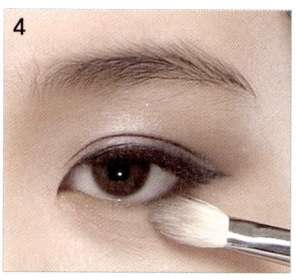

4. 그레이톤 섀도를 언더라인에도 발라주자. 눈매가 시원해 보이는 효과가 있다.

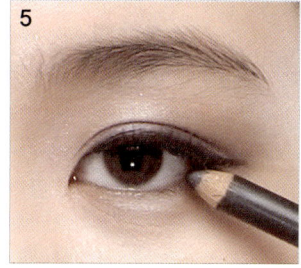

5. 펜슬 아이라이너로 언더라인을 그려준다.

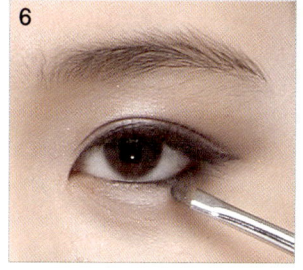

6. 퍼플 섀도를 다시 활용해 언더라인을 살짝 뭉개듯 발라준다.

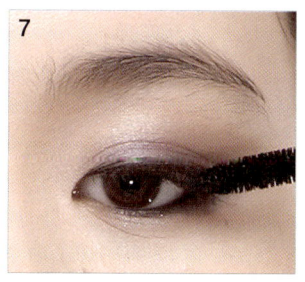

7. 뷰러로 모양을 잡아준 후 컬링 마스카라로 속눈썹을 세심하게 빗어주듯 올린다.

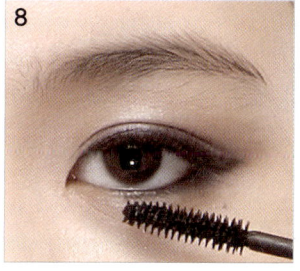

8. 아래 속눈썹까지 꼼꼼하게 마스카라를 발라준다.

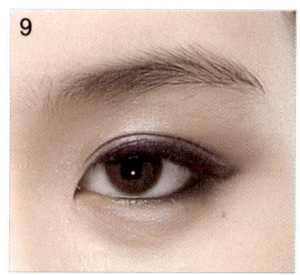

9. 몽환적이면서도 선이 짙은 매력적인 스모키 메이크업 완성!

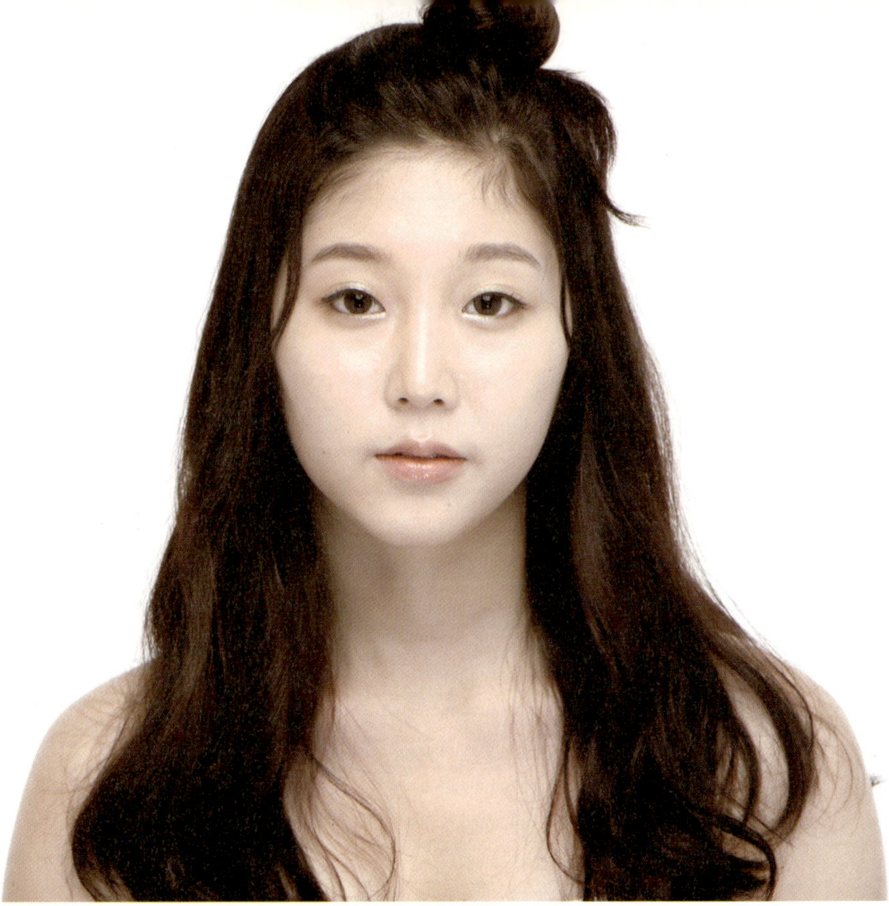

남자의 보호본능을 자극하는 나만의 시크릿
키스미

아무리 강인한 여자라도, 내 남자 앞에서는 때로 한 떨기 가녀린 꽃 같이 보호받고 싶기 마련이다. 금방이라도 눈물 한 방울 떨어질 듯하게, '눈물 효과'로 내 남자의 보호본능을 100% 이끌어내자. 오늘, 그가 나를 바라보는 시선이 사뭇 달라져 있음을 느낄 수 있을 것이다. 촉촉하고 블링블링한 나만의 비밀, 키스미!

ITEM

A. 젤 아이라이너
워터프루프 멀티 젤과 파우더 아이라이너가 번짐 없이 크고 선명한 눈매를 만들어주는 믹스&매치 아이라이너 - 라네즈 멀티 셰이핑 아이라이너-젤 앤 파우더 라이너

B. 리퀴드 아이라이너
눈물라이너로도 사용 가능한, 화사하며 은은한 펄감의 리퀴드 타입 듀오 아이라이너 - 헤라 리퀴드 아이라이너

C. 아이섀도
오묘하고 아름다운 눈매를 선사하는 완벽한 컬러 하모니의 4색 아이섀도 - 헤라 섀도홀릭 4D 1호 옐로 골드

D. 마스카라
12시간 지속되는 풍성하고 환상적인 컬링과 리치 블랙 컬러가 선명하고 깊이감 있는 눈매를 연출해주는 마스카라 - 헤라 리치 컬링 마스카라

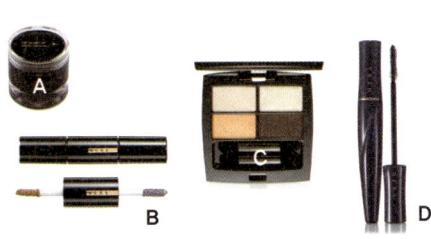

스타일 아이즈 STYLE EYES

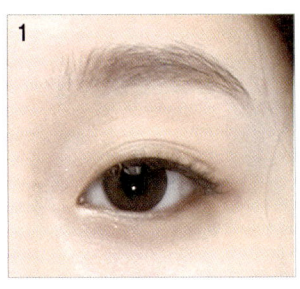
브라이트너와 아이 프라이머 등을 사용해 눈매를 깨끗하게 정돈한다.

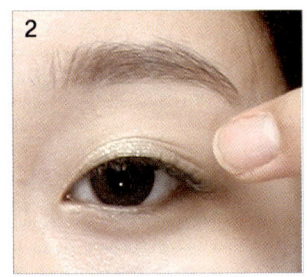
쌍커풀 라인을 따라 골드 섀도를 가볍게 발라준다.

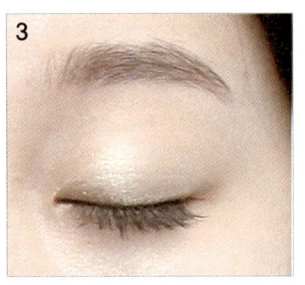
이 정도 두께감이 나올 수 있도록, 라인 쪽에 붙여 섀도를 발라야 한다.

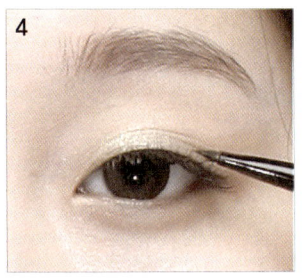
젤 아이라이너로 깔끔하게 기본 아이라인을 그린다. 점막 부분까지 꼼꼼하게 메워준다.

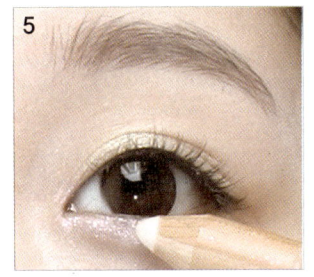
핑크 펄이 함유된 화이트 펜슬이나 눈물라이너 앞트임 라인부터 언더라인의 중앙까지만 그려준다. 촉촉한 눈물라인 완성!

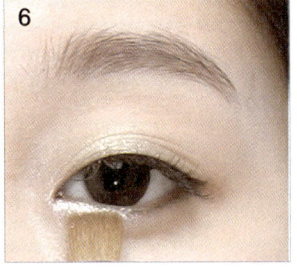
골드 섀도를 눈물라인 위에 브러시로 툭툭 얹어준다.

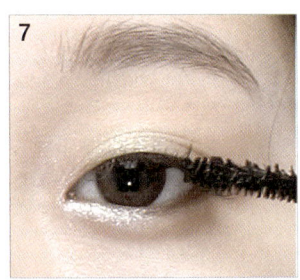
뷰러로 모양을 잡아준 후 컬링 마스카라로 속눈썹을 세심하게 빗어주듯 올린다.

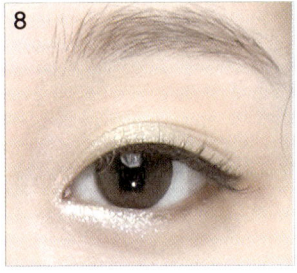
촉촉하고 블링블링하게, 보호본능을 일으키는 눈물효과내기 성공!

화사한 피어남을 준비하는 꽃봉오리
에스닉가든

화려한 컬러의 아이섀도 없이 마스카라 하나만으로도 손 대면 톡 하고 터질 것 같은, 봉선화 빛깔을 내는 예쁜 메이크업. 에스닉가든으로 내 안에 품고 있는 꽃봉오리를 토옥, 터트려보자.

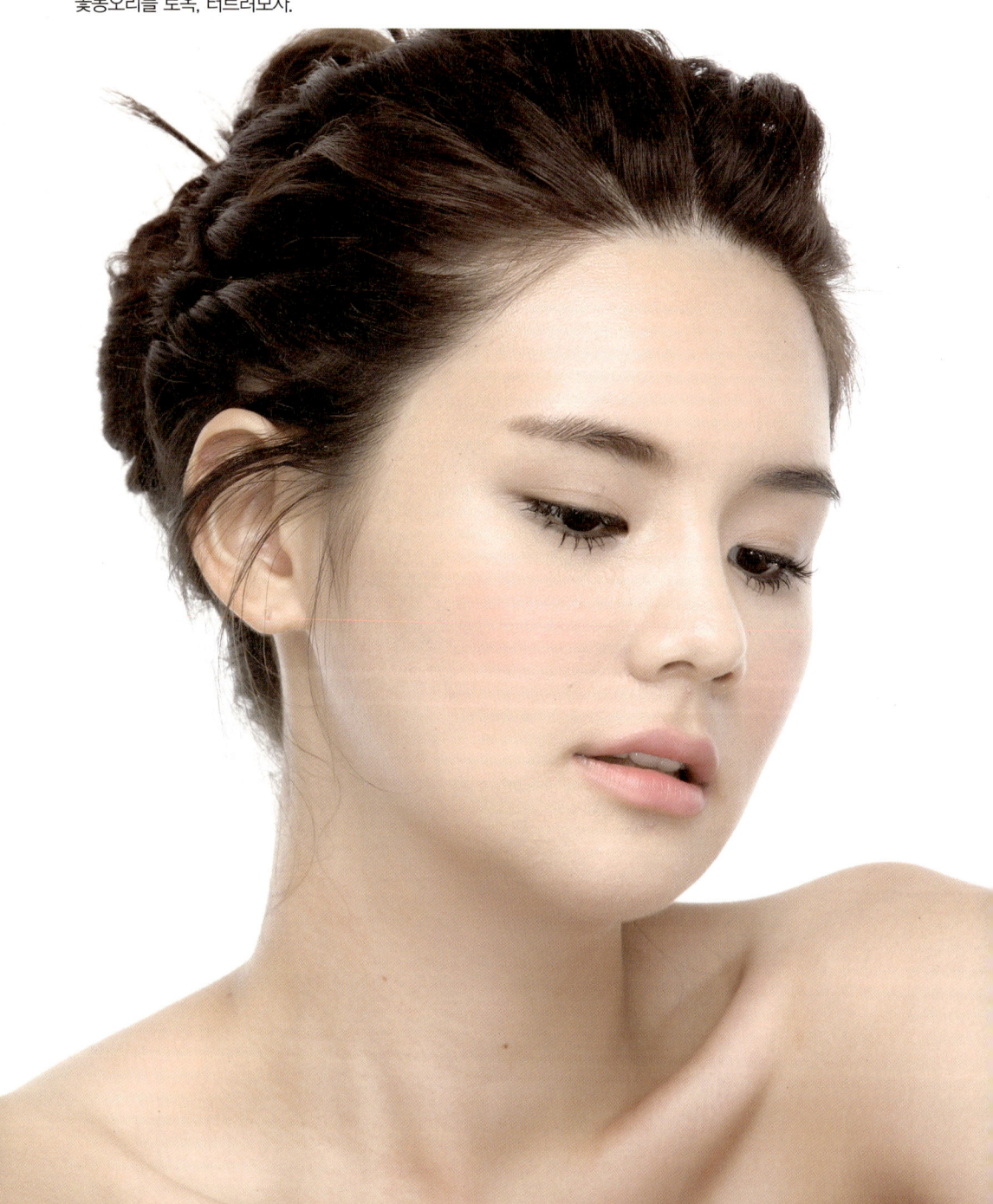

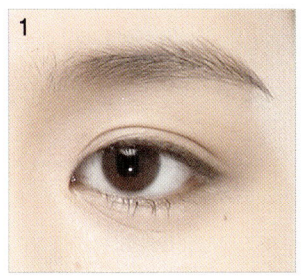 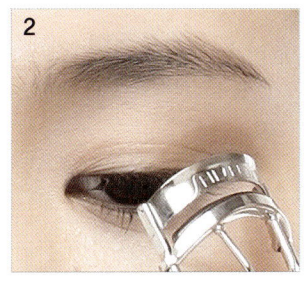 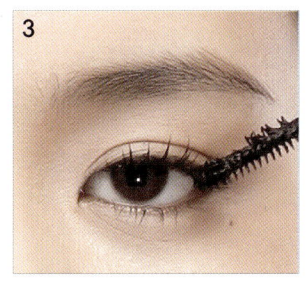

브라이트너와 아이 프라이머 등을 사용해 눈매를 깨끗하게 정돈한다.

속눈썹 표현이 관건이므로, 뷰러로 신경 써서 속눈썹을 컬링해준다. 좀 더 세심한 컬링을 위해 미니 뷰러도 추천!

마스카라를 세로로 세워서 윗 속눈썹부터 꼼꼼하게 발라준다. 몇 가닥씩 뭉쳐서 진하게 만드는 게 포인트! 너무 많은 가닥을 뭉치면 자칫 지저분해질 수 있으니 경계하자.

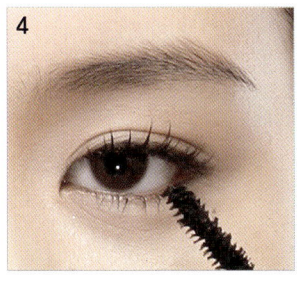 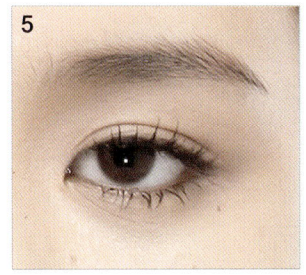

아래 속눈썹까지 마스카라를 세로로 세워 꼼꼼하게 발라준다. 눈가에 번지지 않도록 주의해 몇 가닥씩 뭉쳐준다.

아래 위 속눈썹 모두 깔끔하게 몇 올씩 뭉쳐서 아찔하게 컬링되면 완성!

ITEM

A. 마스카라
내 눈에 꼭 맞는 곡선 브러시로 쉽게, 바를수록 길어지는 드라마틱한 스트레칭 효과를 주는 마스카라 – 헤라 스트레칭 롱래쉬 마스카라

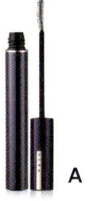

딱 2배 더 커 보이는 눈매 만들기!
왕눈이

진하고 또렷한 아이라인은 눈매를 부각시켜 눈을 훨씬 더 커 보이게 만든다.
'왕눈이' 메이크업으로 성형수술 없이 딱 2배 더 커 보이는 눈매로 변신하자.

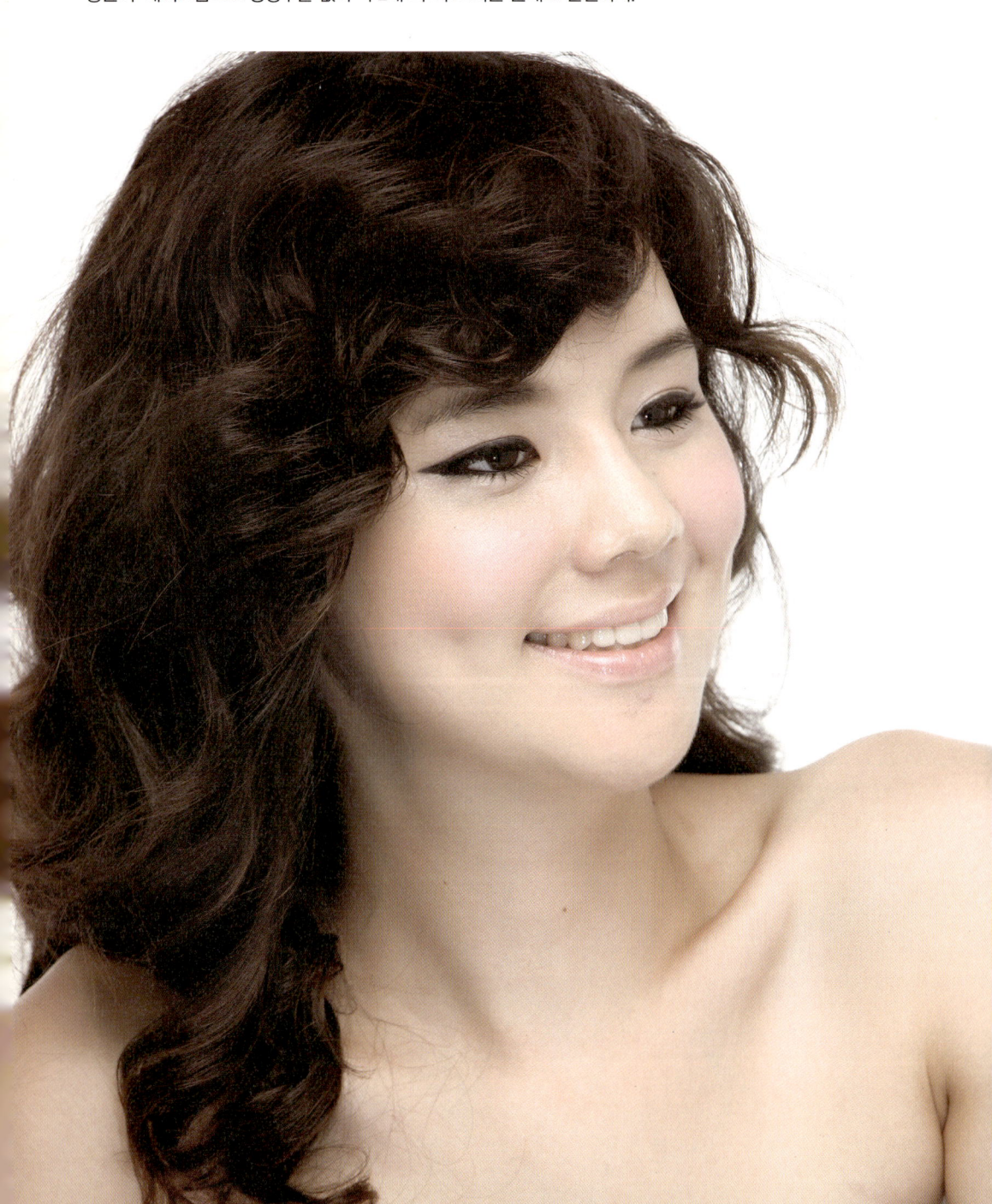

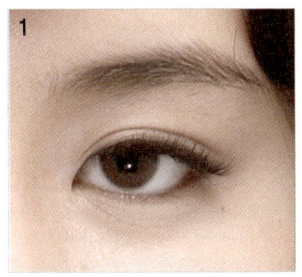 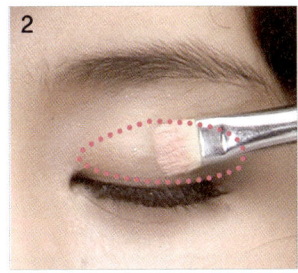 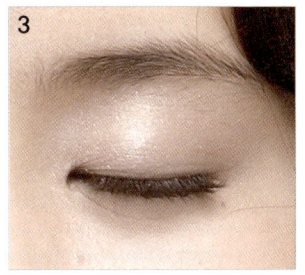

1. 브라이트너와 아이 프라이머 등을 사용해 눈매를 깨끗하게 정돈한다.

2. 라일락 컬러 섀도를 활용하여 눈두덩 전체에 펼쳐 발라준다.

3. 눈을 감았을때 눈 중앙의 쉬머링한 느낌이 자연스럽게 보일 수 있도록 플랫 브러시로 가볍게 그라데이션해 준다.

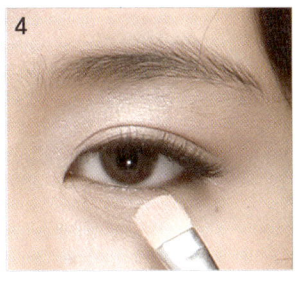 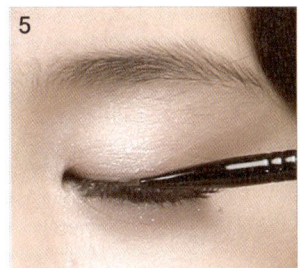 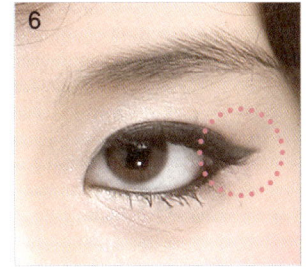

4. 코튼 핑크 컬러 섀도를 언더라인에 자연스럽게 펼쳐 바른다.

5. 젤 아이라이너를 활용하여 속눈썹 사이를 메꾸어 준다.

6. 언더라인 점막을 꼼꼼하게 메워주고 눈꼬리까지 연결해준다. 마스카라로 아래위 속눈썹을 컬링해주면 완성!

ITEM

A. 젤 아이라이너
워터프루프 멀티 젤과 파우더 아이라이너가 번짐 없이 크고 선명한 눈매를 만들어주는 믹스&매치 아이라이너 – 라네즈 멀티 셰이핑 아이라이너–젤 앤 파우더 라이너

B. 아이섀도
오묘하고 아름다운 눈매를 선사하는 완벽한 컬러 하모니의 4색 아이섀도 – 헤라 섀도홀릭 4D 3호 라일락, 코튼 핑크

C. 마스카라
12시간 지속되는 풍성하고 환상적인 컬링과 리치 블랙 컬러가 선명하고 깊이감 있는 눈매를 연출해주는 마스카라 – 헤라 리치 컬링 마스카라

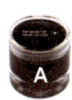 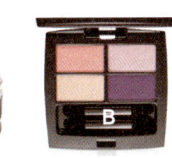 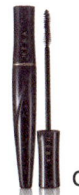

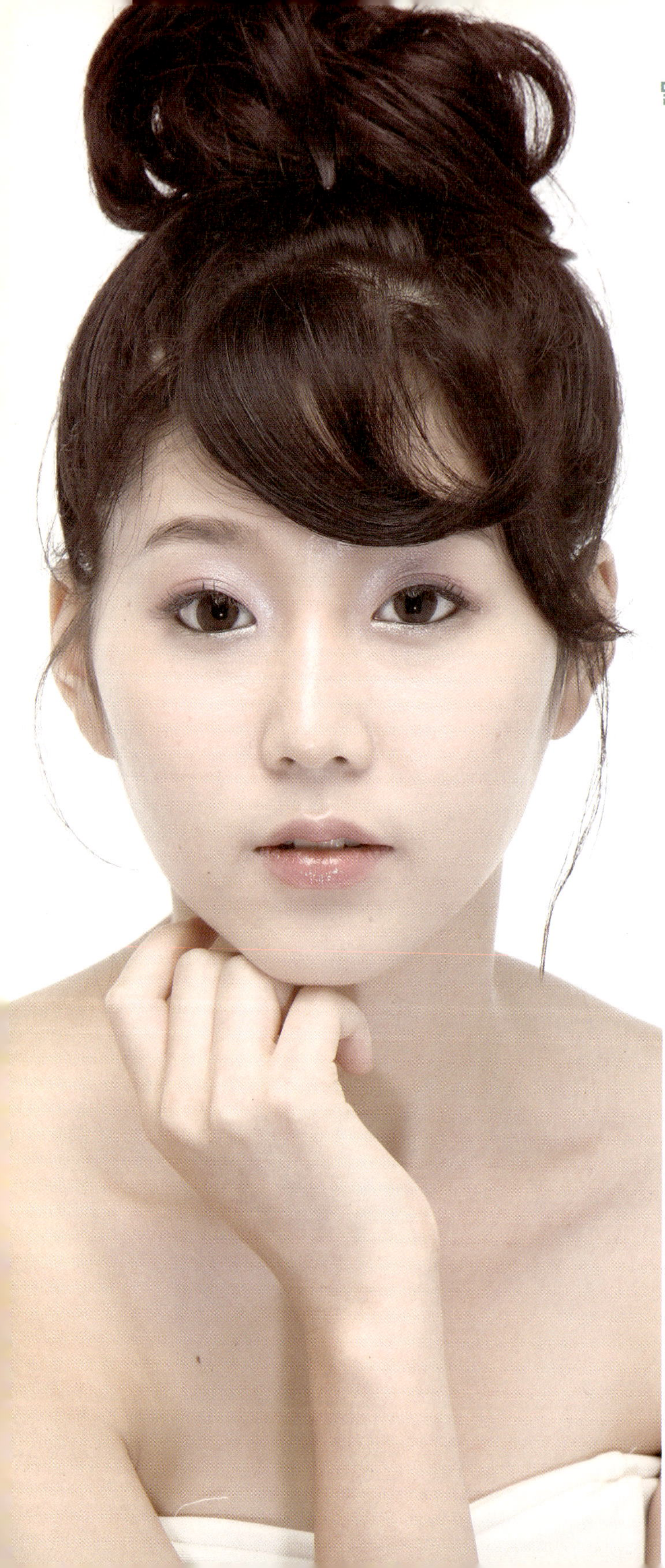

달콤 쌉싸름한 첫키스의 추억,
프렌치키스

체리 한 알 머금은 듯 달콤하고, 진한 다크 초콜릿을 맛본 듯 쌉쌀하고… 달콤 쌉싸름한 첫키스의 추억은 누구에게나 영원히 간직하고픈 한 장면이다. '프렌치키스' 메이크업으로 첫키스를 하던 그 시절, 상큼하고 풋풋한 나로 돌아가보자. 오늘, 내게 또 한 번의 '첫키스'가 찾아올지도 모를 일이다.

ITEM

A. 펜슬 아이라이너
부드럽게 그려지면서 번지지 않는 아이라이너 펜슬 – 헤라 아이 디자이너 펜슬

B. 아이섀도
오묘하고 아름다운 눈매를 선사하는 완벽한 컬러 하모니의 4색 아이섀도
❶ 헤라 섀도홀릭 4D 2호 샴페인 핑크
❷ 헤라 섀도홀릭 4D 7호 모브 바이올렛, 브론즈 골드

C. 마스카라
12시간 지속되는 풍성하고 환상적인 컬링과 리치 블랙 컬러가 선명하고 깊이감 있는 눈매를 연출해주는 마스카라 – 헤라 리치 컬링 마스카라

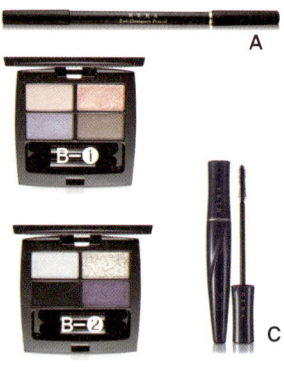

STYLE EYES

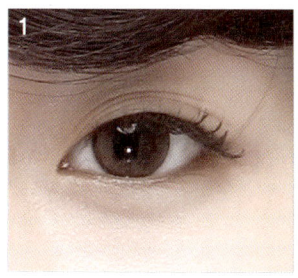

1. 브라이트너와 아이 프라이머 등을 사용해 눈매를 깨끗하게 정돈한다.

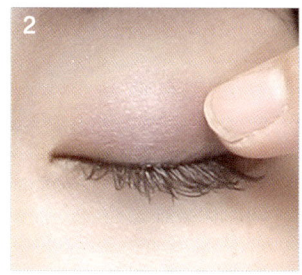

2. 눈두덩에 차분한 퍼플 컬러 섀도를 넓게 펴발라준다.

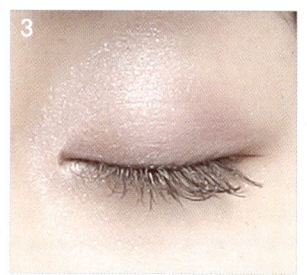

3. 눈 앞머리에 펄감 있는 핑크 컬러 섀도를 펴발라준다.

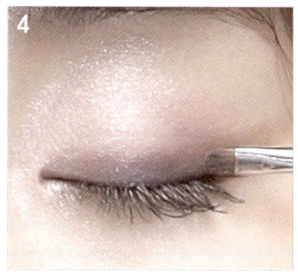

4. 포인트 섀도 브러시로 아이라인에 섀도를 발라 깊이감을 더한다.

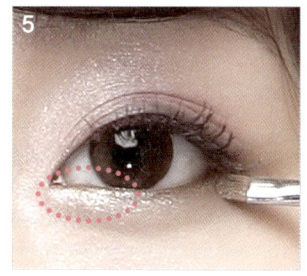

5. 눈 앞머리 언더라인에 눈물 효과를 주는 펄감 있는 골드 섀도를 가볍게 얹어준다.

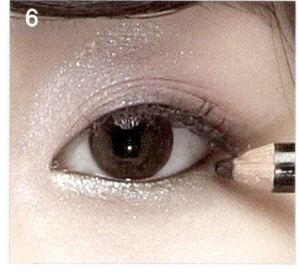

6. 펜슬 아이라이너로 언더라인을 그려준다. 이때 눈동자 뒷부분까지 꼼꼼히 그려주면 확실한 포인트가 된다.

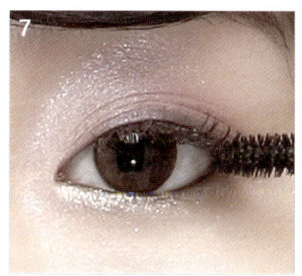

7. 뷰러로 모양을 잡아준 후 컬링 마스카라를 세워 속눈썹을 세심하게 빗어주듯 올린다.

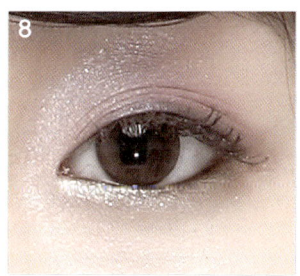

8. 섀도가 오묘하게 어우러지면서도, 눈매가 또렷해 보이는 로맨틱 메이크업 완성!

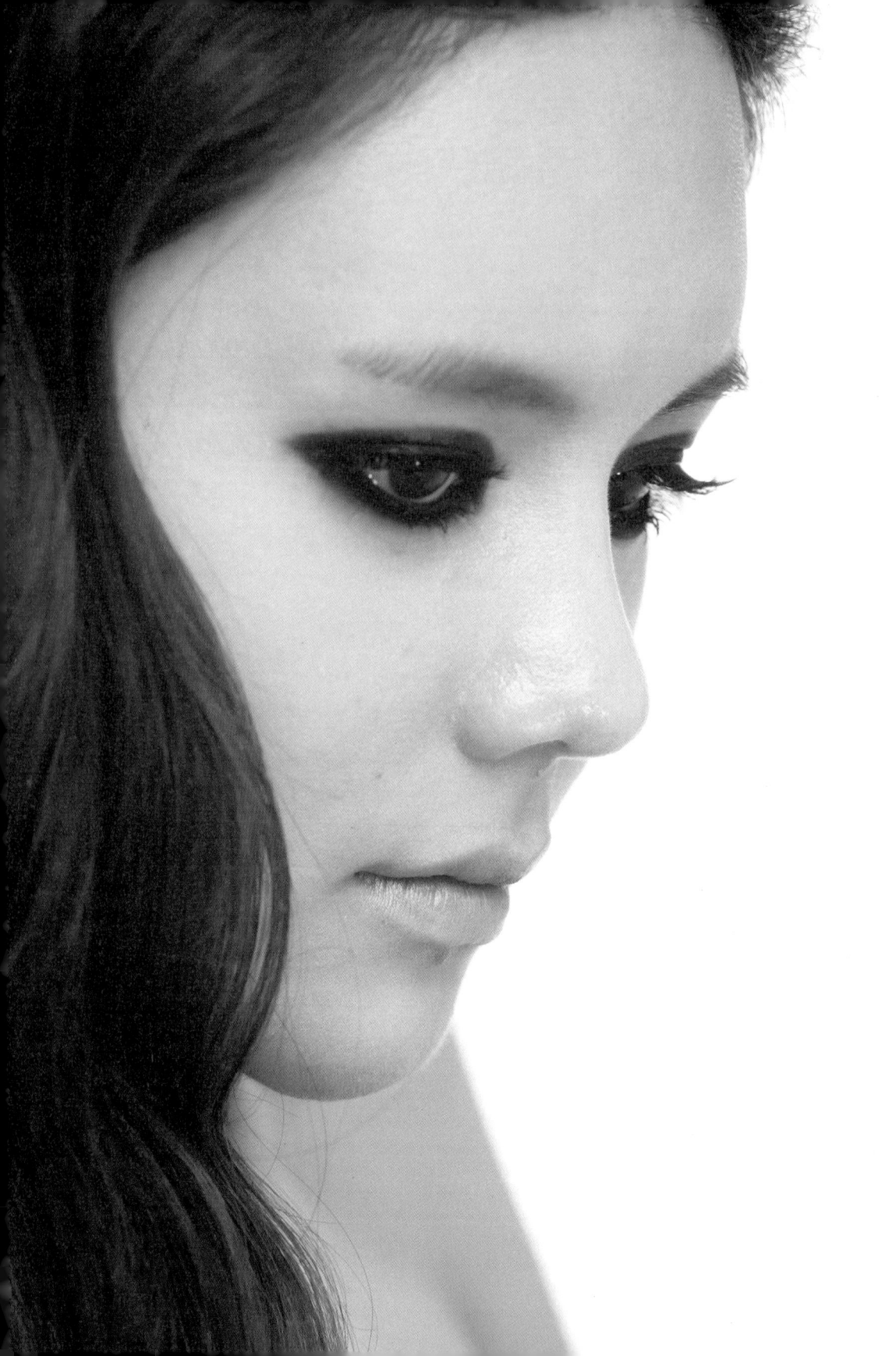

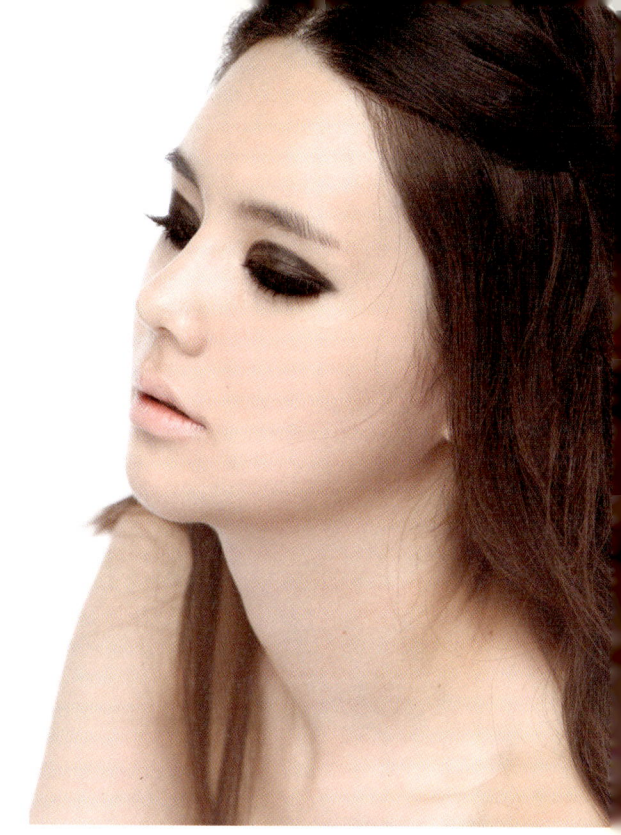

살아 있는 진짜 인형으로 태어나다!
리얼돌메이커

'인형 같은 여자.' 여자라면 한 번쯤 꿈꿔봤을 법한, 여자들의 로망이자 남자들의 로망(?)인 것 같다. 그러나 꿈은 이루어지라고 있는 것! 이번에 소개할 메이크업은 일본에서 '인형 메이크업'으로 폭풍적인 인기를 끌었던 '가루 메이크업'을 활용한 것이다. 이 메이크업 하나면 오늘만은 나도 인형으로 변신 OK!

ITEM

A. 젤 아이라이너
워터프루프 멀티 셀과 파우더 아이라이너가 번짐 없이 크고 선명한 눈매를 만들어주는 믹스&매치 아이라이너 – 라네즈 멀티 셰이핑 아이라이너-젤 앤 파우더 라이너

B. 펜슬 아이라이너
부드럽게 그려지면서 번지지 않는 아이라이너 펜슬 – 헤라 아이 디자이너 펜슬

C. 인조 속눈썹
눈매를 드라마틱하게 만들어주는 인조 속눈썹 – 아이미 래쉬 36호

D. 인조 속눈썹 집게

E. 접착제
인조 속눈썹을 깔끔하게 붙여주는 접착제 – 듀오 속눈썹 접착제

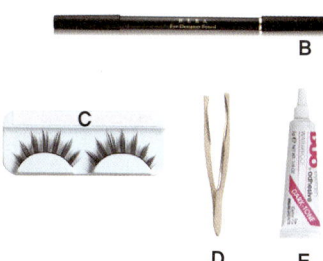

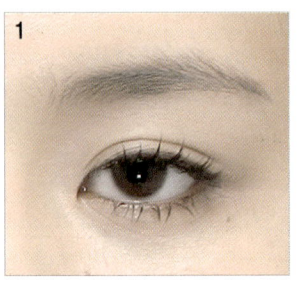	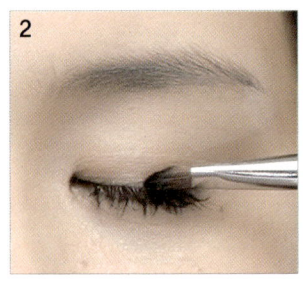	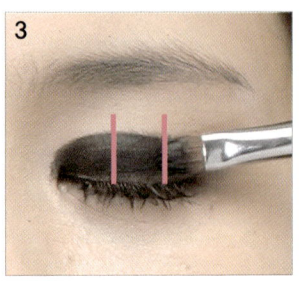
브라이트너와 아이 프라이머 등을 사용해 눈매를 깨끗하게 정돈한다.	크리미한 질감의 블랙 아이라이너를 스몰 섀도 브러시에 묻혀 바른다.	눈 중앙에서 선을 잡아준 뒤 앞머리부터 적당한 두께로 3분의 2 지점까지 먼저 그린다.
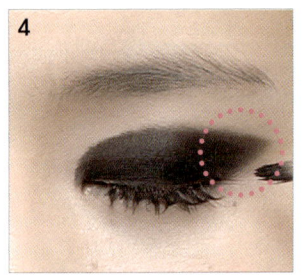	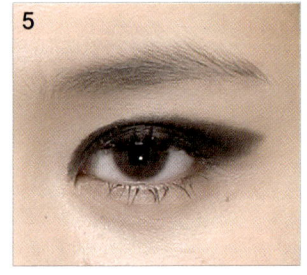	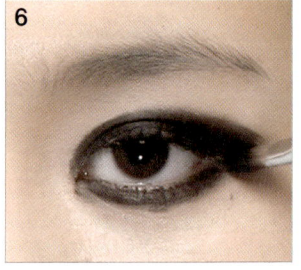
눈꼬리까지 이어준다. 이때 눈꼬리 부분이 솟은 삼각형이 되도록 살짝 더 두껍게 그려준다. 끝은 눈썹 끝과 맞추는 게 자연스럽다.	눈을 뜨면 눈꼬리 부분이 강조될 수 있도록 수시로 확인하며 그린다.	언더라인을 눈꼬리까지 이어줘 아이라인과 언더라인이 경계없이 부드럽게 만나도록 표현한다.
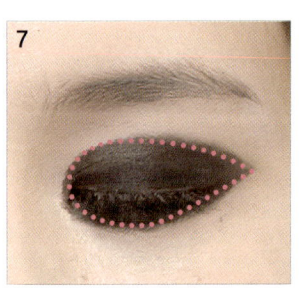	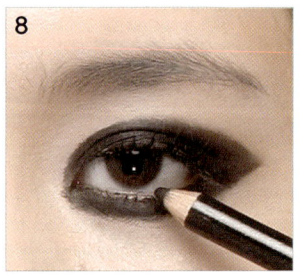	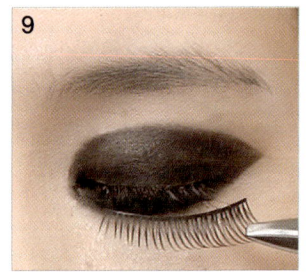
눈을 감았을 때 물방울 모양이 되었다면 완성! 모양이 예쁘지 않다면 덧발라 수정해주면 된다.	펜슬 아이라이너로 언더라인 점막을 꼼꼼히 메워준다.	인조 속눈썹 전체를 아이라인에 맞춰 붙여준다. 인형처럼 드라마틱하게 눈매가 커지는 핵심 포인트!

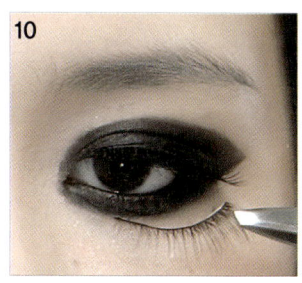 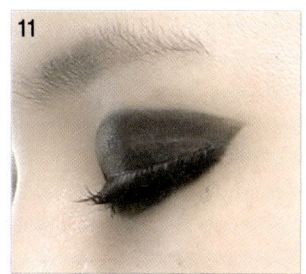 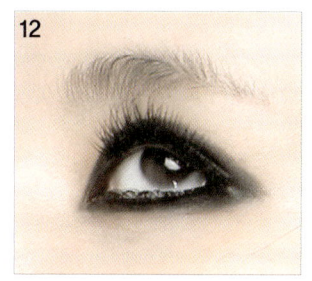

인조 속눈썹 양 끝을 1~2칸 정도씩 잘라내고 언더라인에도 붙여줘 더욱 풍성한 눈매를 연출한다.

눈을 감았을 때 진한 블랙 아이라이너와 인조 속눈썹이 조화를 이뤄 인형처럼 눈이 커졌다면 완성!

눈을 떴을 때 완만한 삼각형을 이루면 모양이 예쁘게 잡힌 것이니 참고하자.

※기본적인 속눈썹 붙이기 스킬은 Chapter 6 인조 속눈썹 붙이기를 참고하자.

JINSU LEE'S SPECIAL TIP

아티스트 이진수's
메이크업 박스 오픈!

나는 총 5개의 메이크업 박스를 갖고 있다. 그중 2개의 메이크업 박스를 촬영 때마다 갖고 다니는데, 하나는 자사 브랜드의 제품으로 구성된 박스, 다른 하나는 타 글로벌사의 제품으로 구성된 박스다. 자사에서 나오지 않는 품목도 있기 때문 새로운 제품들이 업데이트될 때마다 이전 제품들은 다른 3개의 보관용 메이크업 박스에 옮긴다.

메이크업 아티스트들에게 메이크업 박스는 필수품이자 보물상자 같은 것이다. 나는 정리정돈에 소질이 있는 편(!)이라 메이크업 박스 안도 항상 품목별로 구역을 나눠 깔끔하게 정리해놓는다. 화장품을 사용하고 나서도 입구 주변이나 케이스를 잘 닦아 보관하는데, 그래야만 다음에 박스를 열었을 때 즐겁고 상쾌한 마음으로 작업에 집중할 수 있다는 걸 경험을 통해 알았기 때문이다.

내 보물상자를 전부 공개하고 싶지만, 지면상 가장 자주 꺼내 사용하는 BEST 3를 뽑아 소개하고자 한다. 여러분만의 메이크업 박스를 구성하는 데 도움이 되길!

BEST 1

헤라 'UV 미스트 쿠션'

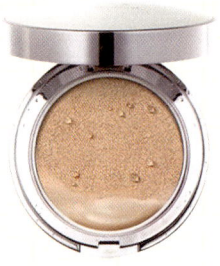

피부 톤 보정+피지 흡수+자외선 차단+미백+쿨링의 무려 5가지 기능을 모두 갖추고 있는 헤라 'UV 미스트 쿠션'은 특히 추천할 만한 베스트 제품! 메이크업 박스에 가장 최근 합류한 신참내기지만 페이스 메이크업 활용도가 매우 높아 꼭 챙기는 제품이다. 파운데이션 팩트 형태로 출시되자마자 관심이 뜨거워 구매 대기자까지 속출하는 스타 제품이기도 하다.

SPF50+/PA+++으로 선블록 기능이 강화되어 있으며 수분공급과 유지 효과가 뛰어나 미스트를 뿌린 듯 청량하고, 촉촉하면서 윤기 있는 광채 피부를 연출할 수 있다. 특히 좋은 점은 화장이 간편하고, 수정 메이크업에도 들뜸 없이 가볍게 밀착된다는 것! 아이 밤, 모공 밤 등과 블랜딩하거나 하이라이터, 컨실러 등과 섞어 발라도 효과적이다. 그래서 나는 백스테이지에서 많은 모델들의 메이크업을 짧은 시간 안에 소화해야 할 때, 긴박하게 진행되는 촬영 현장에서 요긴하게 사용하고 있다. 메이크업이 서툴거나 바쁜 여성들에게는 정말 '완소 아이템'이 될 것 같다.

BEST 2
헤라 '알케미 퍼펙트 페이스 키트'

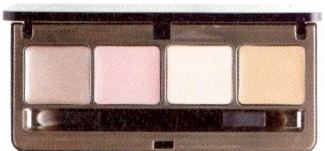

'4-in-1 제품'으로 하이라이터+아이 밤+모공 밤+컨실러 4가지를 모두 모아놓은 키트다. 이 제품 하나로 결점을 커버하고 매끄러운 피부를 연출할 수 있으니 단연 추천할 만한 제품!

모공 밤은 모공을 메우고 파운데이션을 잘 밀착되게 해 피부 결을 부드럽게 해주고, 아이 밤은 칙칙해진 눈가를 촉촉하게 밝혀준다. 컨실러는 피부 결점 부분에 살짝 찍어 누르듯 발라주면 되고, 하이라이터를 T존과 C존, 턱, 인중 등에 바르면 피부 윤곽을 살려준다. 메이크업 베이스 등을 생략하고 모공 밤과 컨실러를 파운데이션과 블랜딩해 사용해도 피부가 예쁘게 표현되는 사랑스러운 제품이다.

BEST 3
나폴레옹 페르디 '라이트 패트롤 루미나이저 팔레트'

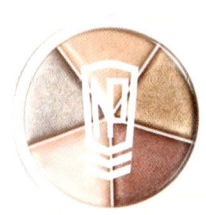

나폴레옹 페르디는 색조 제품이 다양한 브랜드다. 아직 정식 수입이 되지 않고 있어 종종 출장갈 때 사오거나 지인들이 사다주는 경우가 많다. 나는 그중 아이 베이스 제품인 이 제품을 즐겨 사용한다. 아이 메이크업을 할 때 베이스로 사용하면 이후에 어떤 컬러를 표현하더라도 선명하게 연출되는 고마운 제품이다. 광고 촬영 시 컬러를 좀 더 정확하게 살리고 싶을 때 아이 베이스는 물론 립 베이스로 사용하기도 한다. 피부색이 조금 노랗거나 까무잡잡해서 색조 화장이 잘 표현되지 않는다면 이 제품을 추천한다. 내 피부에 화사한 컬러가 피어나는 걸 볼 수 있을 것이다.

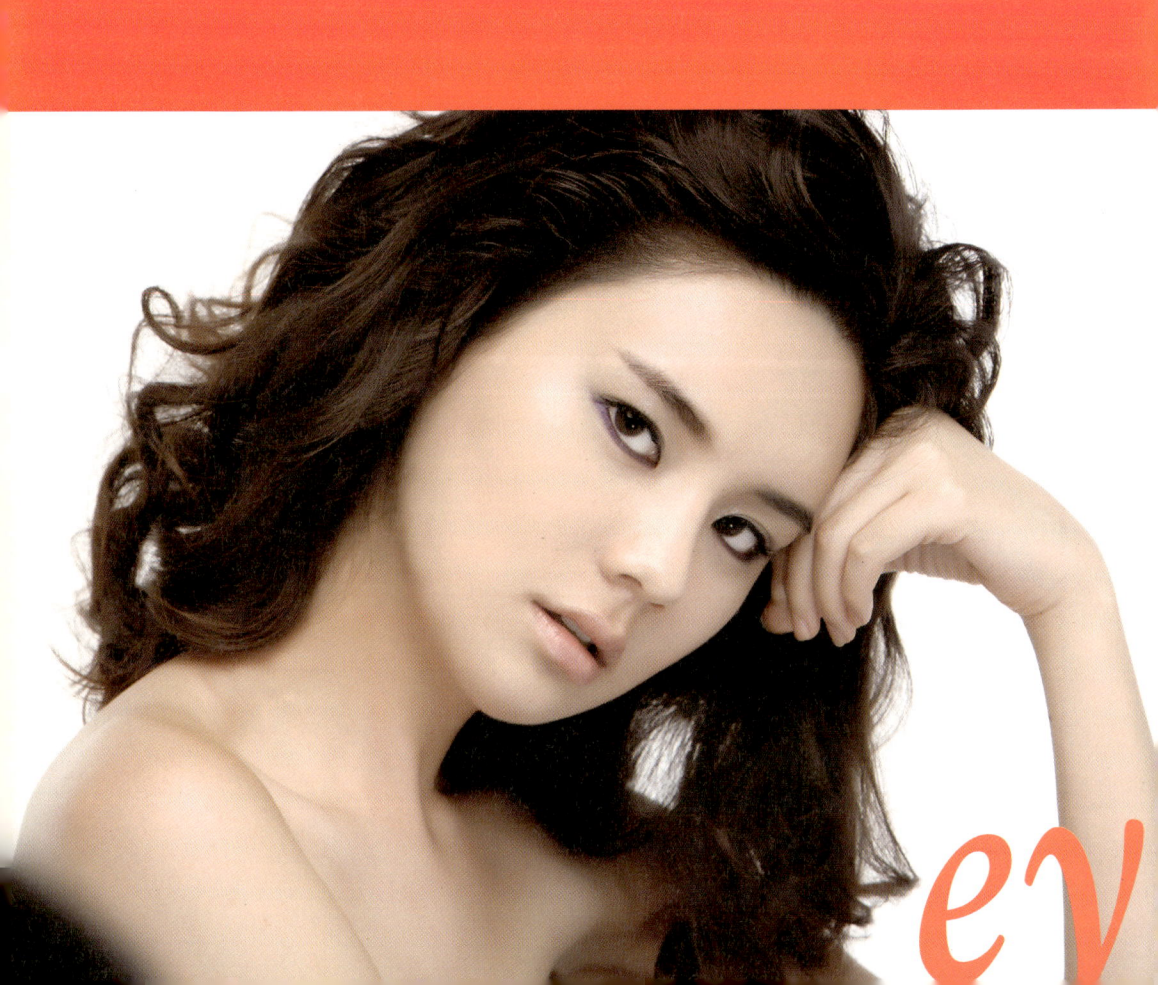

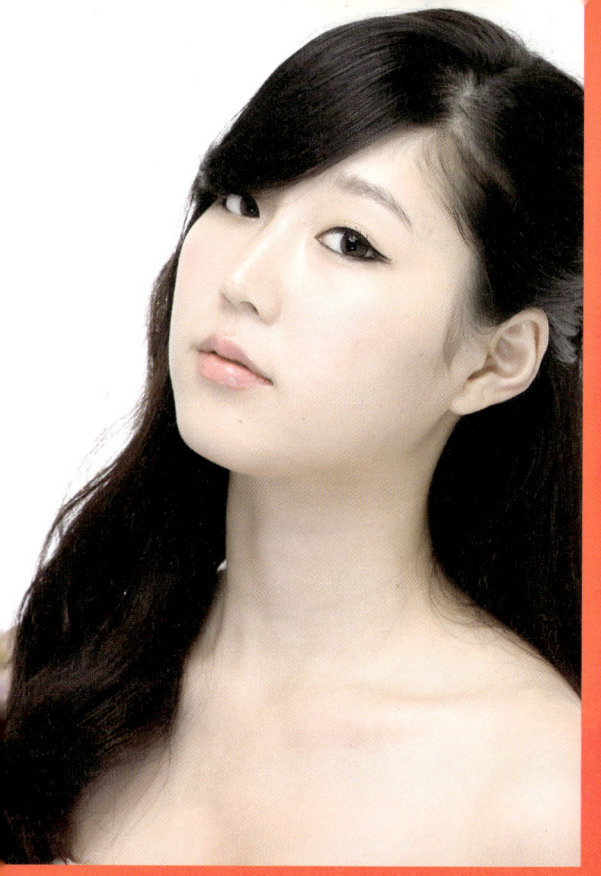

Chapter 10:

섹시 시크 도발

글램브론즈 가을에 풍기는 그윽한 여인의 향기
듀얼홀릭 단 두 가지 컬러로 신비스럽게
오렌지 레볼루션 통통튀는 매력, 강렬한 오렌지 컬러의 향연
업투라인 라인 2개로 표현하는 스폐셜 메이크업 Ⅰ
언더투라인 라인 2개로 표현하는 스폐셜 메이크업 Ⅱ
스머징라인 때로는 나도 나만의 메이크업 아티스트!
물고기라인 살아 펄떡이는 날렵함과 상쾌함을 느끼고 싶다면

ARTIST ESSAY - 5
스모키에 대하여…

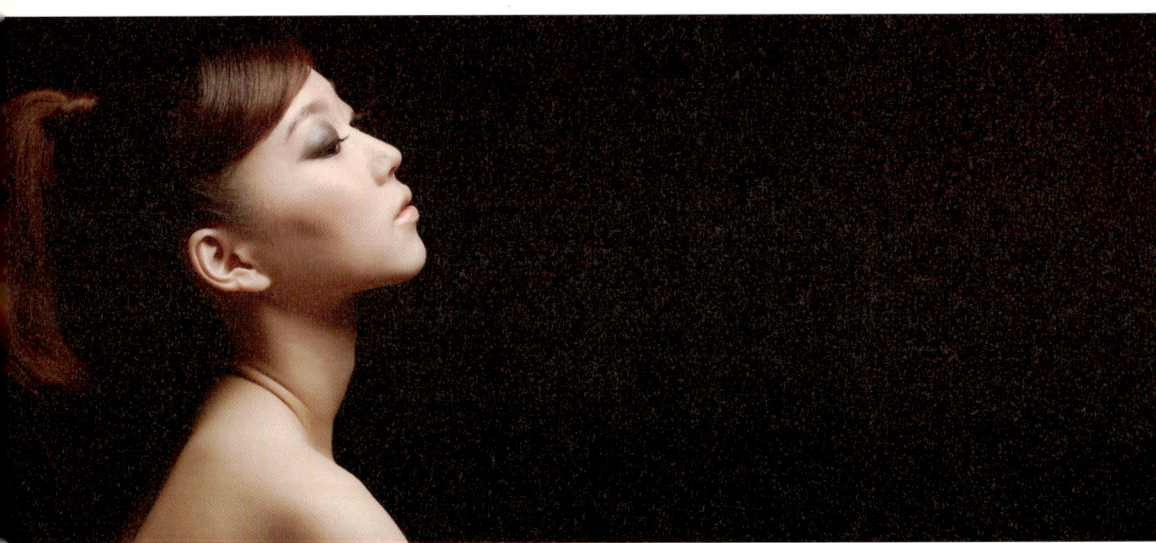

많은 여성들이 얼굴 골격이 뚜렷해 깊이가 느껴지는 서양인들의 눈매를 아름답다고 생각한다. 일단 서양인들은 이목구비가 뚜렷하고, 태어날 때부터 필수 옵션인 쌍꺼풀은 물론 자연산 앞트임(!)이 되어 있다. 또 솟은 눈썹뼈에 대비되어 깊이 있는 눈매와 컬러 렌즈를 낀 것 같은 눈동자는 신비로움마저 느끼게 한다.

이처럼 서양인들은 메이크업을 하지 않아도 예쁜 눈을 가지고 있다. 원래도 예쁘지만, 참 얄밉게도 메이크업을 하고 나면 더 예뻐진다. 한마디로 메이크업이 잘 받는 눈이라고 할 수 있는데, 몇 번의 터치만으로도 금세 눈매가 돋보인다. 동양인들이 소화하기 쉽지 않은 비비드한 컬러나 네온 컬러를 시도하더라도 눈동자나 하얀 피부 등과 오묘하게 잘 어우러지는 편이다. 가장 신기한 것은 눈에 보이는 아이섀도 컬러 그대로 뚜렷하고 화사하게 발색된다는 점이다. 사실 동양인의 눈은 아이섀도를 포함한 색조 화장품의 컬러가 제대로 드러나지 않는 경우가 많다.

언젠가 북유럽 모델들과 작업했을 때의 충격(?)을 잊을 수 없다. '이렇게 쉽게 메이크업을 해도 되는구나' 하는 생각이 들 만큼 단시간에 풀메이크업을 완성할 수 있었다. 이목구비가 또렷해서 아이섀도 컬러 발색이 아주 선명하고 멋지게 드러났다. 새하얗고 깨끗한 피부에 피어난 꽃처럼 예뻐서 메이크업 아티스트로서 뿌듯한 기분마저 들었다.

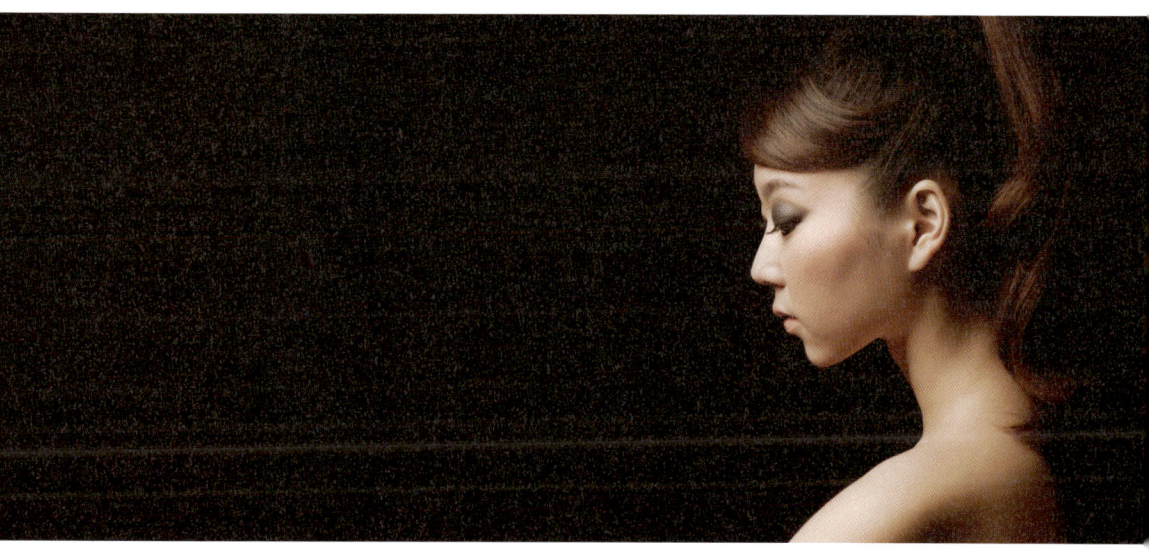

그렇다면 아시아인들은 모두 할리우드 배우 스칼렛 요한슨이나 키이라 나이틀리처럼 고혹적인 이목구비를 워너비하며 살아야 할까? 그렇지 않다. 당연히 그들이 우리의 기준이 될 필요는 없다. 서양에서는 우리와 반대로 동양인들의 아름다움을 신비롭게 여기지 않던가. 메이크업 아티스트로서, 나는 우리나라 여성들의 아름다움에 대해 이미 너무나 잘 알고 있다.

우리나라 여성의 눈은 심플하고 미니멀한 메이크업을 할 때 섹시하고 세련된 느낌이 있다. 블랙이나 그레이처럼 톤 다운된, 흔히 '시크하다'고 말하는 컬러는 단연 우리나라 여성들에게 더 잘 어울린다. 이러한 컬러만큼은 서양인들보다 동양인의 눈에 훨씬 에지 있게 녹아들곤 했다.

우리나라 여성들은 자신의 눈매가 좀 더 커 보이고 뚜렷해 보이도록 연출하는 방법에 관심이 높다. 눈매를 가장 돋보이게 연출해주는 도구로 아이라이너와 마스카라를 꼽을 수 있는데, 우리나라 여성들은 특히 이 둘을 활용하는 테크닉이 정말 뛰어나다. 실제로도 업계에서는 아이라이너와 마스카라의 구매율이 계속 상승하고 있다.

그러나 욕심이 지나쳐 서양인처럼 크고 뚜렷한 눈매를 만들기 위해 과장된 화장법을 택하는 경우가 있는데, 이러한 실수는 피해야 한다. 예를 들어 눈매를 강조하기 위해 무작정 선명한 컬러를 쓰는 경우가 있는데, 오히려 눈이 작아 보이고 촌스러울 확률이 높다. 이보다는 간결한 선을 강조해 심플한 메이크업을 하는 편이 훨씬 아름답다. 동양인의 눈매는 가벼운 음영을 주어 아이라이너나 마스카라의 디테일만으로 충분히 매력을 어필할 수 있는 장점이 있다.

눈두덩이 부어 보이거나, 툭 튀어나왔거나, 잘 드러나지 않아 억울한 속쌍꺼풀, 또는 홑꺼풀, 평면적이고 어딘가 심심한 눈… 이런 눈 때문에 콤플렉스를 갖고 있을 수도 있다. 하지만 어딘가 <u>투박한 듯, 소박한 매력은 반대로 말해 메이크업을 통해 더욱 드라마틱하게 표현할 수 있는 여지가 상당하다는 뜻이다.</u>

이번 장에서는 드라마틱한 눈매를 연출하는 섹시하고 시크하며 도발적인 아이 메이크업에 대해 집중 해부하고자 한다. 아이 메이크업에서 빼놓을 수 없는 스모키 메이크업부터 강렬한 컬러 사용법까지, 집중 마스터해보자.

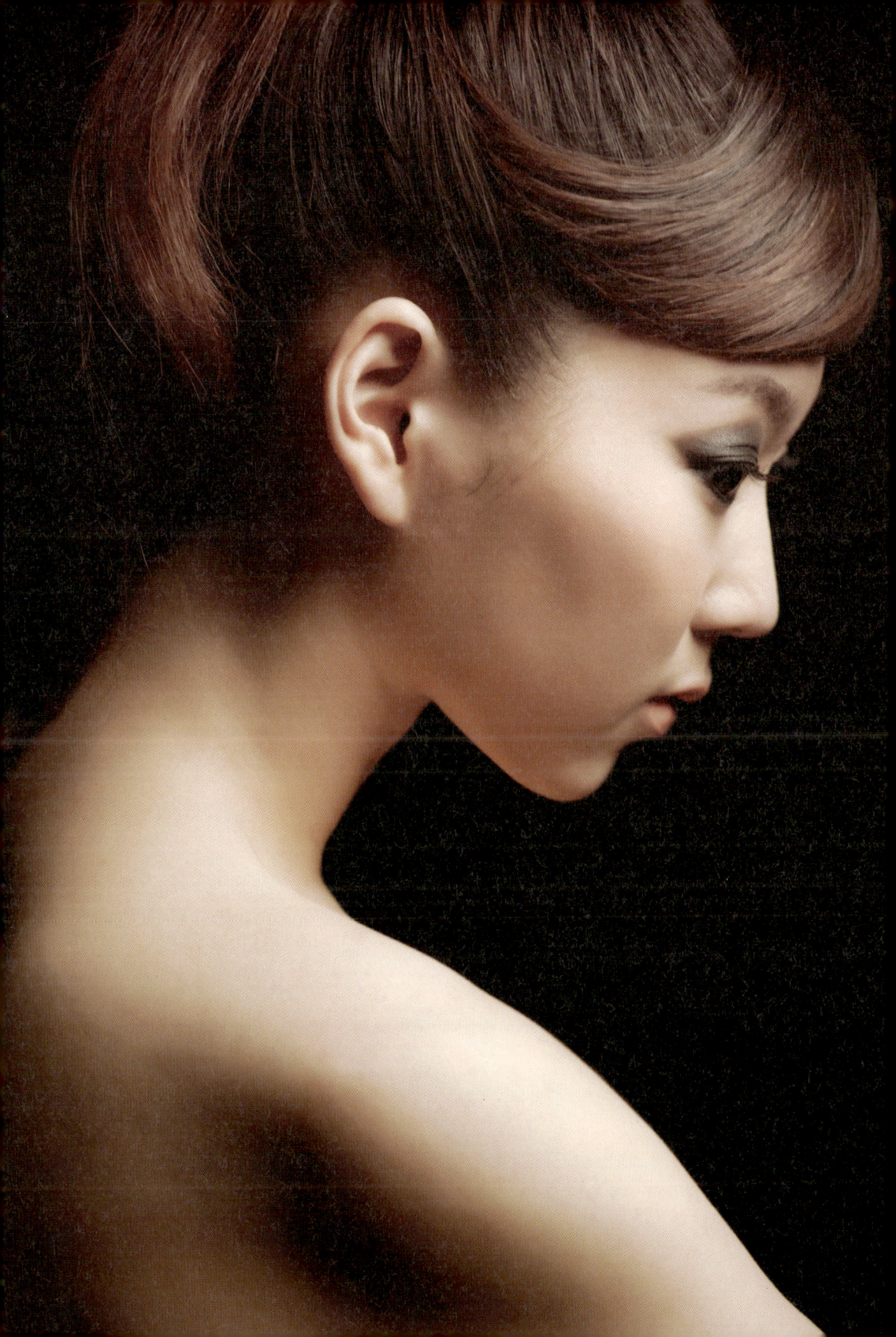

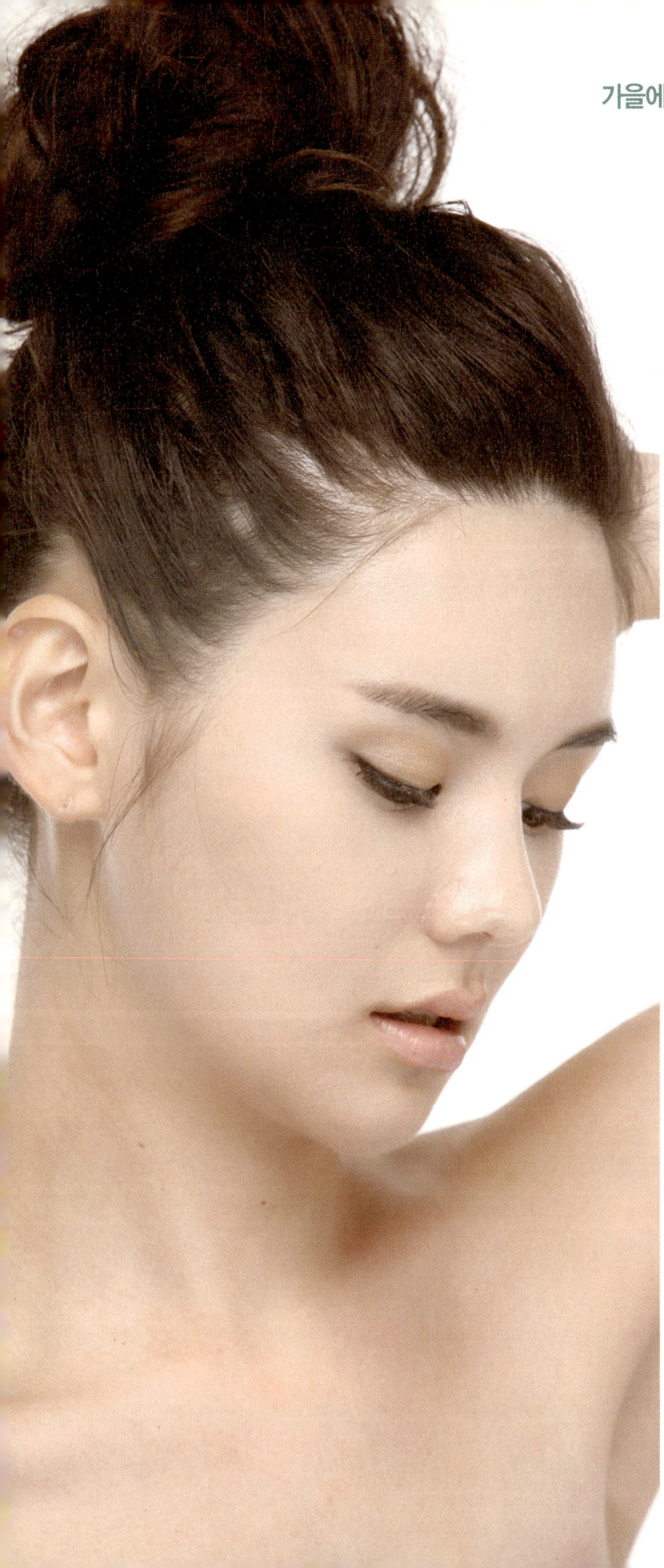

가을에 풍기는 그윽한 여인의 향기,
글램브론즈

잘 고른 아이섀도 컬러 하나면 쉽고 간단하게 예쁜 아이 메이크업을 할 수 있다. 골드 컬러와 구릿빛 컬러가 섞인 듯한 브론즈 컬러는 동양인의 피부톤에 무척 잘 어울릴 뿐 아니라, 볼륨감이 있어 그윽하고 여성스러우면서도 세련되어 보인다. 데일리 메이크업으로도 유용한 글램브론즈로 가을날 여인의 향기를 풍겨보자.

ITEM

A. 젤 아이라이너
워터프루프 멀티 젤과 파우더 아이라이너가 번짐 없이 크고 선명한 눈매를 만들어주는 믹스&매치 아이라이너 – 라네즈 멀티 셰이핑 아이라이너-젤 앤 파우더 라이너

B. 펜슬 아이라이너
부드럽게 그려지면서 번지지 않는 아이라이너 펜슬 – 헤라 아이 디자이너 펜슬 펄리 브라운

C. 아이섀도
오묘하고 아름다운 눈매를 선사하는 완벽한 컬러 하모니의 4색 아이섀도 – 헤라 섀도홀릭 4D 6호 캐시미어 브라운

D. 마스카라
12시간 지속되는 풍성하고 환상적인 컬링과 리치 블랙 컬러가 선명하고 깊이감 있는 눈매를 연출해주는 마스카라 – 헤라 리치 컬링 마스카라

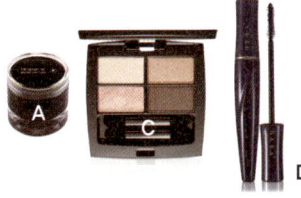

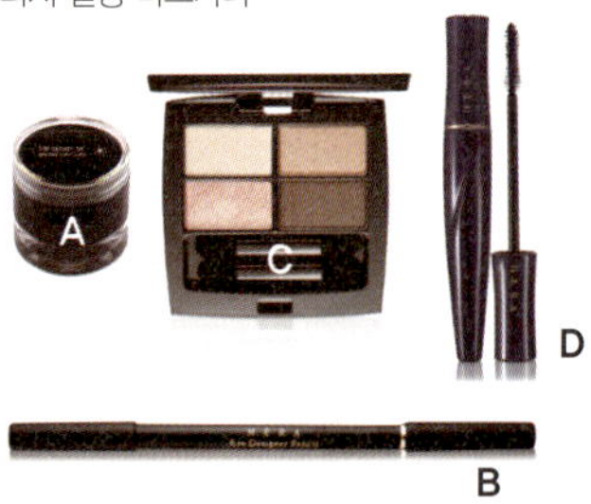

스타일 아이즈 **STYLE EYES**

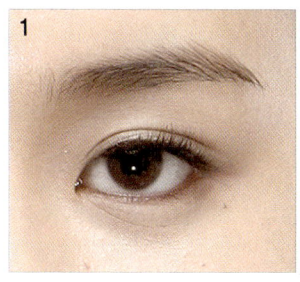

브라이트너와 아이 프라이머 등을 사용해 눈매를 깨끗하게 정돈한다.

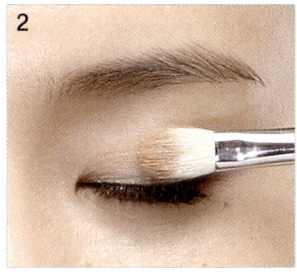

브론즈 컬러 섀도를 아이섀도 브러시를 활용해 눈두덩에 넓게 깔아준다.

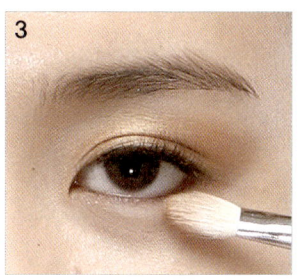

눈을 떴을 때 눈꼬리 부분이 모양을 잡을 수 있도록 신경 써서 터치해준다. 언더도 자연스럽게 연결되면 OK!

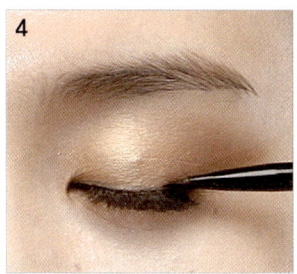

젤 아이라이너로 기본 아이라인을 그려준다.

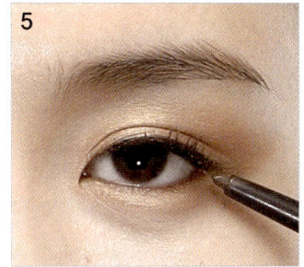

브라운 컬러의 펜슬 아이라이너로 언더라인 꼬리 부분을 채워준다.

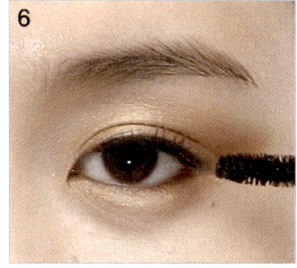

뷰러로 모양을 잡아준 후 컬링 마스카라로 속눈썹을 세심하게 빗어주듯 올린다.

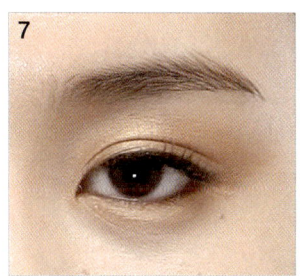

한 가지 컬러의 섀도와 아이라인만으로도 그윽한 여인의 눈매 완성!

단 2가지 컬러로 신비스럽게
듀얼홀릭

가장 간단하게 눈매에 포인트를 줄 수 있는 건 사실 '컬러'다. 그런데 컬러는 꼭 아이섀도로만 표현해야 할까? 그런 고정관념은 이제 버리자! 컬러 아이라이너 하나만 있으면 충분히 매혹적인 스타일을 만들어낼 수 있다. 신비스럽고 매력적인 보랏빛 아이라이너로 손쉽게 변신을 시도해보자.

TIP
튀지 않고 오묘한 컬러로 변신!
컬러 아이라인이 너무 튀어 부담스럽다면, 같은 계통의 딥한 컬러 아이섀도를 위에 덧발라주자. 오묘하고 아름다운 컬러를 연출할 수 있다.

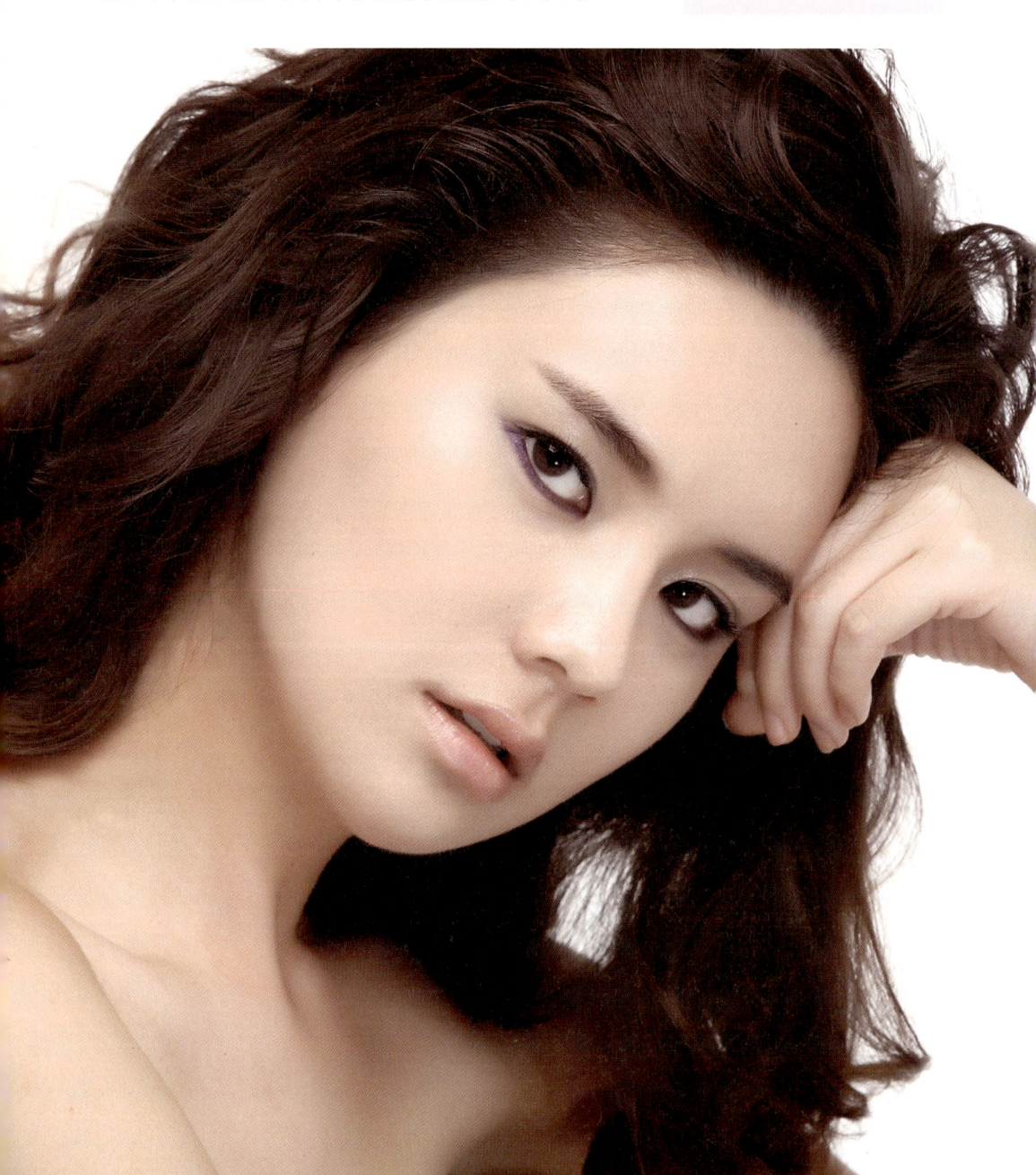

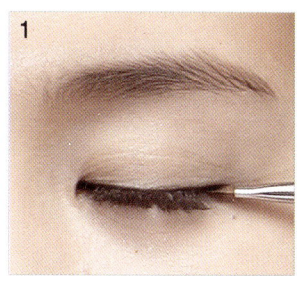

1
브라이트너와 아이 프라이머 등을 사용해 눈매를 깨끗하게 정돈한 뒤, 젤 아이라이너로 기본 아이라인을 그려준다.

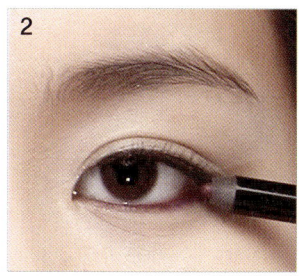

2
퍼플 컬러 아이라이너로 기본 언더라인을 눈 앞머리부터 꼬리까지, 점막을 꼼꼼하게 채워 그려준다. 의식해서 두껍게 그리면 어색해지기 쉬우니 주의!

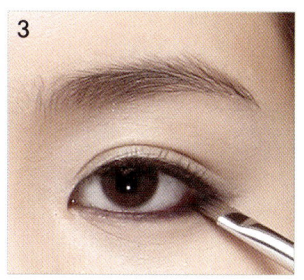

3
딥한 컬러의 퍼플 아이섀도와 블랙 네이비 아이섀도를 믹스해 언더라인 위에 덮어 그린다.

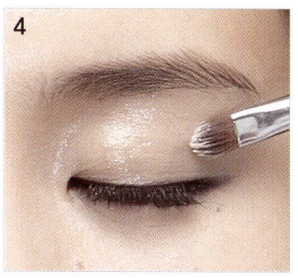

4
바세린이나 투명 글로스를 눈두덩에 얹어 볼륨감을 표현해준다.

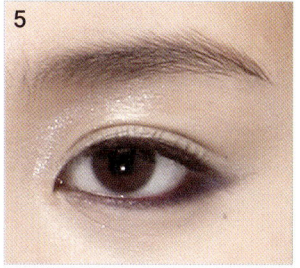

5
퍼플 + 블랙 컬러의 조합이 매력적으로 표현됐다면 OK!

TIP
볼륨감도 좋지만, 번지면 도루묵~
투명 립글로스는 눈두덩에 가볍게 얹어주면 여느 아이섀도 못지않은 볼륨 효과를 낸다. 바세린도 충분히 활용 가능! 단 아이라이너 바로 위에 바르면 눈을 뜨고 감을 때마다 번질 위험이 있으니 약간 간격을 두고 발라주자.

ITEM

A. 젤 아이라이너
워터프루프 멀티 젤과 파우더 아이라이너가 번짐 없이 크고 선명한 눈매를 만들어주는 믹스&매치 아이라이너 – 라네즈 멀티 셰이핑 아이라이너–젤 앤 파우더 라이너

B. 펜슬 아이라이너
풍부한 피그먼트를 가진 스모키 전용 아이라이너 펜슬 – 메이크업포에버 아쿠아아이즈 no.11L

C. 아이섀도
오묘하고 아름다운 눈매를 선사하는 완벽한 컬러 하모니의 4색 아이섀도 – 헤라 섀도홀릭 4D 7호 블랙 네이비

D. 투명 글로스
입술을 촉촉하고 부드럽게 케어해주는 내추럴 글로스 – 헤라 립 케어 글로스

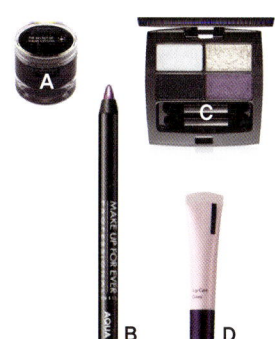

통통튀는 매력, 강렬한 오렌지 컬러의 향연
오렌지 레볼루션

상큼하고 발랄해 통통튀면서도 섹시한, 다른 컬러는 품지 못한 매력을 갖고 있지만 다소 강렬한 느낌 때문에 쉽게 도전하기 어려운 오렌지 컬러. 다크 브라운 컬러로 바탕을 잡아주면 오렌지 컬러의 상큼하고 강렬한 멋은 살리되, 눈만 동동 떠 보이는 불상사를 방지할 수 있다. 브라운 컬러의 도움을 받아 상큼하고 강렬한 오렌지 컬러의 향연을 기대하자!

ITEM

A. 젤 아이라이너
워터프루프 멀티 젤과 파우더 아이라이너가 번짐 없이 크고 선명한 눈매를 만들어주는 믹스&매치 아이라이너 – 라네즈 멀티 쉐이핑 아이라이너-젤 앤 파우더 라이너

B. 펜슬 아이라이너
부드럽게 그려지면서 번지지 않는 아이라이너 펜슬 – 헤라 아이 디자이너 펜슬

C. 아이쉐도
❶ 눈매를 은은하고 그윽하게 밝혀주는 섬세한 컬러 하모니의 5색 아이쉐도 – 나폴레옹 페르디 라이트 패트롤 루미나이저 팔레트 브론즈

❷ 섬세한 펄감과 화사한 컬러가 눈가에 부드럽게 밀착되어 실키한 마무리감과 탁월한 지속력을 주는 크림 타입 아이쉐도 – 에스쁘아 실키핏 크림 아이쉐도

❸ 오묘하고 아름다운 눈매를 선사하는 완벽한 컬러 하모니의 4색 아이쉐도 – 헤라 쉐도홀릭 4D 6호 블랙 카카오

D. 마스카라
12시간 지속되는 풍성하고 환상적인 컬링과 리치 블랙 컬러가 선명하고 깊이감 있는 눈매를 연출해주는 마스카라 – 헤라 리치 컬링 마스카라

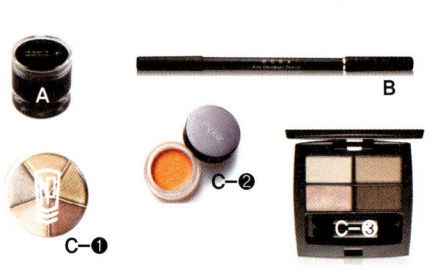

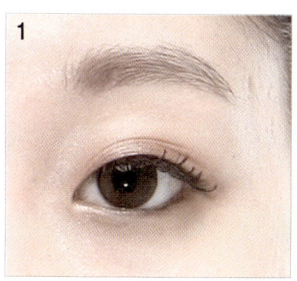 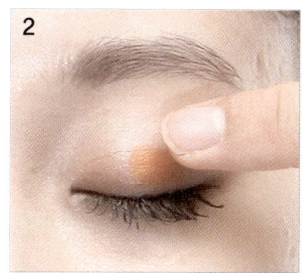 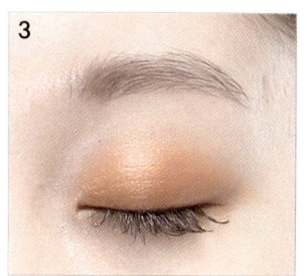

브론즈 빛으로 깨끗하게 정돈한 눈매에 베이스로 크림 타입 섀도를 발라준다.	오렌지 컬러의 크림 타입 섀도를 펼쳐 바른다. 베이스 섀도가 바탕이 돼 발색이 선명하게 살아난다.	이 정도의 두께감이 나올 수 있도록 펼쳐 바른다.

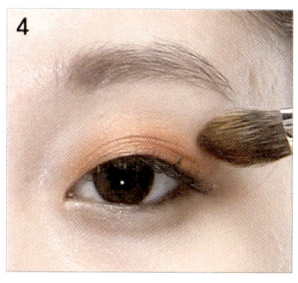 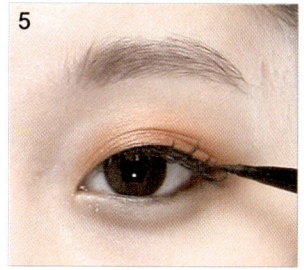 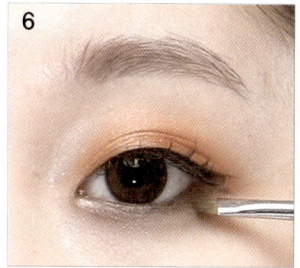

브러시로 경계를 없애줘 좀 더 자연스럽게 섀도를 표현한다. 다소 진한 색감의 섀도가 부담스러울 때 활용하면 좋은 팁.

젤 아이라이너로 기본 아이라인을 그려준다.

짙은 브라운 컬러의 섀도를 언더에 얇게 발라주되, 눈꼬리로 갈수록 진하게 표현한다.

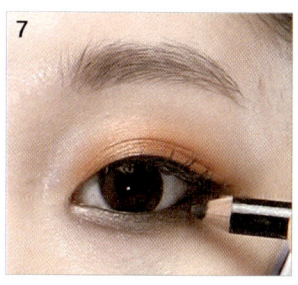 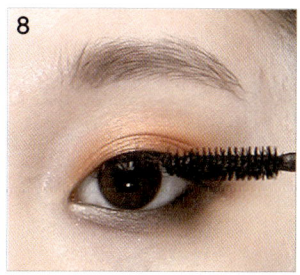 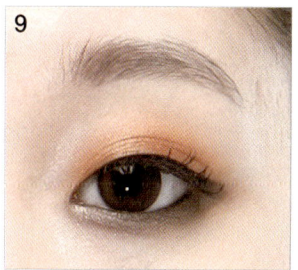

언더라인 점막을 펜슬 아이라이너를 활용해 꼼꼼하게 채운다.

뷰러로 모양을 잡아준 후 컬링 마스카라로 속눈썹을 세심하게 빗어주듯 올린다.

다크 브라운과 오렌지가 오묘하게 조화를 이뤘다면 완성!

라인 2개로 표현하는 스페셜 메이크업 Ⅰ,

업투라인

매일매일 그리는 아이라인이 식상하다면, 새로운 아이라인에 도전해보자. 이름하야 '업투라인!' 점막에 가깝게 한 번, 눈두덩에 한 번 딱 2개의 아이라인이면 OK! 화려한 컬러 없이도 라인 하나만으로 스페셜한 메이크업을 완성할 수 있다. 특별한 날 에지 있는 눈매를 완성하고 싶다면 강력 추천!

ITEM

A. 젤 아이라이너
워터프루프 멀티 젤과 파우더 아이라이너가 번짐 없이 크고 선명한 눈매를 만들어주는 믹스&매치 아이라이너 - 라네즈 멀티 셰이핑 아이라이너-젤 앤 파우더 라이너

B. 펜슬 아이라이너
부드럽게 그려지면서 번지지 않는 아이라이너 펜슬 - 헤라 아이 디자이너 펜슬

C. 마스카라
12시간 지속되는 풍성하고 환상적인 컬링과 리치 블랙 컬러가 선명하고 깊이감 있는 눈매를 연출해주는 마스카라 - 헤라 리치 컬링 마스카라

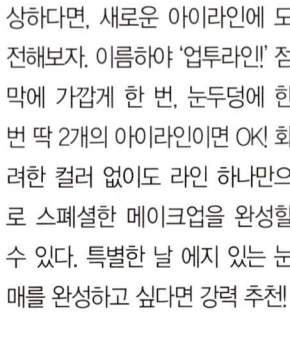

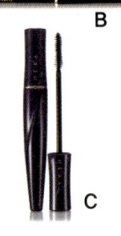

스타일 아이즈 STYLE EYES

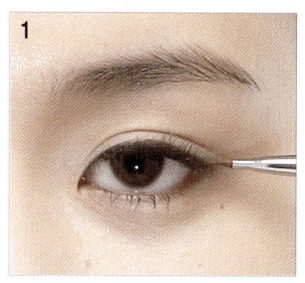
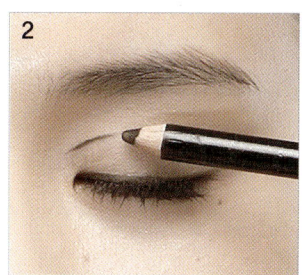
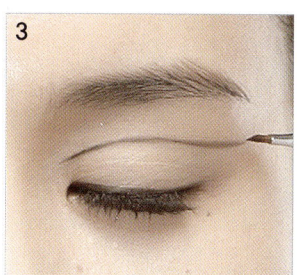

브라이트너와 아이 프라이머 등을 사용해 눈매를 깨끗하게 정돈한 뒤, 젤 아이라이너로 기본 아이라인을 그려준다.

펜슬 아이라이너로 눈 앞머리보다 살짝 앞에서 윗 아이라인을 잡아준다. 눈을 떴을 때 쌍커풀 바로 윗 부분에 라인이 잡힐 수 있도록 간격을 잡아 줘야 한다.

라인이 두꺼워지지 않도록 주의하면서 브러시로 꼬리부분까지 유연하게 이어준다.

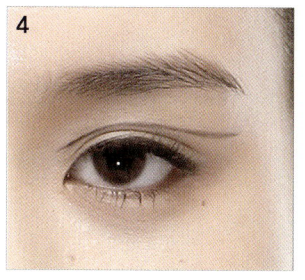
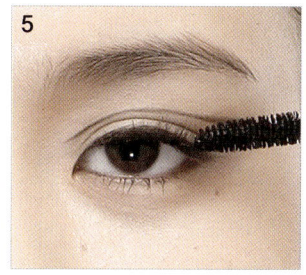
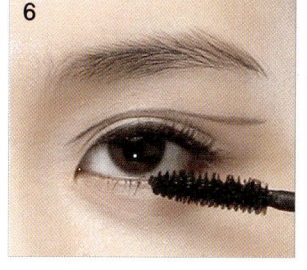

눈을 떴을 때 눈동자 가운데와 완만하게 맞물릴 수 있도록 윗 아이라인을 부드럽게 둥글리는 게 포인트! 끝 부분은 눈썹 끝에 맞춘다.

뷰러로 모양을 잡아준 후 컬링 마스카라로 속눈썹을 세심하게 빗어주듯 올린다.

아래 속눈썹 역시 꼼꼼하게 빗어준다.

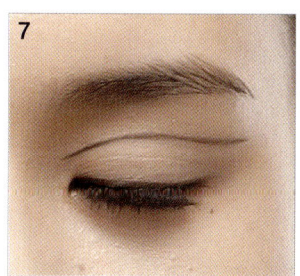

선명한 두 개의 아이라인으로 눈매가 커 보이면서도 포인트가 된다.

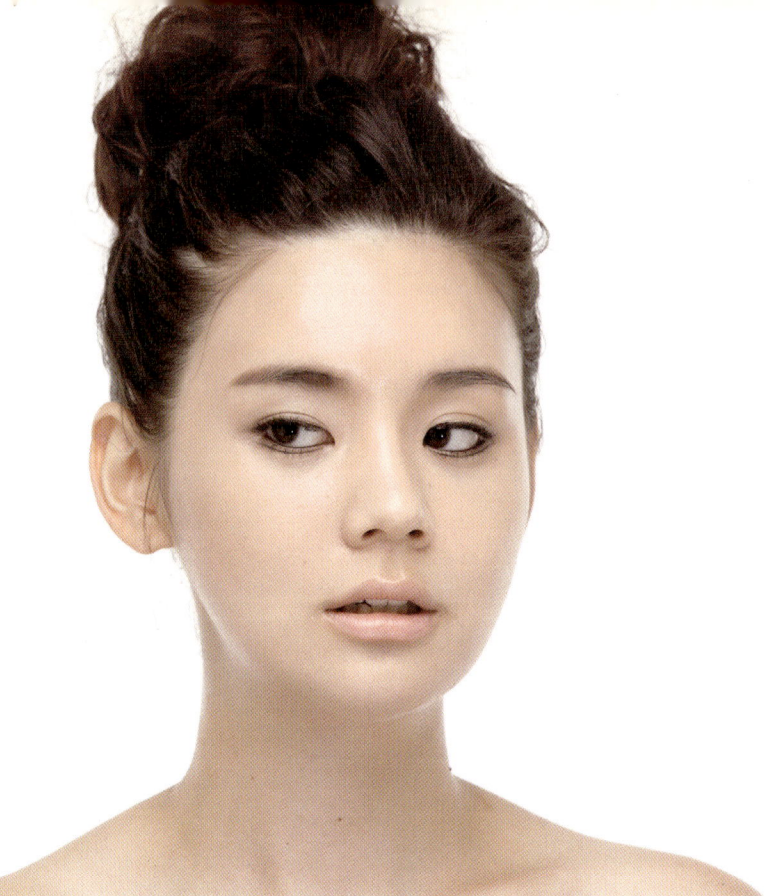

라인 2개로 표현하는 스페셜 메이크업 II,
언더투라인

업투라인을 마스터했다면, 이번엔 '언더투라인' 차례. 말 그대로 윗 아이라인이 아니라 언더라인에 아이라인을 하나 더 그려주는 메이크업이다. 크고 또렷해 보이면서도, 스페셜한 눈매를 표현하고 싶다면 주목하자. 업투라인보다 좀 더 실용적으로 활용할 수 있으니 시.선.집.중!

ITEM

A. 젤 아이라이너
워터프루프 멀티 젤과 파우더 아이라이너가 번짐 없이 크고 선명한 눈매를 만들어주는 믹스&매치 아이라이너 – 라네즈 멀티 셰이핑 아이라이너–젤 앤 파우더 라이너

B. 펜슬 아이라이너
부드럽게 그려지면서 번지지 않는 아이라이너 펜슬 – 헤라 아이 디자이너 펜슬

C. 마스카라
12시간 지속되는 풍성하고 환상적인 컬링과 리치 블랙 컬러가 선명하고 깊이감 있는 눈매를 연출해주는 마스카라 – 헤라 리치 컬링 마스카라

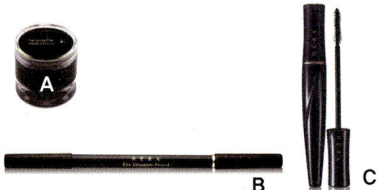

스타일 아이즈 STYLE EYES

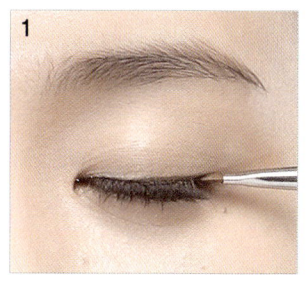

브라이트너와 아이 프라이머 등을 사용해 눈매를 깨끗하게 정돈한 뒤, 젤 아이라이너로 기본 아이라인을 그려준다.

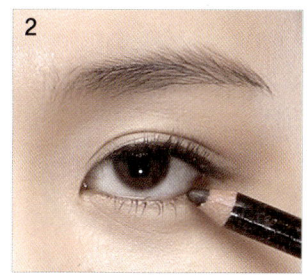

펜슬 아이라이너로 기본 언더라인을 꼼꼼하게 그려준다.

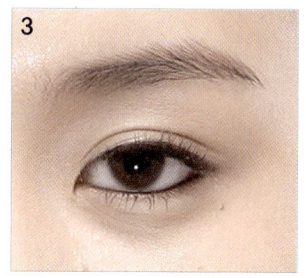

아이라인과 언더라인으로 또렷하고 깔끔하게 눈매가 잡혔다.

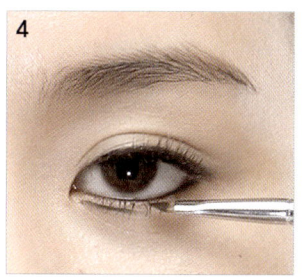

젤 아이라이너로 언더 속눈썹이 끝나는 부분에 라인을 잡아준다.

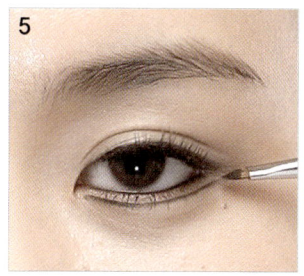

이어서 눈꼬리까지 가볍게 빼준다. 라인은 눈꼬리가 끝나는 지점에 맞추면 자연스럽다.

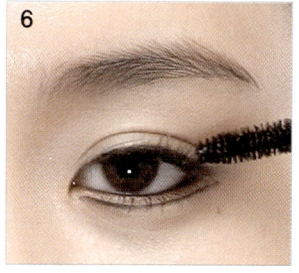

뷰러로 모양을 잡아준 후 컬링 마스카라를 세워 속눈썹을 세심하게 빗어주듯 올린다.

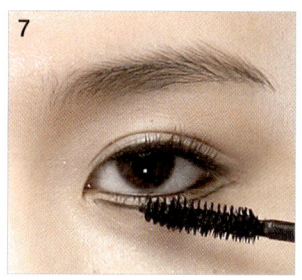

아래 속눈썹 역시 꼼꼼하게 빗어준다.

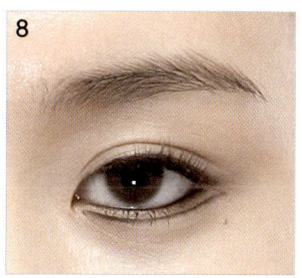

선명한 두 개의 아이라인으로 눈매가 커 보이면서도 포인트가 된다.

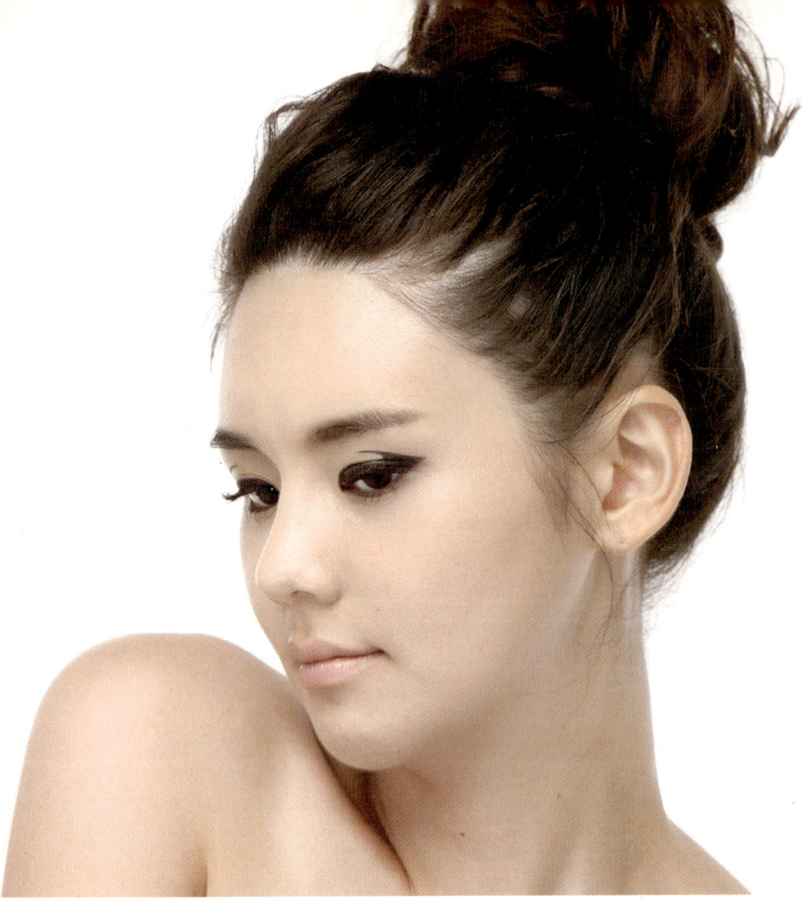

때로는 나도 나만의 메이크업 아티스트!
스머징라인

'왜 아이라인은 꼭 일자여야 하지?' 이런 생각을 한 번이라도 해본 적 있다면, 당신 안에 메이크업 아티스트의 자질이 숨 쉬고 있는 건지도 모른다. 어색하지나 않을까, 남들보다 너무 튀어 보이는 건 아닐까 걱정스럽더라도 한 번 시도해보라. 특별한 날, 강렬한 포인트가 되는 눈매를 만들고 싶다면 도전해볼 만한 가치가 충분한 아이라인이다. 생각보다 그리기도 쉽다!

ITEM

A. 젤 아이라이너
워터프루프 멀티 젤과 파우더 아이라이너가 번짐 없이 크고 선명한 눈매를 만들어주는 믹스&매치 아이라이너 - 라네즈 멀티 셰이핑 아이라이너-젤 앤 파우더 라이너

B. 마스카라
12시간 지속되는 풍성하고 환상적인 컬링과 리치 블랙 컬러가 선명하고 깊이감 있는 눈매를 연출해주는 마스카라 - 헤라 리치 컬링 마스카라

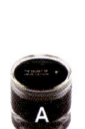
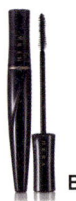

STYLE EYES

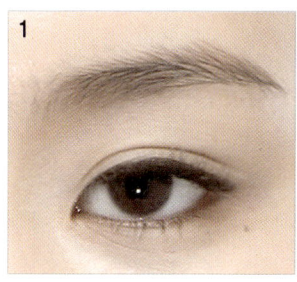

1
브라이트너와 아이 프라이머 등을 사용해 눈매를 깨끗하게 정돈해준다.

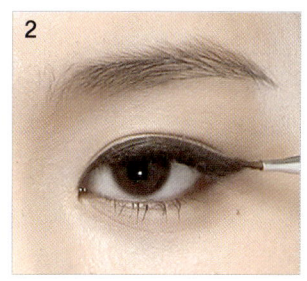

2
젤 아이라이너로 기본 라인을 다소 두껍게 그려준다. 눈꼬리 부분이 사다리꼴 모양으로 끝날 수 있도록 신경 써 그린다.

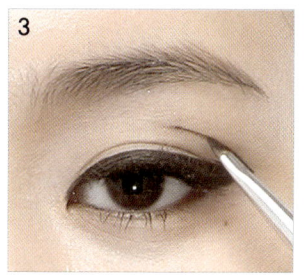

3
윗 라인의 기준이 되는 기준선을 앞쪽으로 날렵하게 빼준다. 눈동자를 살짝 침범할 길이면 OK!

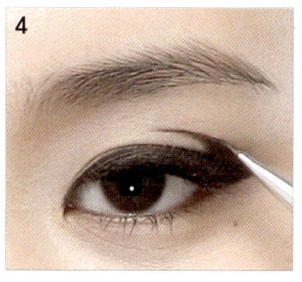

4
기준선과 아이라인 사이를 부드럽게 메꿔준다.

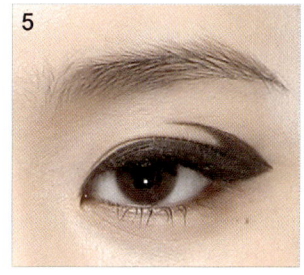

5
눈을 떴을 때 기본 아이라인과 윗 아이라인이 매끄럽게 연결되어야 한다.

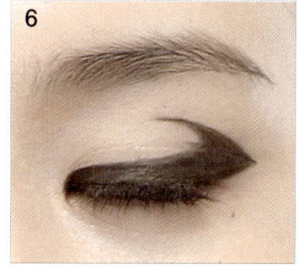

6
모 스포츠 브랜드의 로고를 그리듯 손목의 스냅을 이용해 부드럽게 채워주는 게 포인트!

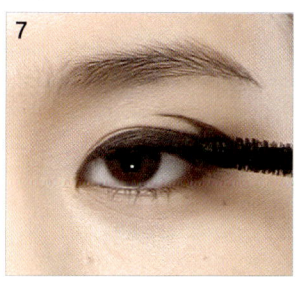

7
뷰러로 모양을 잡아준 후 컬링 마스카라를 세워 속눈썹을 세심하게 빗어주듯 올린다.

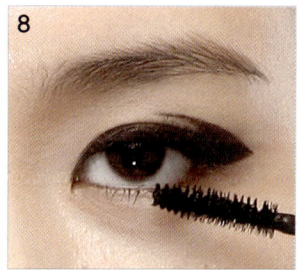

8
아래 속눈썹 역시 꼼꼼하게 빗어주면 완성!

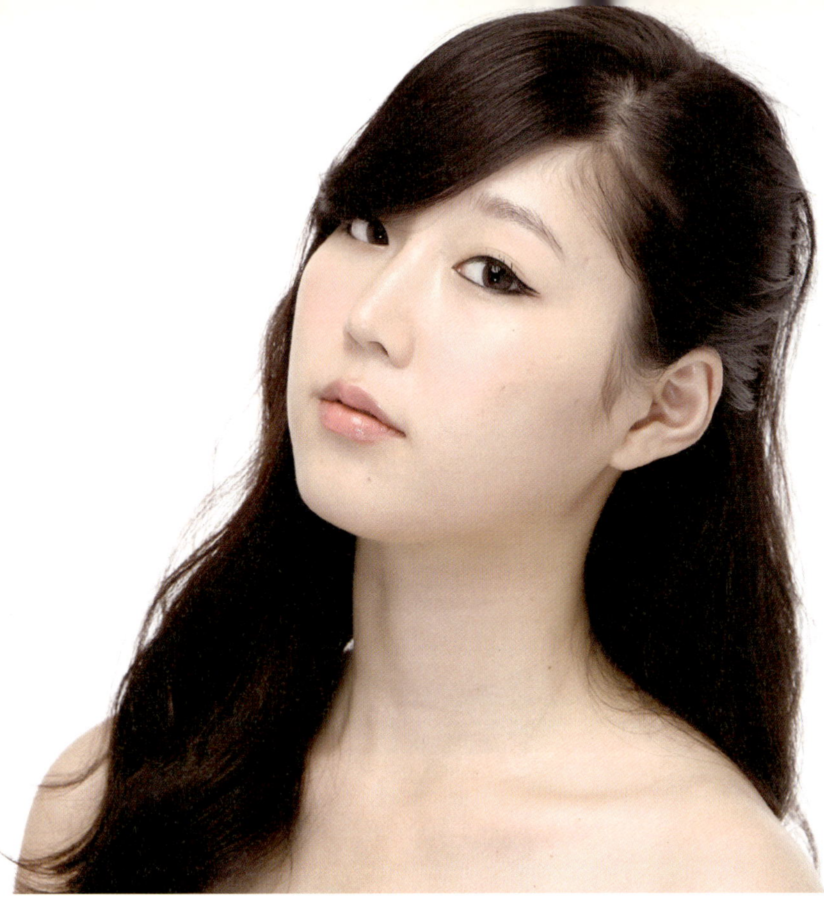

살아 펄떡이는 날렵함과
상쾌함을 느끼고 싶다면
물고기라인

아이라인의 매력은 누가 뭐래도 샤프한 눈매를 만들어 주는 데 있다. 물고기라인은 그런 아이라인의 장점을 십분 드러내주는 메이크업이다. 물고기 지느러미처럼 완만하면서도 날렵한 곡선이 눈매를 시원하고 샤프하게, 그러면서도 또렷하게 만들어준다. 누구나 쉽고 부담없게 눈매를 변신시킬 수 있는 '핫 메이크업'이니, 부담없이 따라해보자.

ITEM

A. 리퀴드 아이라이너
번짐없이 지속되며 리치 블랙의 선명함으로 또렷한 눈매를 만들어주는 리퀴드 타입의 고선명 아이라이너 – 헤라 클리어 리퀴드 아이라이너

B. 젤 아이라이너
워터프루프 멀티 젤과 파우더 아이라이너가 번짐 없이 크고 선명한 눈매를 만들어주는 믹스&매치 아이라이너 – 라네즈 멀티 셰이핑 아이라이너-젤 앤 파우더 라이너

C. 마스카라
12시간 지속되는 풍성하고 환상적인 컬링과 리치 블랙 컬러가 선명하고 깊이감 있는 눈매를 연출해주는 마스카라 – 헤라 리치 컬링 마스카라

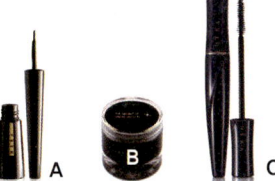

스타일 아이즈 STYLE EYES

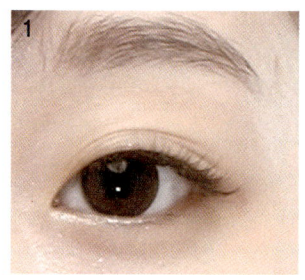

1. 브라이트너와 아이 프라이머 등을 사용해 눈매를 깨끗하게 정돈해준다.

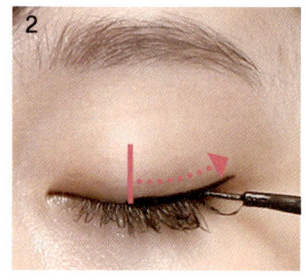

2. 리퀴드 아이라이너로 기본 아이라인을 그린다. 앞머리부터 그리지 말고 눈 중앙부터 먼저 그리면 쉽다.

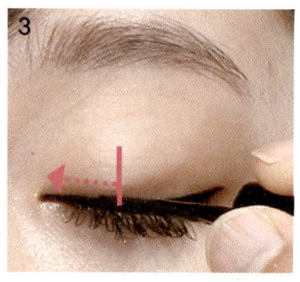

3. 앞트임 라인까지 아이라인을 날렵하게 빼준다.

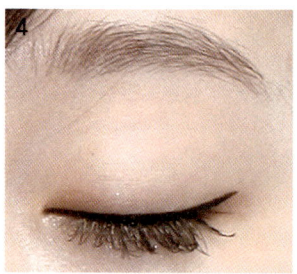

4. 깔끔한 기본 아이라인 완성! 날렵한 느낌을 주고 싶을 땐 리퀴드 아이라이너가 제격이다.

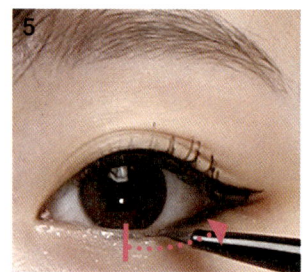

5. 젤 아이라이너를 활용해 눈 중앙부터 라인을 그려준다. 아이라인과 만나지 않도록, 눈꼬리에 결을 내주는 게 포인트!

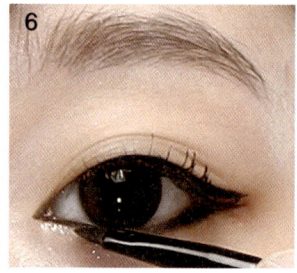

6. 앞트임 라인까지 언더라인을 날렵하게 빼준다.

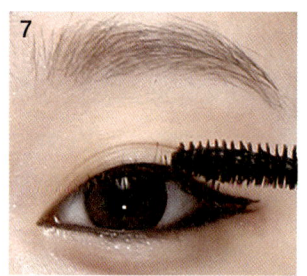

7. 뷰러로 모양을 잡아준 후 컬링 마스카라로 속눈썹을 세심하게 빗어주듯 올린다.

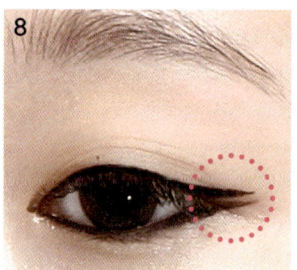

8. 앞트임 라인부터 뒷트임 라인까지, 물고기 지느러미처럼 부드럽고 유연한 라인이 완성됐다면 메이크업 끝!

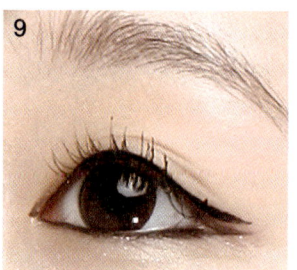

9. 뒷트임 라인이 서로 붙지 않도록 결을 내주는 게 핵심. 눈매가 날렵하면서도 시원해 보이는 효과를 준다.

―― *JINSU LEE'S SPECIAL TIP*

They
are pretty

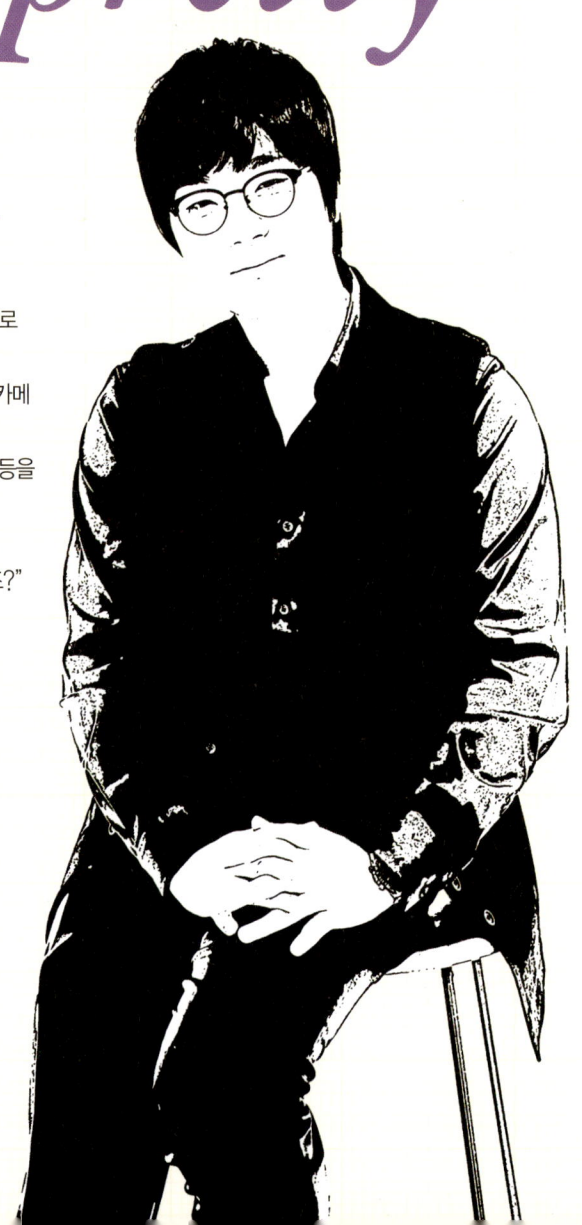

그녀들은 예뻤다

김태희, 신민아, 구은애……
헤라의 뮤즈들은 신비로운 매력과 아름다움으로
대중의 사랑을 받는다.
화보 속의 그녀들은 물론 아름답지만 실제로 카메
라 밖에서도 정말 그렇게 예쁜지,
성격은 어떤지, 평소 현장에서 태도는 어떤지 등을
궁금해하는 사람들이 많다.
나는 그런 질문을 받으면 꼭 이렇게 대답한다.
"정말 예쁜데, 성격까지 다들 좋아요. 이상하죠?"

김태희, 신민아, 구은애…
헤라의 뷰티 뮤즈와 함께한 이진수의 이야기

내가 아는 헤라의 모델 김태희(전 모델), 신민아, 구은애는 '역시 프로'라는 찬사가 아깝지 않은 사람들이다.

얼굴이 화끈거릴 정도로 뜨거운 조명 앞에서 몇 시간씩 미소를 짓고 여러 메이크업을 하고 지우는 과정을 반복하는 건 결코 쉽지 않은 일이다. 그럼에도 불구하고 여러 해 동안 한 브랜드의 뮤즈로서 함께 작업할 수 있었던 것은 그녀들의 좋은 자질, 즉 외모와 태도 모두를 포함한 아름다움 때문이었을 것이다.

화보는 거짓말을 할 수 있다. 리터칭과 후반 작업을 통과해 나온 결과물이기 때문이다. 하지만 촬영 현장은 다르다. 결국 여러 사람들과 함께 이뤄내는 것이기 때문에 '그 모델은 예쁜 얼굴만큼 좋은 사람은 아니더라'는 말이 충분히 나올 수도 있다. 나의 경우, 운이 좋기 때문인지 참 모델 복이 있다는 생각이 든다. 그녀들과 촬영하는 현장은 늘 즐거웠다.

톱의 위치에 있다는 건 그만큼 자기관리가 철저하다는 증거인 것 같다. 헤라의 뮤즈들을 보면 언제나 그 사실을 확인할 수 있다. 아름다움도 자기관리라는 것, 그리고 상대를 배려하는 좋은 태도와 긍정적인 자세까지도 아름다움의 영역에 포함된다는 것을 말이다. 대중의 사랑을 꾸준히 받을 수 있는 것은 그저 예쁜 얼굴 때문만이 아니다. 또한 이것은 아름답고자 노력하는 여성들에게 중요한 메시지이기도 하다. 빤한 이야기 같지만, 외모만큼 내면을 가꾸기 위해 노력해야 한다는 것.

주변을 밝은 에너지로 바꿀 줄 아는 사람들은 표정과 얼굴빛이 아름답다. 그리고 내가 만난 그녀들은 바로 그런 에너지를 갖고 사람들에게 감동을 주는 미인임에 분명했다.

얼굴도, 성격도 참 예쁜 김태희

2011년 여름 캠페인까지, 총 5년을 헤라와 함께한 태희 씨에 대한 기억은 '참 예쁘다'는 것. 외모만큼이나 성격도 예뻐서 더욱 기억에 남는 모델이다.

그녀는 뷰티 모델로서 장점이 참 많다. 어떤 콘셉트로 비주얼 촬영을 해도 태희 씨는 정말 예쁘다. 촬영장 스태프들이 모일 때마다 하는 얘기가 '그녀는 언제 봐도 참 예쁘다'는 것이었으니 말이다. 특히 헤라와 함께 일하고 있는 다미앙 뒤프렌느Damien Dufresne와 작업을 하는 날에는 영어도 수준급이라 농담을 주고받는 모습도 보곤 했다. 다미앙의 메이크업이 때론 다소 진하게 될 때도 있었지만, 그런 강렬한 메이크업도 태희 씨의 얼굴에 충분히 녹아들었던 것 같다.

그렇지만 개인적으로는 색조 메이크업을 했을 때보다 스킨케어 촬영을 할 때가 더 아름답다고 생각한다. 태희 씨의 좋은 피부 빛을 그대로 살리는 게 느낌이 더 좋기 때문이다.

화보 촬영이 끝나면 보통 다음 날 스튜디오 아트 디렉터, 리터칭 담당자와 함께 사진을 고른다. 거의 300컷이 넘는 사진들을 한 컷 한 컷 보는데, 태희 씨 사진을 고르는 일은 정말 어렵다. 너무 근사한 컷들이 많아서 최종 5컷까지 겨우 뽑아 두고는 또 한참을 더 고심하기도 한다. 그럼에도 불구하고 그녀는 정말 겸손하다. 빠듯한 일정으로 광고 촬영이 잡히면 다소 수척한 모습으로 촬영장에 오기도 했지만, 카메라 앞에 서 있을 때만큼은 피곤한 기색이 싹 사라지고 여신 광채를 빛냈다. 이런 일도 있었다. 드라마 〈아이리스〉 촬영 중에 광고 촬영을 진행한

적이 있었다. 손이 나오는 부분이 있어 네일 케어를 하던 중 손톱이 심하게 깨진 것을 발견했다. 그녀는 대수롭지 않다는 듯 액션신이 많아서 조금 다쳤다고 웃으며 말했는데, 연기에 대한 열정이 느껴져 더 아름다워 보였다. 또 한 번은 팬클럽 회장으로 보이는 팬이 촬영장에 놀러온 적이 있었다. 마치 오랜 친구를 만난 것처럼 환하게 반기며 살갑게 챙기는 모습에서 톱 여배우의 도도함이 아닌 푸근함과 소탈함을 느꼈다.

흔히 알려진 것과 같이 '지적이며 아름다운 여배우'의 타이틀에서 조금도 어긋나지 않는 태희 씨. 그녀는 외모도, 내면도 정말 '아름다운' 대한민국 톱 배우다.

건강하고 다양한 매력을 지닌 신민아

2011년 여름부터 헤라의 새로운 뮤즈가 된 신민아 씨는 표정이 늘 건강하다. 그녀의 좋은 피부와 균형 잡힌 몸매가 더욱 빛나는 이유는 긍정적이고 밝은 성격 때문인 것 같다.

민아 씨는 여느 프로 모델 못지않게 표정과 자세가 유연하며 완벽하다. 잡지 모델로 데뷔한 이력 때문인지 광고 시안을 잘 이해하고 최대치를 끄집어내, 우리가 흔히 말하는 'OK 컷'이 정말 많이 나오는 모델 중 하나다. 청순하고 깨끗한 이미지부터 섹시하고 신비로운 분위기까지, 다양한 매력을 발산하기 때문에 결과물은 늘 근사하다. 사진을 들여다볼 때마다 헤라의 뮤즈로 민아 씨를 초대하길 정말 잘했다는 생각이 든다.

또한 민아 씨는 언제나 쾌활해서 촬영장에 좋은 에너지를 듬뿍 쏟아준다. 사실 모델의 애티튜드란 촬영장 공기를 바꿔놓을 수 있기 때문에 정말 중요하다. 그러니 활달한 그녀와의 촬영이 기대되는 건 당연하다. 광고를 찍다 보면 예정 시간을 훌쩍 넘기는 경우가 많다. 촬영 분량이 많아지면서 약속된 시간이 지나면 자연스레 예민해지거나 날카로워지는 모델들도 있다. 그도 그럴 것이, 바쁜 셀러브리티들은 스케줄이 빡빡해서 다른 촬영에도 영향을 줄 수 있기 때문이다. 그러다보면 현장 스태프들이 전전긍긍하게 되는데, 민아 씨는 그런 내색이 전혀 없이 촬영 시간이 조금 지연되더라도 항상 밝은 표정으로 최선을 다하고, 현장 스태프들과도 친근하게 어울린다. 함께 일하는 사람들을 편안하게 해주는 능력이 대단한데, 아마도 배려심이 깊기 때문일 것이다.

새벽까지 이어지는 촬영이 끝나고, 스태프 한 명, 한 명과 사진을 찍는 모습을 보면 왜 민아 씨가 톱스타로 대중들의 사랑을 받는지 그 이유를 잘 알게 된다. 민아 씨는 앞으로도 헤라와 함께 할 작업이 많아 어떤 모습을 더 발견하게 될지 궁금해진다.

도화지 같은 그녀의 이름은 프로, 구은애

은애 씨는 헤라와 정말 오랜 시간 함께 일한 모델이다. 이만큼 헤라와 오래 호흡을 맞출 수 있는 것은 그녀가 뛰어난 모델이고, 또 이 일에 굉장한 애정을 가지고 있기 때문인 것 같다. 쉽지 않은 촬영 현장에서 열정적으로 애쓰는 그녀에게 나는 늘 고마움을 느낀다.

우리는 매거진이나 화보, 영상 촬영이 있을 때마다 현장에서 자주 만나는데, 촬영은 보통 낮부터 새벽까지 진행되곤 한다. 많이 피곤할 만한데도 카메라 앞에서 몰입도가 대단하며, 또 카메라 밖에서는 스태프들과 장난도 치면서 친하게 지낸다. 그동안 호흡을 자주 맞춰왔기 때문에 이제는 식구처럼, 한 팀이 된 것 같은 기분이다.

전문 모델인 그녀는 표정 하나하나가 시안과 거의 일치한다. 어떤 모습을 요구하든 금방 'A컷'을 뽑아낸다. 뷰티 화보를 워낙 많이 촬영해왔기 때문에 이제는 거의 달인(?)의 경지에 오른 것이 아닐까 싶다. 그만큼 은애 씨의 결과물은 확실하다.

메이크업 아티스트의 입장에서 그녀의 얼굴은 정말 좋은 도화지다. 메이크업에 따라 색다르고 상반된 분위기를 연출하기 때문이다. 은애 씨의 얼굴은 화장품의 컬러와 질감을 잘 살려내기 때문에, 원하는 분위기를 정확하게 얻어낼 수 있다. 그녀는 특히 입술이 매력적이다. 어떤 컬러를 발라도 아름답게 표현이 되고 굳이 디테일하게 메이크업을 하지 않더라도 결과물이 좋다.

은애 씨는 메이크업 촬영이 있을 때마다 '이번에는 또 어떤 작품이 나올까' 기대하게 만드는 좋은 모델이다. 그녀는 어떤 작업을 해도 그 이상을 보여줬다. 나는 '모델 구은애'의 팬이다.

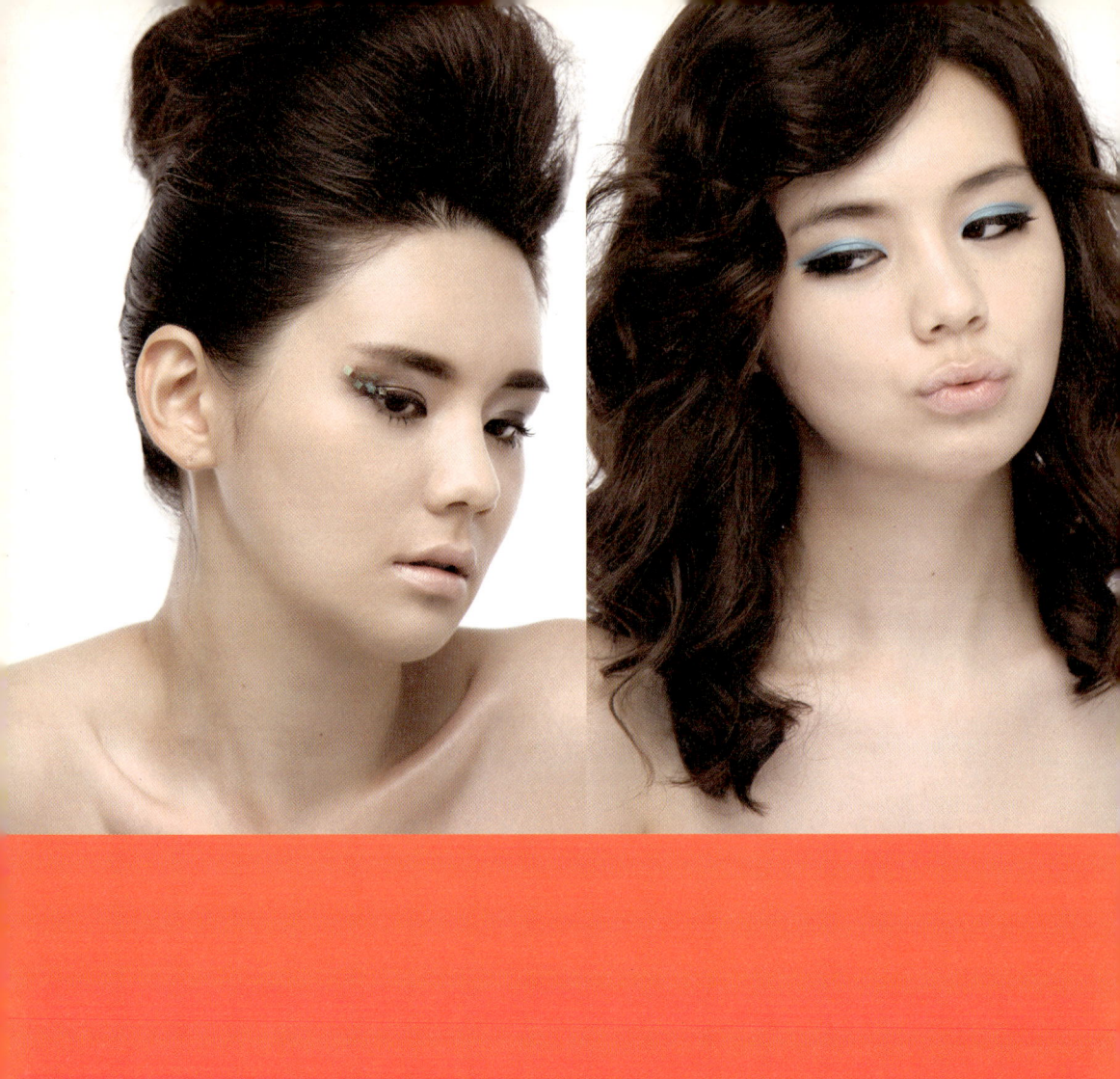

Chapter 11:

스페셜 데이

네온사인 앙큼하고 섹시한 네온 컬러로 시선 집중!
락페스티벌 오늘 하루, 매력적인 악동이 되어 신나게 놀아보자!
엄친딸 많은 사람의 인정을 받는 지적인 나로 거듭나다
골드위스키 이보다 더 고급스럽고, 섹시할 순 없다!
크리스탈 내 눈을 수놓는 눈부신 반짝거림

ARTIST ESSAY - 6

우리는
누구나 아름다워질
권리가 있다

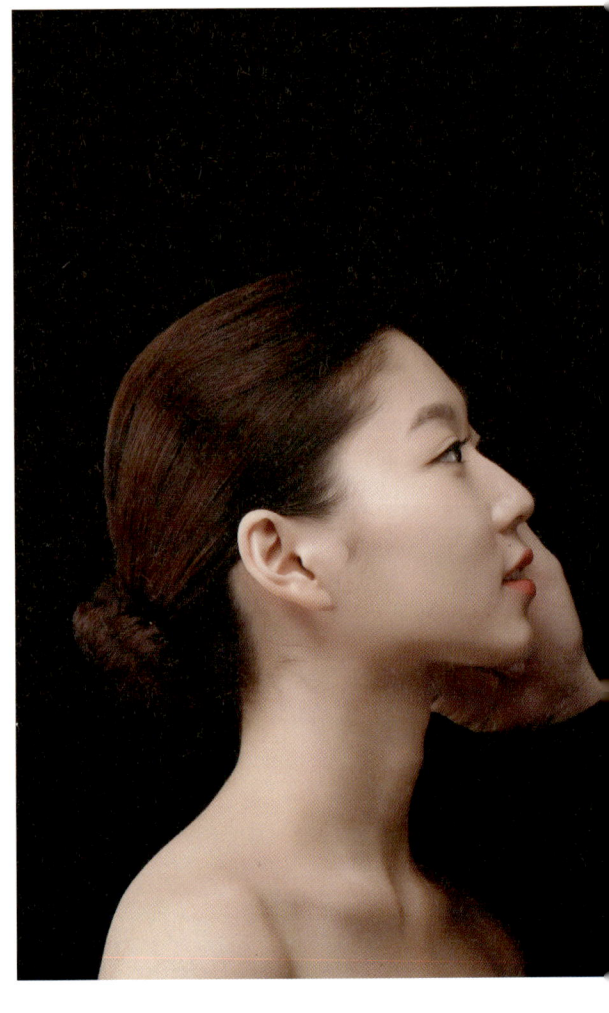

대로변에서 신호를 기다리며 서 있던 중, 한 무리의 여고생들이 시끄럽게 나누는 대화를 우연히 듣게 됐다.

"야, 거울 좀 그만 봐. 그런다고 김태희 되는 줄 아냐?"

"우리 엄마가 거울을 자주 봐야 예뻐진다고 그랬어. 아, 내 코 너무 낮아서 짜증나! 방학 때 코 수술 할까? 나 살 또 쪘나 봐. 이번에 시험 끝나면 운동해서 여신으로 거듭날 거야."

나는 본의 아니게 그들의 대화를 엿듣게 된 아저씨가 되어 신호가 바뀌길 기다리는 동안 그녀들이

스타일 아이즈 STYLE EYES

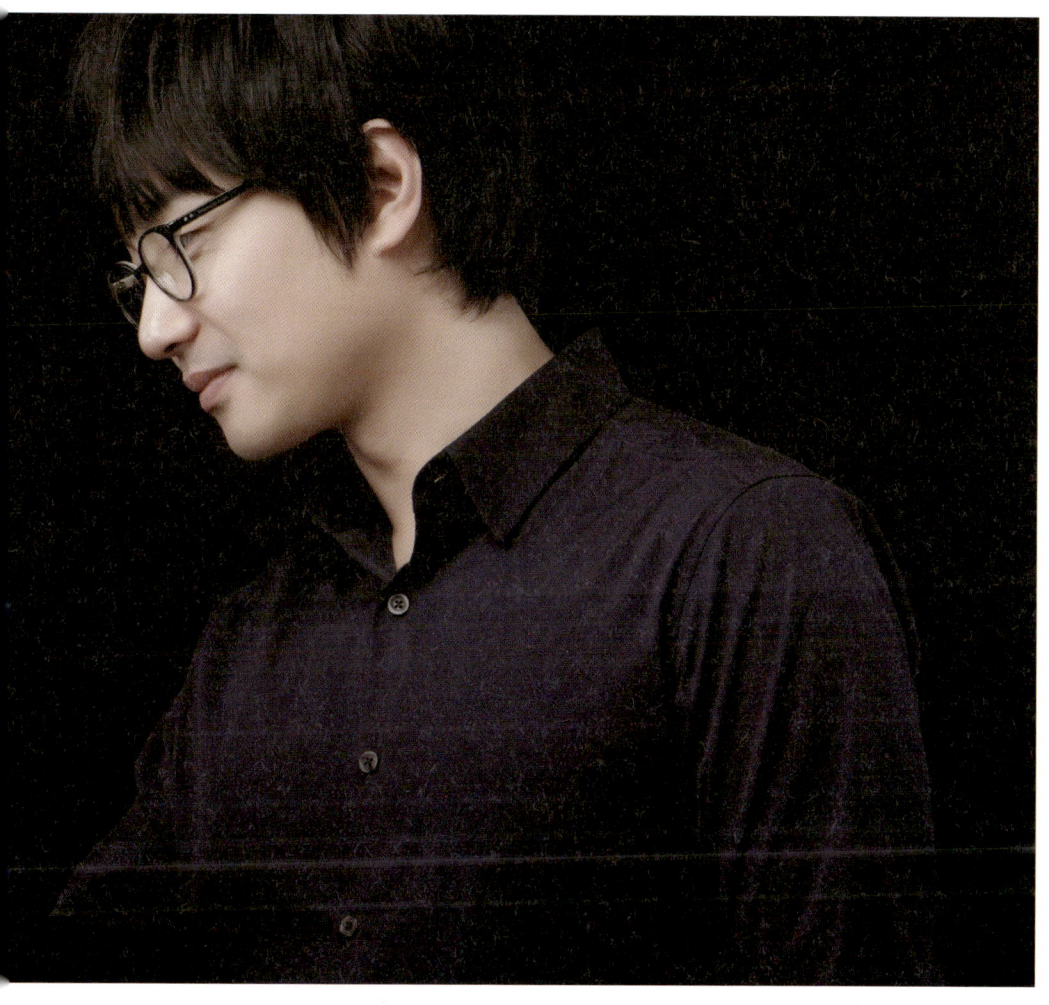

웃고 떠들며 깔깔대는 모습을 가만히 지켜보았다. 그렇지, 그녀들도 여자였다. 아직 만개하지 않은 꽃봉오리도 꽃인 것처럼. 앳된 숙녀들은 길을 건너는 동안에도 시끌벅적했고 또 싱그러워 보였다. 누구나 아름다움을 꿈꾼다. 여자이라면, 아이든 학생이든 어른이든 할 것 없이 더 예뻐지고 싶고 돋보이길 원한다. 특히 우리나라 여자들의 미^{美}에 대한 관심은 그 어느 나라 여자들보다 지대하고 할 수 있다. 화장품과 패션 산업, 심지어 성형 기술까지 아시아 최고를 넘어, 전 세계에서 알아주는 수준을 자랑하지 않던가.

예뻐지고 싶은 여자의 욕구는 당연하고도 당당한 것. 여자의 변신은 무죄라고 했다. 요즘은 예뻐지기 위한 하나의 수단으로 성형에 대해 많이 관대해지기도 했고, 심지어 '성형 권하는 사회'라는 말이 나올 만큼 성형이 흔한 일이기도 하다. 그렇지만 여전히 많은 남자들이 여성의 성형을 덮어놓고 혐오하거나 불필요하게 여기는 경향이 있다. 그러면서도 여성의 외모를 함부로 평가하고 따지는 남자들의 이중 잣대는 참으로 불편한 진실이 아닐 수 없다.

성형을 하거나, 혹은 얼굴에 적지 않은 돈을 쏟아부으면서 더 예뻐지길 갈구하는 여성들의 노력을 나는 이해하고 존중한다. 남자인 나조차 좀 더 나은 모습을 꿈꾸는데 여성들의 고민은 얼마나 더 복잡할까 싶다.

나는 성형이 "나쁘다, 혹은 좋다"고 단정적으로 말하고 싶지 않다. 콤플렉스를 가지고 주눅든 모습으로 사는 것보다 필요하다면, 여건이 된다면 시도해볼 만한 투자라고 할 수 있지 않을까. 사실 고백하자면, 아름다움을 창조하는 현장에 몸담고 있다 보니 예쁘고 멋진 사람들 틈바구니에서 가끔은 나도 흔들린다. 코를 살짝 높일까, 아니면 눈매를 교정해볼까(?) 하면서 말이다. 성형의 유혹, 남녀노소 누구에게나 달콤한 속삭임이 아닐 수 없다.

다만 아름다워지길 결심한 여성, 특히 성형에 관심이 많은 여성에게 꼭 전하고 싶은 말이 있다. "당신의 얼굴에 책임을 져라"는 것이다. 더 자신감 있는 자세로 살아간다는 건 기쁜 일이다. 하지만 한 두 번의 성형수술 이후 변화한 자신의 모습에 만족하면서 또 다른 성형을 계획하는 여성들이 실제로 많다. 아름다움도 중독이다. 이 중독 증상을 슬기롭게 경험하고 과하게 욕심내지 않아야 한다. 기억할 것은 완벽한 아름다움이란 허상에 가깝다는 사실이다. 아름다움에 관련된 것들은 다다익선多多益善이 아니라 과유불급過猶不及이다. 메이크업도, 패션도, 그리고 아름다움도, 지나치다면 결코 예쁘게 보이지 않는다.

그렇기에 이 책에서 말하고자 하는 메이크업도 마찬가지다. 메이크업은 여성 본연의 아름다움과 빛을 최대한 끌어내는 일이라고 생각한다. 또한 원래 가지고 있는 아름다움을 끄집어내는 것이 메이크업이지, 과도하게 덧칠하거나 감추고 혹은 두꺼운 화장 뒤에 내 모습마저 꼭꼭 숨기는 숨바꼭질이 메이크업은 절대 아니라는 사실을 말하고 싶다.

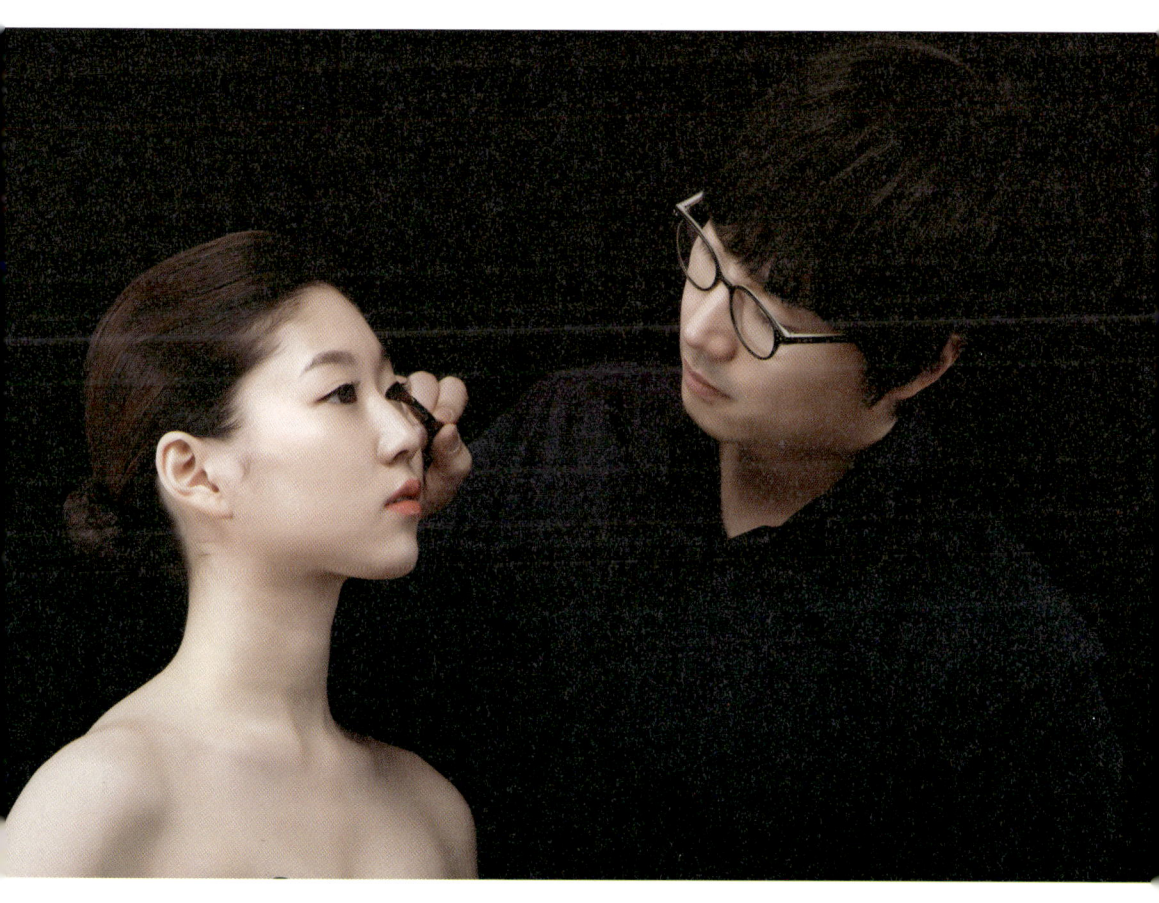

PART 3 실전 아이 메이크업 레슨

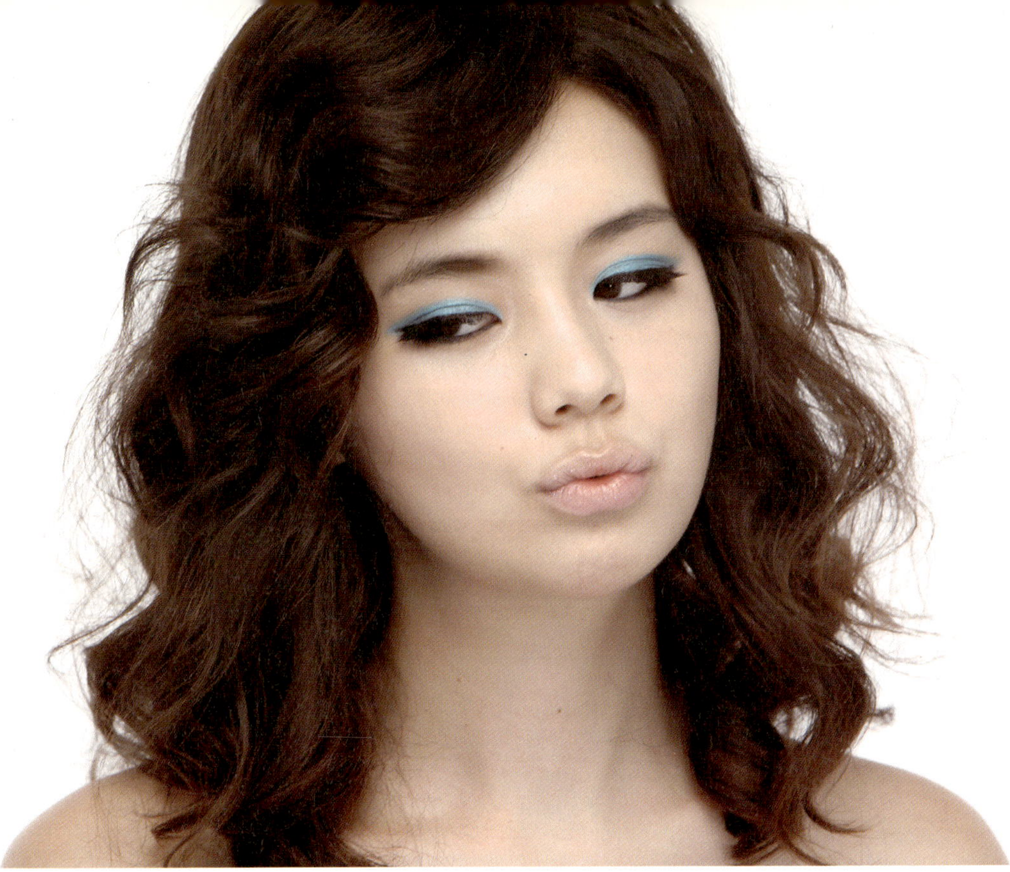

앙큼하고 섹시한 네온 컬러로 시선 집중!
네온사인

태양이 녹아내릴 듯 핫한 여름, 매일매일 똑같이 무난한 메이크업이 숨 막힐 듯 지겨운 날이 있다. 그런 날은 보는 사람은 물론 내 기분까지 리프레시하게 해줄 색다른 메이크업을 해보면 어떨까? 파란색 계열의 라이너와 섀도는 오히려 과감하게 사용했을 때 더 매력적이다. 앙큼하고 섹시하게, 핫한 태양 아래 네온사인으로 내 눈에 시선 집중!

ITEM

A. 젤 아이라이너
워터프루프 멀티 젤과 파우더 아이라이너가 번짐 없이 크고 선명한 눈매를 만들어주는 믹스&매치 아이라이너 – 라네즈 멀티 셰이핑 아이라이너–젤 앤 파우더 라이너

B. 펜슬 아이라이너
풍부한 피그먼트를 가진 스모키 전용 아이라이너 펜슬 – 메이크업포에버 아쿠아아이즈 no.7L

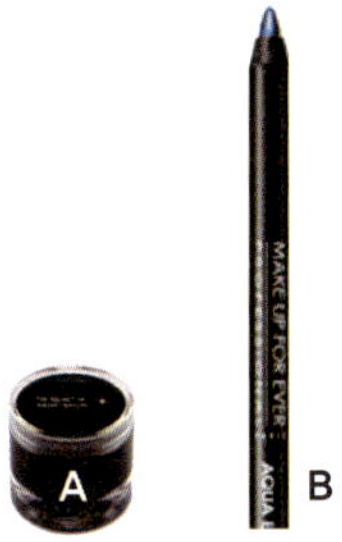

STYLE EYES

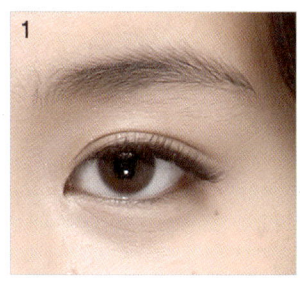

1

브라이트너와 아이 프라이머 등을 사용해 눈매를 깨끗하게 정돈한다.

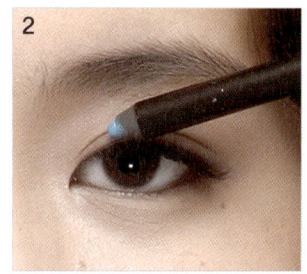

2

워터프루프 기능이 되는 펜슬 타입 아이라이너로 라인을 그려준다.

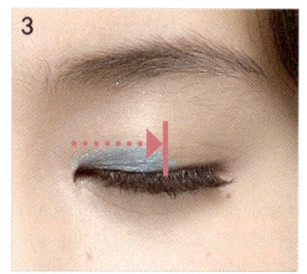

3

이때 한 번에 그리려 하지 말고, 절반으로 나누어 앞쪽을 먼저 그려준다.

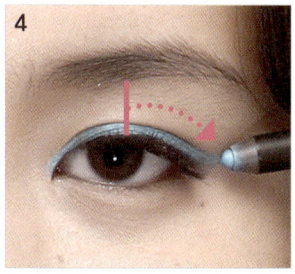

4

이어서 뒤쪽까지 깔끔하게 이어 그려준다.

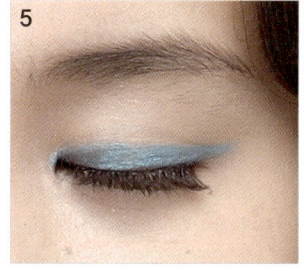

5

눈을 감았을 때 이 정도 두께감이 나오면 된다. 처음부터 너무 두껍게 그리려 애쓰지 말 것.

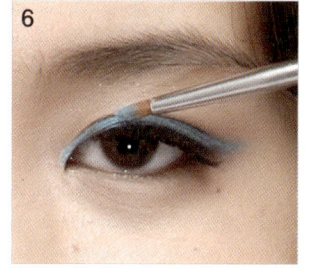

6

브러시를 사용해 아이라인을 펼쳐 그라데이션 효과를 준다.

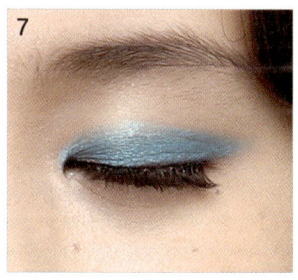

7

한 번 더 또렷하게 아이라인을 그려주면 결과적으로 라인이 조금 더 자연스레 두꺼워지고 선명해진다.

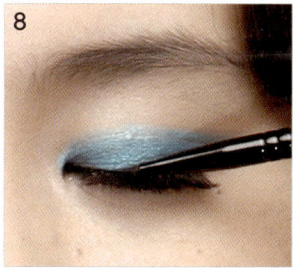

8

젤 아이라이너로 점막을 위 아래 모두 꼼꼼히 메꾼다. 언더라인은 같은 계열의 딥한 컬러, 블루블랙 등이 어울린다.

TIP
눈에만 포인트를 줘야 세련돼 보여요!
여름에 원 포인트로 하면 딱 좋은 네온사인. 자칫 촌스러워 보이지 않도록 치크와 립은 최대한 죽이고, 눈가 컬러에 시원하게 시선 집중되도록 하는 게 포인트!

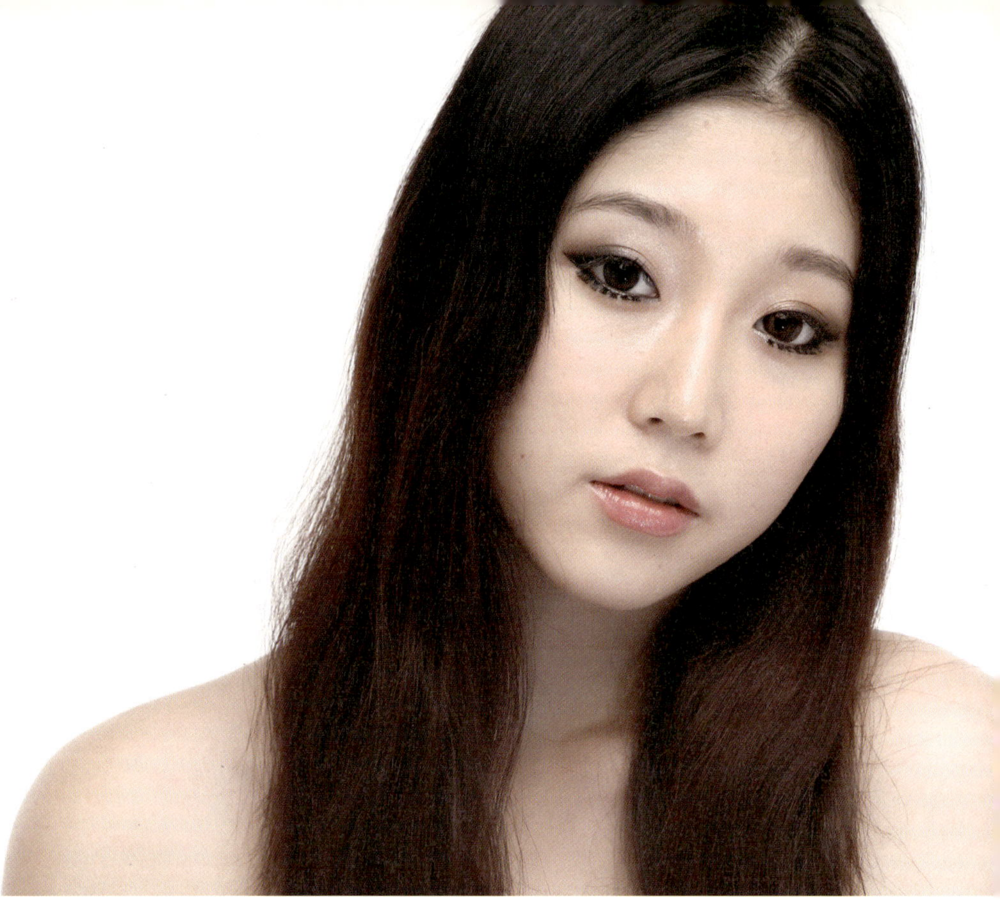

오늘 하루, 매력적인 악동이 되어 신나게 놀아보자!
락페스티벌

쿵쿵대는 음악 소리에 심장이 고동치고, 묘한 쾌감에 나른해지면서도 찌릿찌릿한 긴장감이 온 몸을 감싸는 락페스티벌 현장. 일상을 벗어나 오늘 하루만큼은 살짝 삐뚤어진 악동이 되어 스트레스를 확 날려보는 건 어떨까? 당신을 매력적인 악동으로 변신시켜줄 락페스티벌 메이크업에 도전해보자!

ITEM

A. 젤 아이라이너
워터프루프 멀티 젤과 파우더 아이라이너가 번짐 없이 크고 선명한 눈매를 만들어주는 믹스&매치 아이라이너 - 라네즈 멀티 셰이핑 아이라이너-젤 앤 파우더 라이너

B. 마스카라
12시간 지속되는 풍성하고 환상적인 컬링과 리치 블랙 컬러가 선명하고 깊이감 있는 눈매를 연출해주는 마스카라 - 헤라 리치 컬링 마스카라

C. 아이섀도
오묘하고 아름다운 눈매를 선사하는 완벽한 컬러 하모니의 4색 아이섀도 - 헤라 섀도홀릭 4D 6호 블랙 카카오, 캐시미어 브라운

D. 인조 속눈썹
눈매를 드라마틱하게 만들어주는 인조 속눈썹 - 아이미 래쉬 36호

E. 인조 속눈썹 집게

F. 접착제
인조 속눈썹을 깔끔하게 붙여주는 접착제 - 듀오 속눈썹 접착제

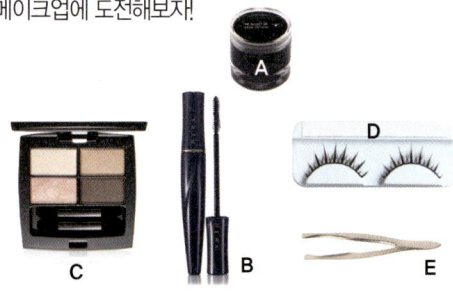

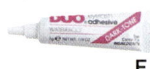

스타일 아이즈 **STYLE EYES**

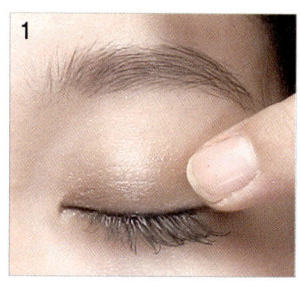
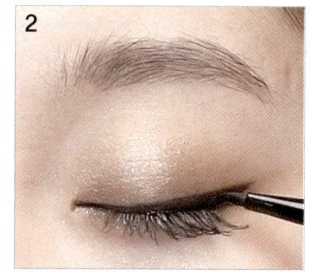
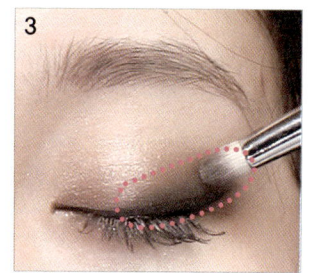

1. 브라이트너와 아이 프라이머를 사용해 정돈한 눈매에 브라운 섀도를 펼쳐 발라준다.

2. 젤 아이라이너로 기본 아이라인을 그려준다.

3. 블랙 컬러의 섀도를 브러시를 활용해 눈꼬리에 둥글리며 사선으로 발라준다.

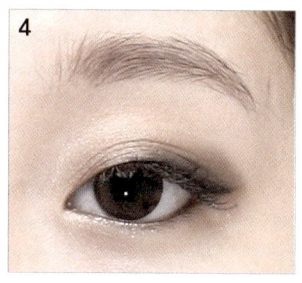
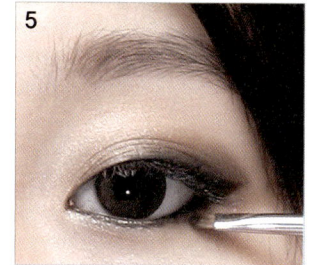
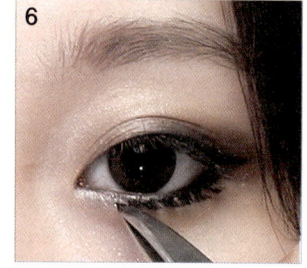

4. 눈을 떴을 때 눈동자 뒷부분에 포인트가 되면서도 날카로운 느낌이 들지 않도록 얹어졌다면 OK!

5. 다소 두꺼운 브러시를 사용, 젤 아이라이너로 눈꼬리에 언더라인을 그려준다.

6. 길지 않은 인조 속눈썹을 잘게 잘라 언더라인에 하나씩 붙여준다.

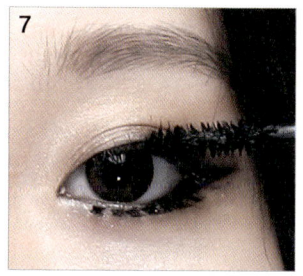
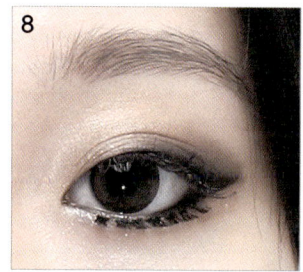

7. 뷰러로 모양을 잡아준 후 컬링 마스카라로 속눈썹을 세심하게 빗어주듯 올린다.

8. 블랙 아이섀도와 인조 속눈썹이 언더라인을 강조해 강렬한 눈매로 변신 성공!

※ 기본적인 속눈썹 붙이기 스킬은 Chapter 6 인조 속눈썹 붙이기를 참고하자.

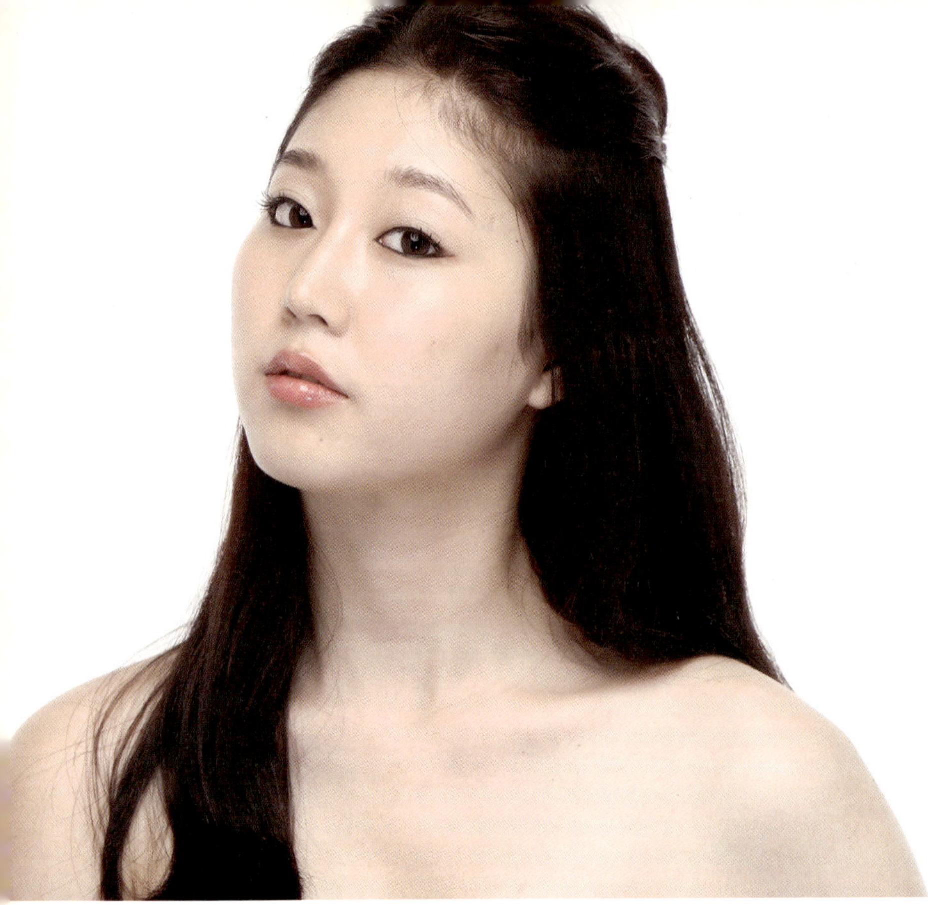

많은 사람의 인정을 받는
지적인 나로 거듭나다
엄친딸

언제나 청순하고 귀엽게만 보일 수만은 없는 노릇. 여자의 매력은 내 안에 보여줄 또 다른 이미지가 있는 데서 온다는 사실을 잊지 말자. 크고 또렷한 눈매는 지적인 분위기를 풍기며, 신뢰감을 준다. 많은 사람들에게 내 의견을 설득시켜야 할 자리가 있다면 '엄친딸' 메이크업으로 사람들의 시선을 사로잡아보는 건 어떨까?

ITEM

A. 젤 아이라이너
워터프루프 멀티 젤과 파우더 아이라이너가 번짐 없이 크고 선명한 눈매를 만들어주는 믹스&매치 아이라이너 – 라네즈 멀티 셰이핑 아이라이너-젤 앤 파우더 라이너

B. 마스카라
12시간 지속되는 풍성하고 환상적인 컬링과 리치 블랙 컬러가 선명하고 깊이감 있는 눈매를 연출해주는 마스카라 – 헤라 리치 컬링 마스카라

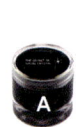
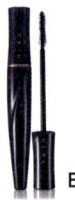

스타일 아이즈 STYLE EYES

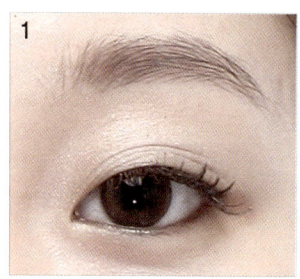

브라이트너와 컨실러 등을 사용해 눈매를 깨끗하게 정돈해준다.

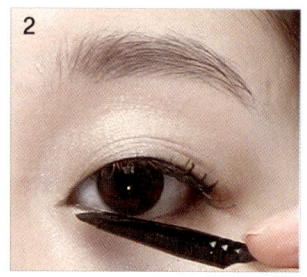

젤 아이라이너로 아이라인을 그린다. 이때 앞트임 라인을 길게 강조해 날렵하게 빼주되, 눈꼬리 부분은 짧게 끊어준다.

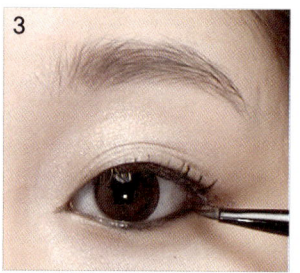

역시 젤 아이라이너로 기본 언더라인을 꼼꼼하게 채워 그려준다.

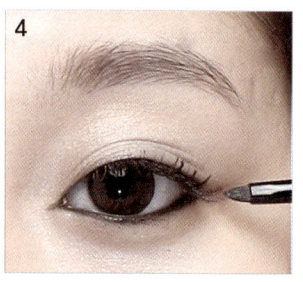

이때 뒷트임 라인을 아이라인보다 더 길고 날렵하게 빼주는 게 포인트!

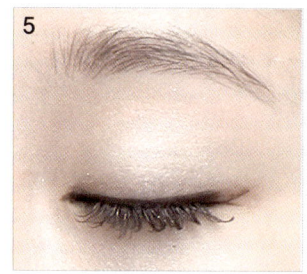

눈을 감았을 때 앞트임 라인과 뒷트임 라인이 명확하게 보일 수 있도록 약간씩 길고 샤프하게 그린다.

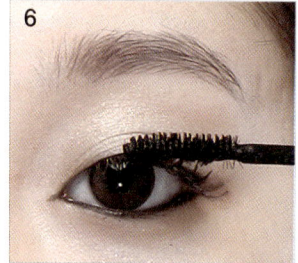

뷰러로 모양을 잡아준 후 컬링 마스카라로 속눈썹을 세심하게 빗어주듯 올린다.

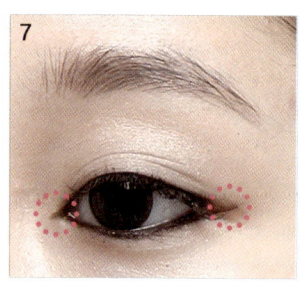

아이라인과 언더라인 각각의 날렵한 곡선이 교차되며 눈매가 크고 또렷해 보인다.

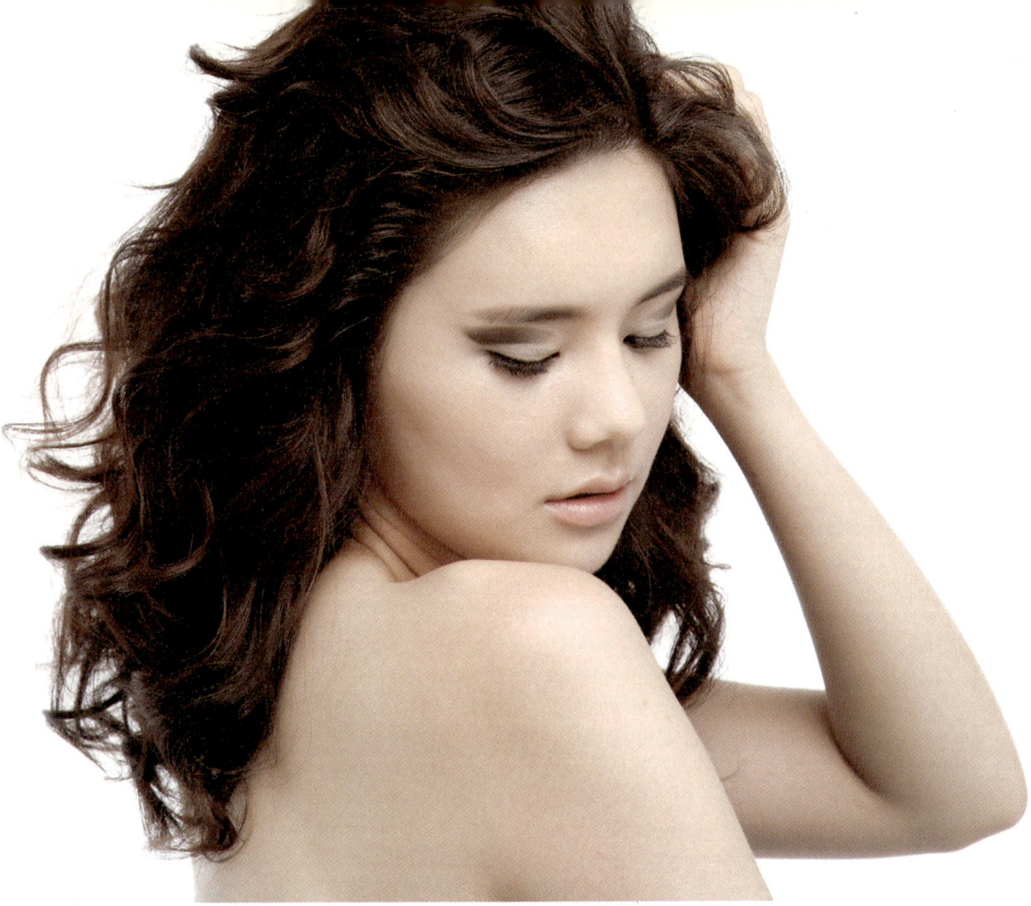

이보다 더 고급스럽고, 섹시할 순 없다!
골드위스키

여자라면 누구나 거부할 수 없는 골드의 매력. 차분한 브라운 컬러가 뒷받침해주는 골드 컬러는 누구도 넘볼 수 없는 고급스러움과 섹시함을 발산한다. 특별한 파티가 있는 날, 내 눈가에 눈부시게 반짝이는 골드를 입혀보자. 그날, 파티의 주인공은 바로 당신이 될 것이다.

ITEM

A. 펜슬 아이라이너
부드럽게 그려지면서 번지지 않는 아이라이너 펜슬 – 헤라 아이 디자이너 펜슬 펄리 브라운

B. 아이섀도
오묘하고 아름다운 눈매를 선사하는 완벽한 컬러 하모니의 4색 아이섀도 – 헤라 섀도홀릭 4D 1호 옐로 골드, 다크 초콜릿

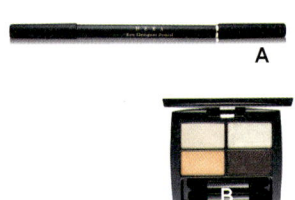

STYLE EYES

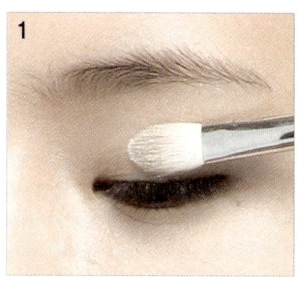

1
브라이트너와 컨실러를 사용해 정돈한 눈두덩에 골드 섀도를 펼쳐 발라준다.

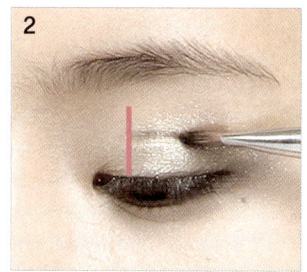

2
크리미한 펄리 브라운 펜슬을 손등에 블렌딩해 브러시에 묻힌다. 3분의 1 지점부터 선을 그리되, 점차 진하게 그려준다.

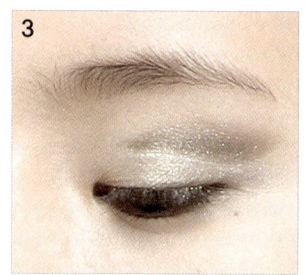

3
브러시를 활용해 선을 조금씩 펼쳐서 그라데이션해준다.

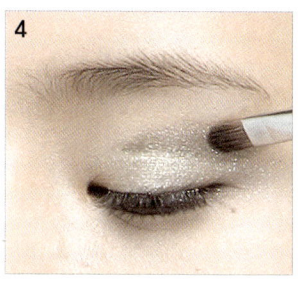

4
진하게 그린 뒷부분이 더 풍성하게 표현될 수 있도록 신경 쓰며, 덧발라가며 모양을 잡아준다.

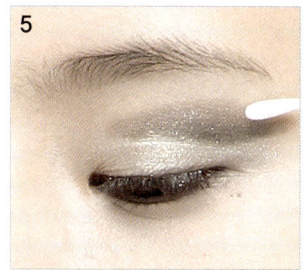

5
크리미한 타입이라 그리다 보면 뭉칠 수도 있다. 면봉으로 살살 펴발라주면 금세 정돈되니 안심할 것!

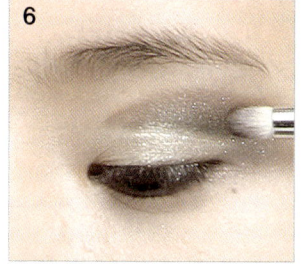

6
라인을 잡아줬다면 번지지 않도록 같은 컬러의 파우더리한 섀도로 덮어준다.

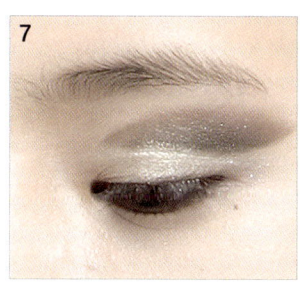

7
아이라인 없이도 진하고 또렷하면서도 고급스럽고, 섹시한 눈매로 거듭날 수 있다.

내 눈을 수놓는 눈부신 반짝거림
크리스탈

화장품만으로는 부족함을 느낄 때, 다른 재료의 도움을 받는 것도 현명한 방법이다. 스포트라이트를 받는 자리가 준비되어 있다면, 좀 더 확실하게 나를 부각시키는 게 어떨까? 눈에 수놓아진 크리스탈은 조명 아래서 그 진가를 발휘한다. 360° 어느 각도에서도 눈부시게 반짝이는 눈매로, 화려하고 당당한 '여신'으로 태어나게 만들어줄 크리스탈 메이크업에 도전해보자.

ITEM

A. 젤 아이라이너
워터프루프 멀티 젤과 파우더 아이라이너가 번짐 없이 크고 선명한 눈매를 만들어주는 믹스&매치 아이라이너 – 라네즈 멀티 셰이핑 아이라이너–젤 앤 파우더 라이너

B. 아이섀도
오묘하고 아름다운 눈매를 선사하는 완벽한 컬러 하모니의 4색 아이섀도
❶ 헤라 섀도홀릭 4D 1호 다크 초콜릿
❷ 헤라 섀도홀릭 4D 2호 그레이 브라운. 핑크 베이지

C. 마스카라
12시간 지속되는 풍성하고 환상적인 컬링과 리치 블랙 컬러가 선명하고 깊이감 있는 눈매를 연출해주는 마스카라 – 헤라 리치 컬링 마스카라

D. 스팽글 글리터 시트

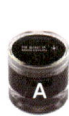 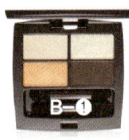 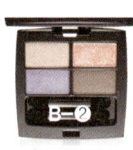

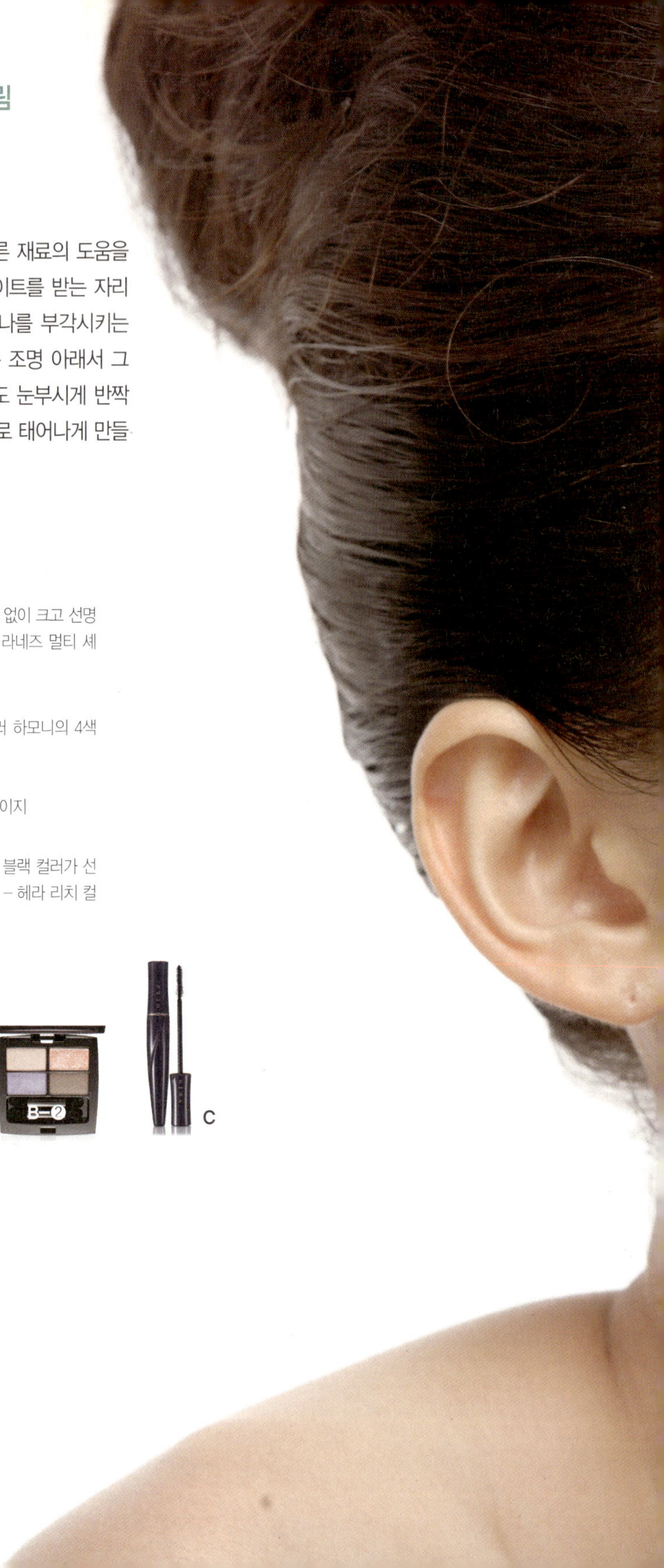

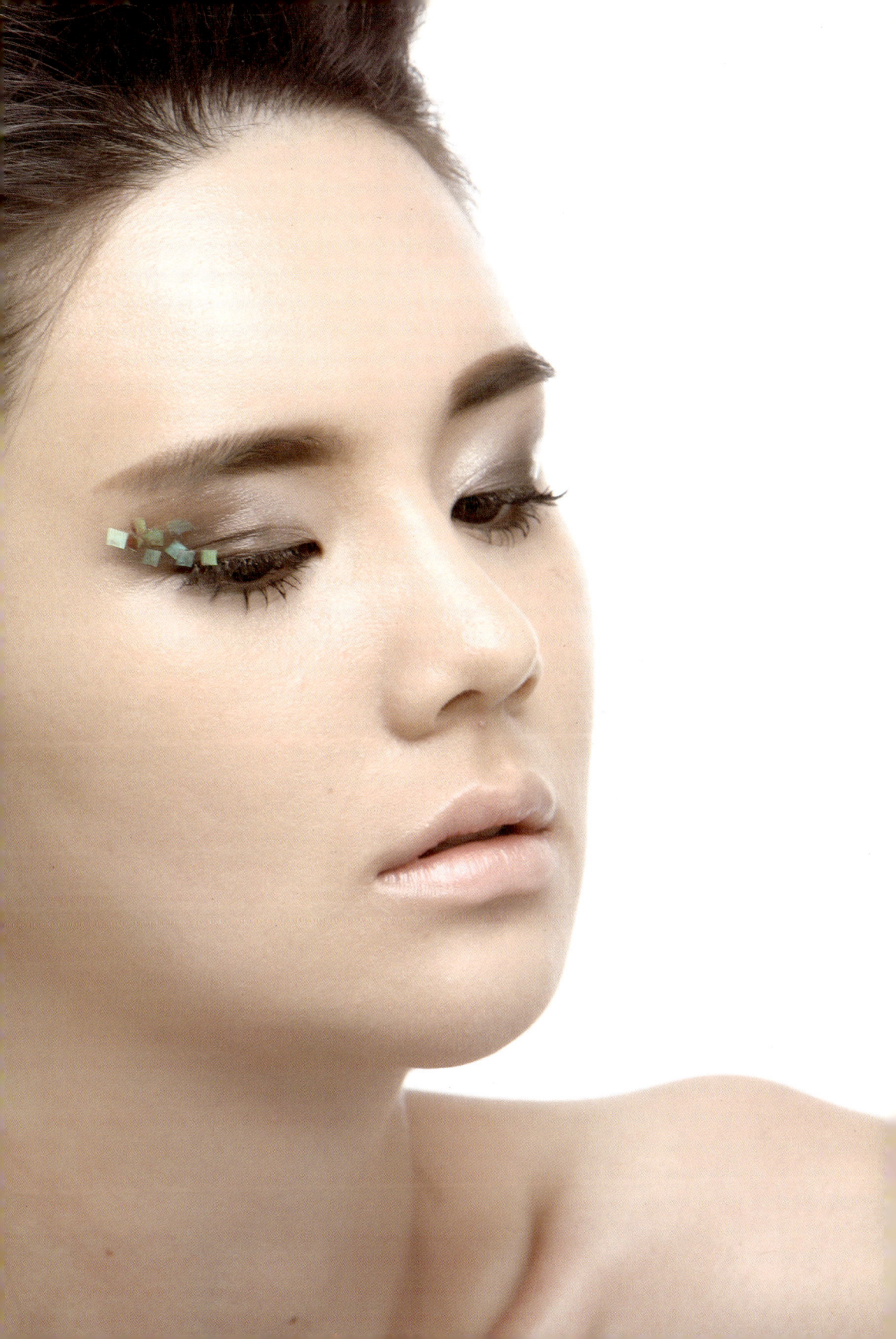

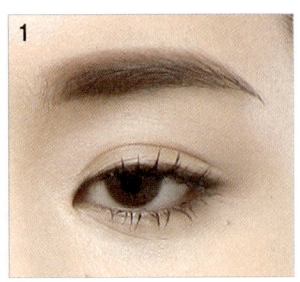

1
브라이트너와 아이 프라이머 등을 사용해 눈매를 깨끗하게 정돈해준다.

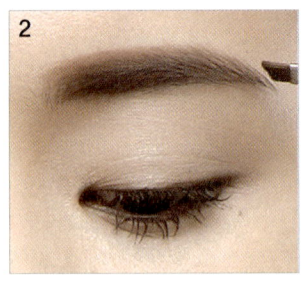

2
젤 아이라이너로 기본 아이라인을 그린 뒤, 아이브로는 평소보다 진하게 그려준다.

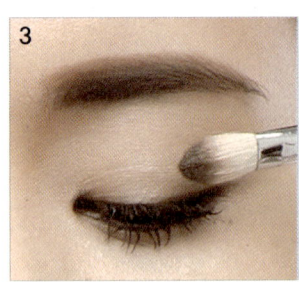

3
그레이 브라운 컬러 섀도를 눈썹뼈 바깥까지 넓게 펴바른다. 그라데이션 효과를 준다는 느낌으로 여러 번 덧발라준다.

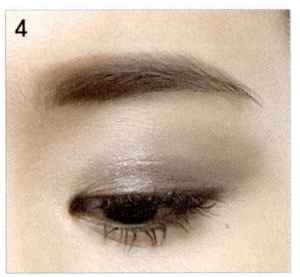

4
눈을 떴을 때 약간 납작한 타원형 모양이 잡히면 된다. 길이는 아이브로 끝에 맞추면 자연스럽다

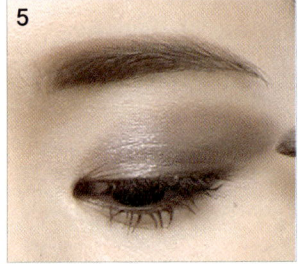

5
점점 진하게 그라데이션해준다. 한 번에 색을 내려 하지 말고 여러 번 덧발라주는 게 자신이 원하는 색을 얻는 팁!

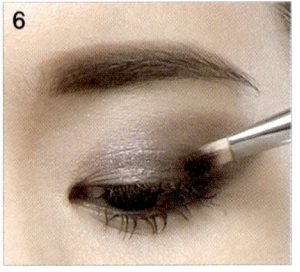

6
브라운과 같은 계열의 좀 더 딥한 다크 초콜릿 섀도를 선택해 아이라인에서 눈꼬리 부분까지 완만한 사선을 그려준다.

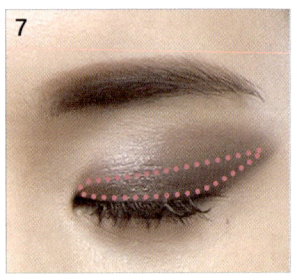

7
좀 더 깊이 있는 그라데이션 효과가 나타났다면 OK!

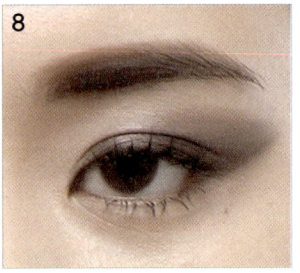

8
눈을 떴을 때 아이라인 가까운 쪽부터 점차 진하게 → 연하게 표현되어 눈가에 음영이 생기면 된다.

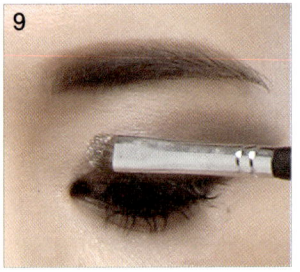

9
펄감이 있는 핑크 베이지 섀도를 눈 앞머리에 가볍게 얹어준다.

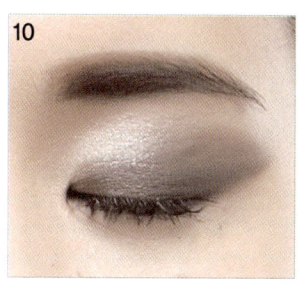 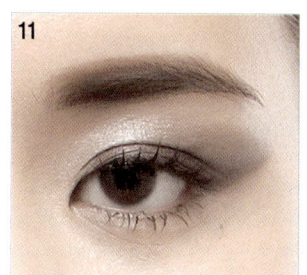 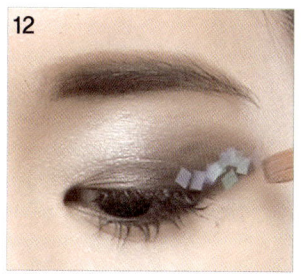

화려한 펄감과 깊이 있는 섀도가 대비되어 훨씬 더 에지 있는 눈매로 거듭난다.

뷰러로 모양을 잡아준 후 컬링 마스카라로 아래 위 속눈썹 모두를 세심하게 빗어주듯 올린다.

스팽글 글리터를 작은 브리시로 하나씩 떼어 눈꼬리에 붙여준다.

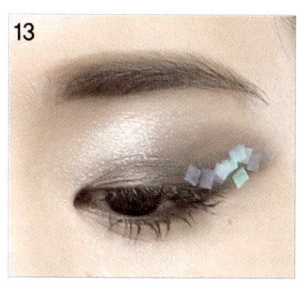

화려한 섀도와 스팽글 글리터가 서로를 더욱 돋보이게 해 완벽한 눈매를 완성한다.

TIP

아이브로, 언제 그리는 게 좋을까?

아이브로를 먼저 그리고 거기에 맞게 메이크업 강도를 정할 수도 있고, 메이크업이 끝난 후 그날의 톤에 맞게 아이브로를 그릴 수도 있다. 끝난 후 그리는 것이 좀 더 일반적이긴 하지만, 어느 방법이든 자신이 편한 대로면 OK!

스팽글 글리터, 어디서 구할 수 있을까?

스팽글 글리터는 무대 메이크업 재료를 파는 가게에서 쉽게 구매할 수 있다. 필요한 크기로 잘라서 사용하면 OK!

JINSU LEE'S SPECIAL TIP

Jin-su's Make-up Notes

메이크업 아티스트 이진수의 작업노트

봄·여름·가을·겨울,
헤라의 대표 뮤즈 구은애 메이크업

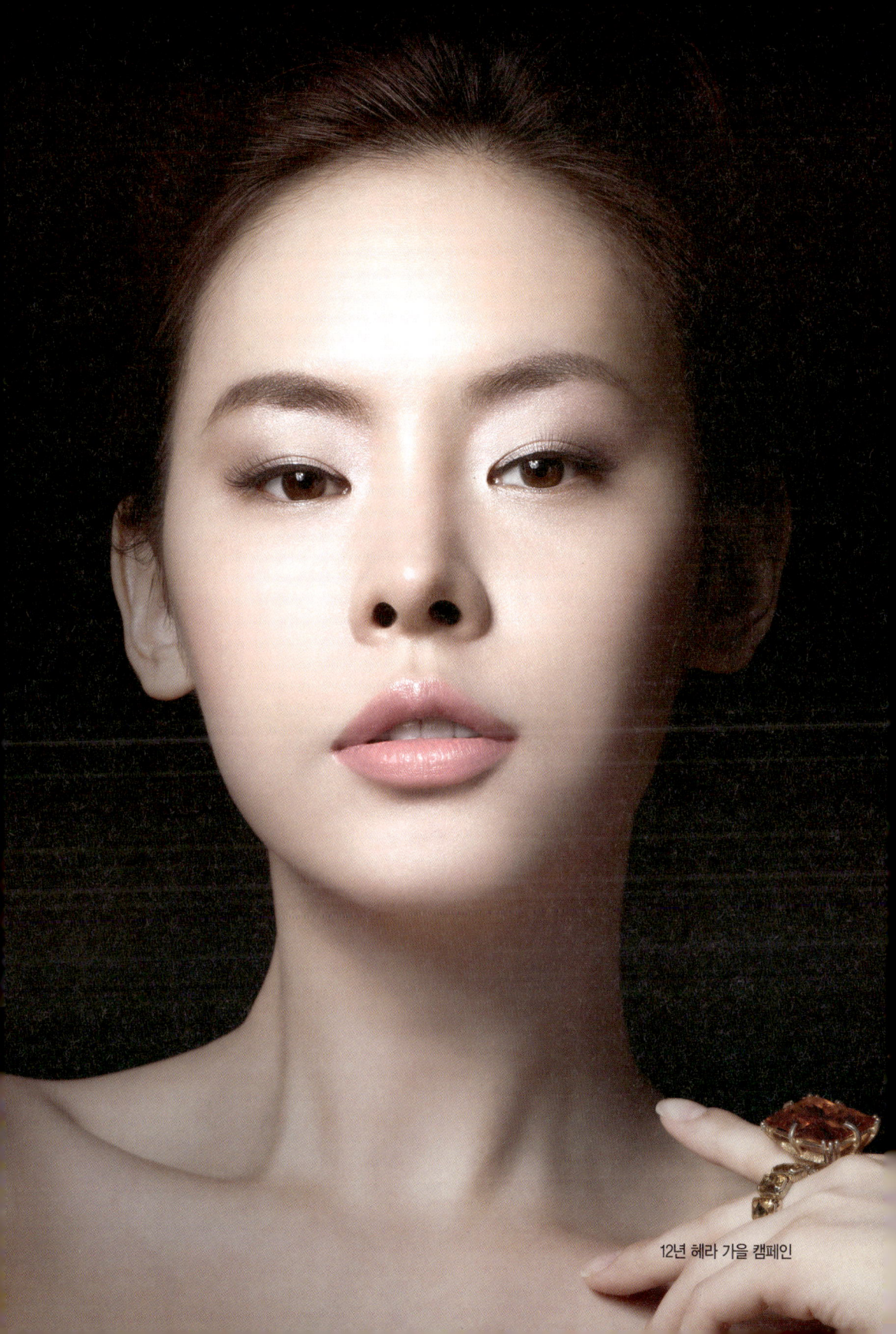

12년 헤라 가을 캠페인

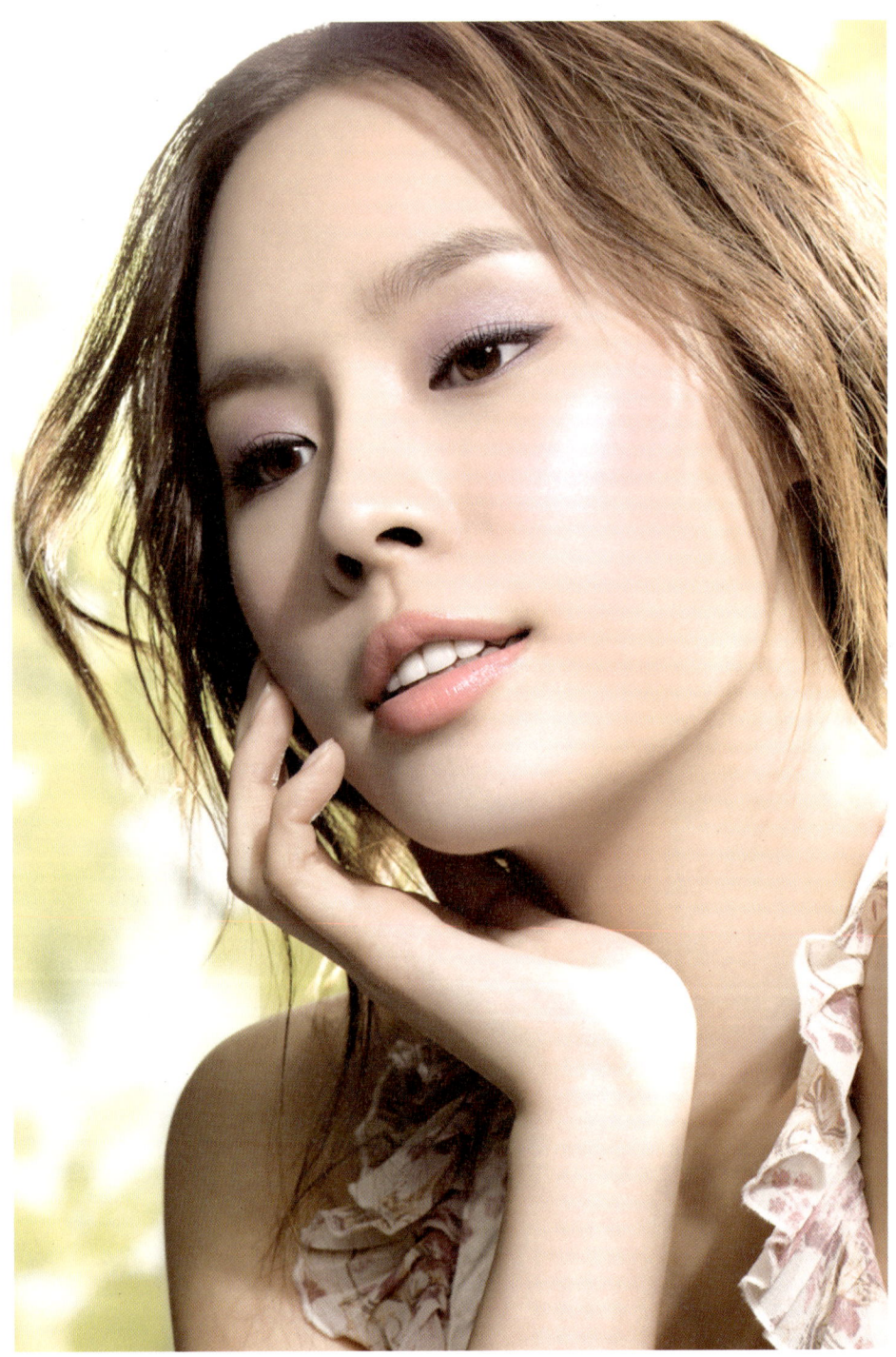

11년 헤라 여름 캠페인

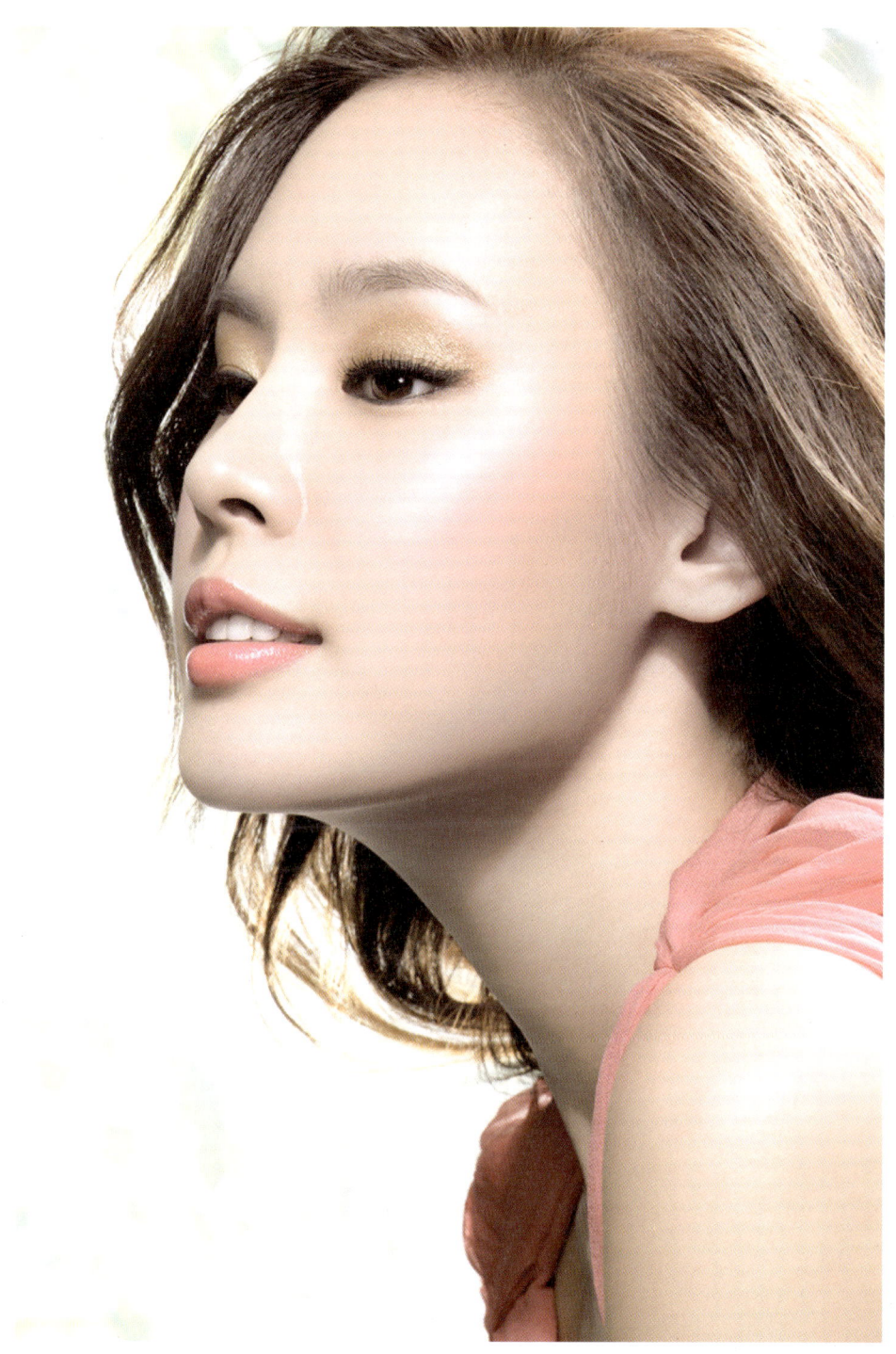

11년 헤라 여름 캠페인

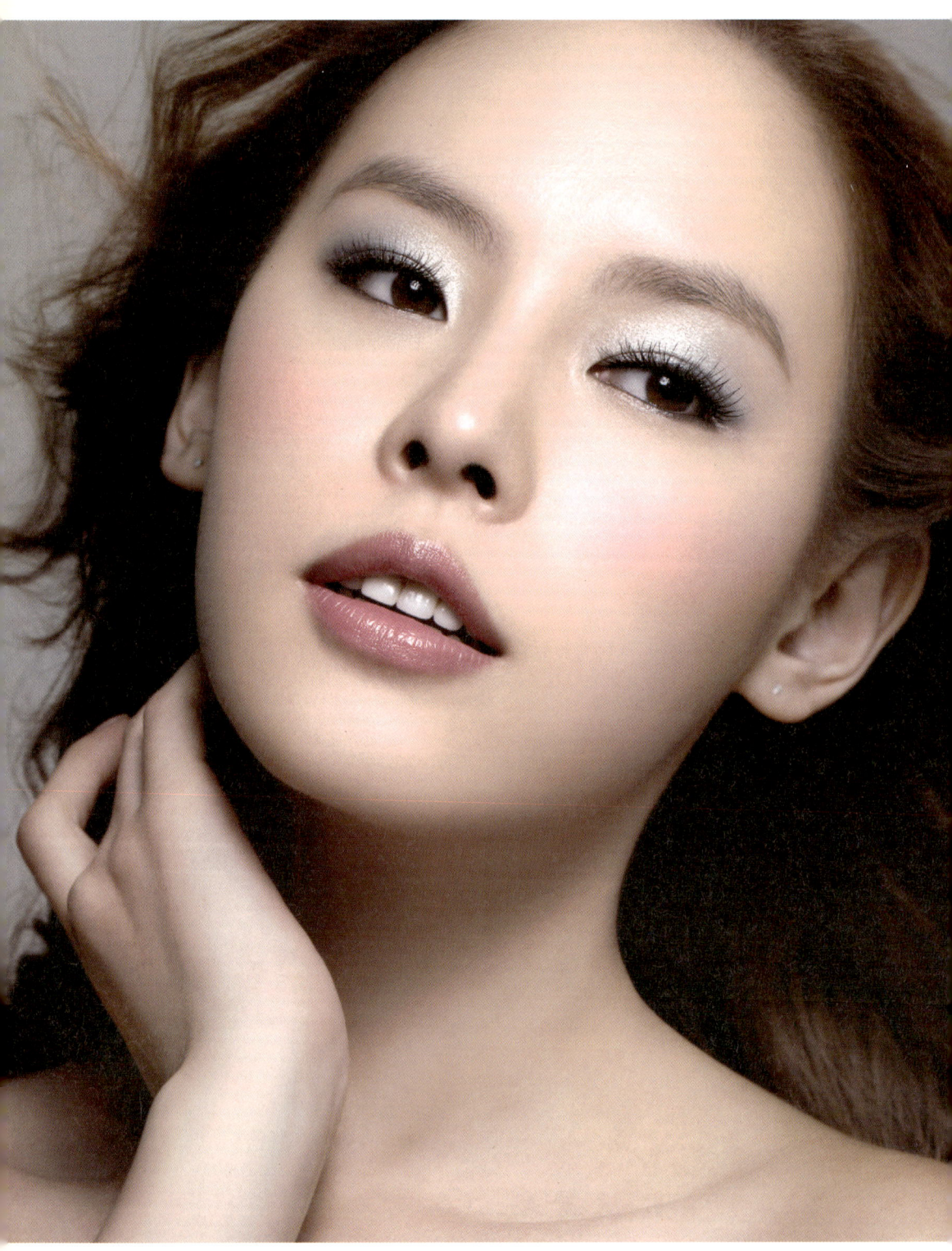

11년 헤라 겨울 캠페인

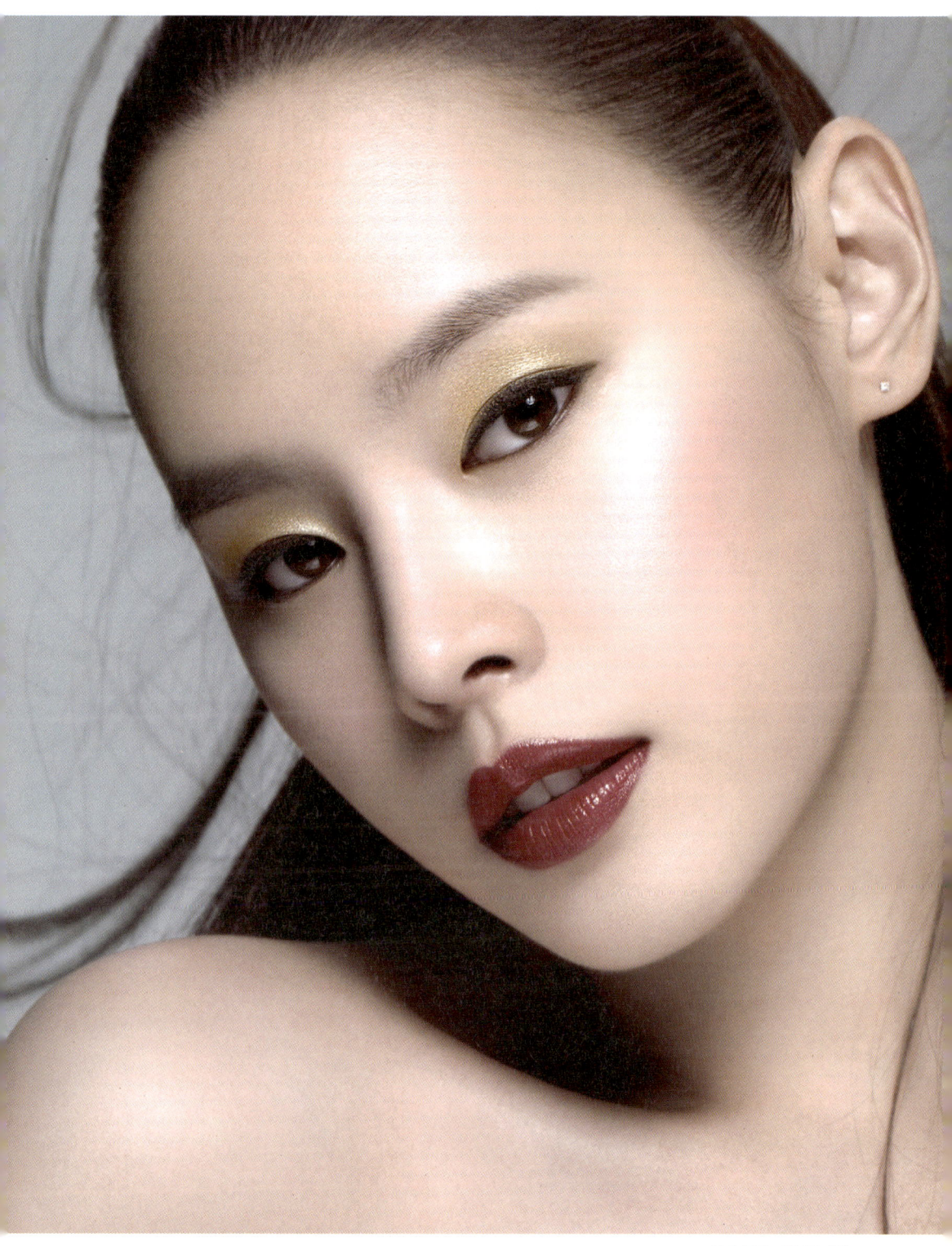

11년 헤라 겨울 캠페인

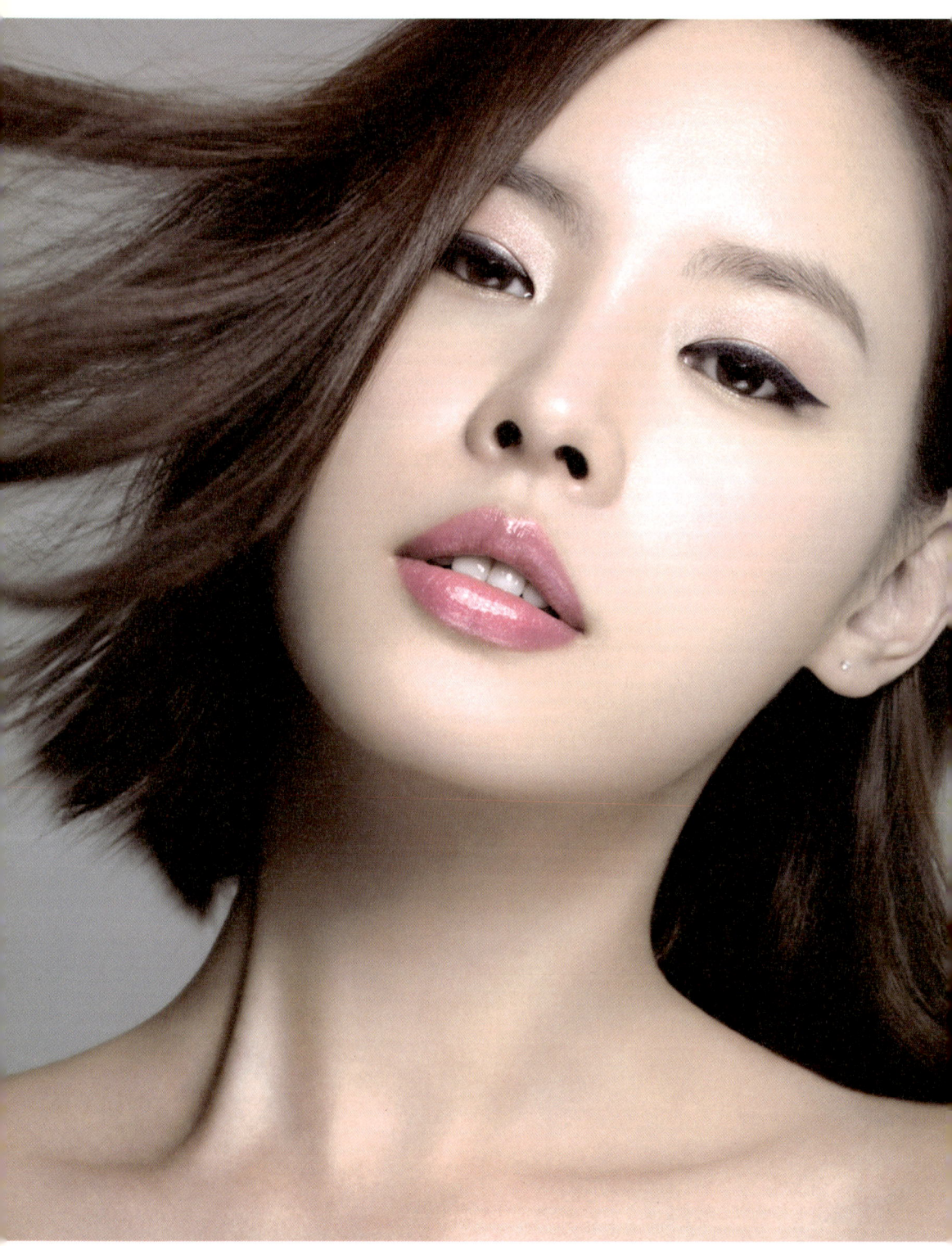

11년 헤라 겨울 캠페인

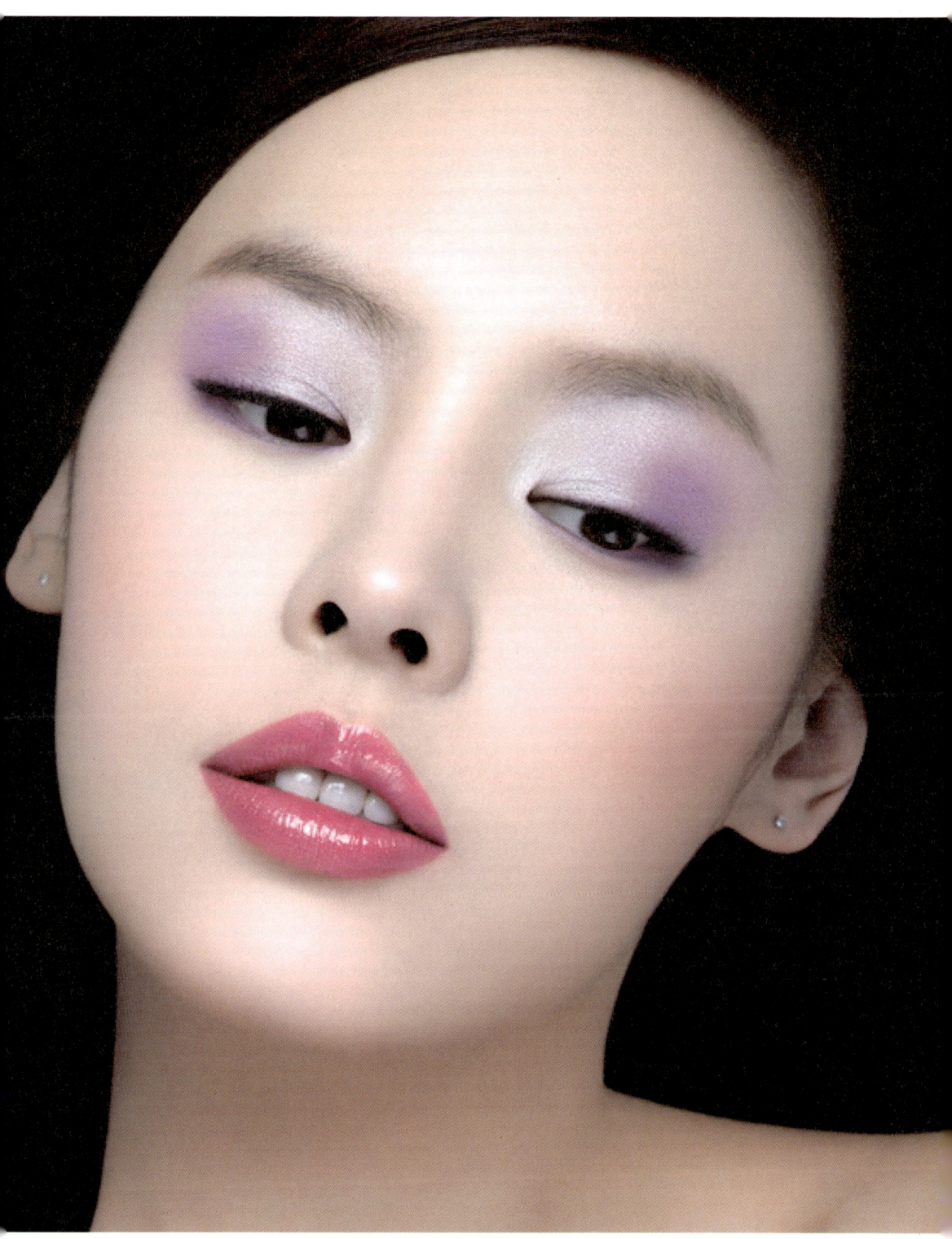

12년 헤라 봄 캠페인

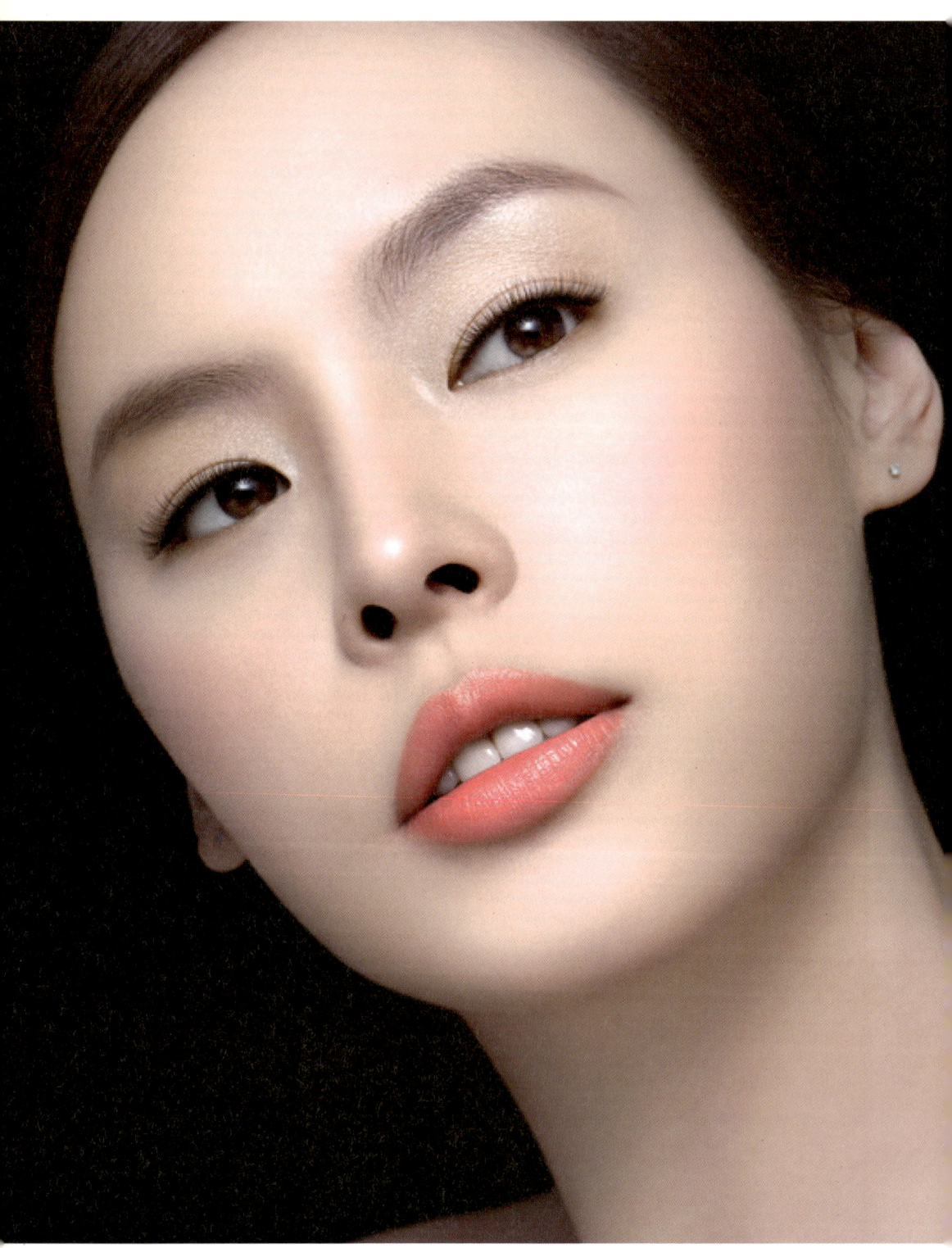

12년 헤라 봄 캠페인

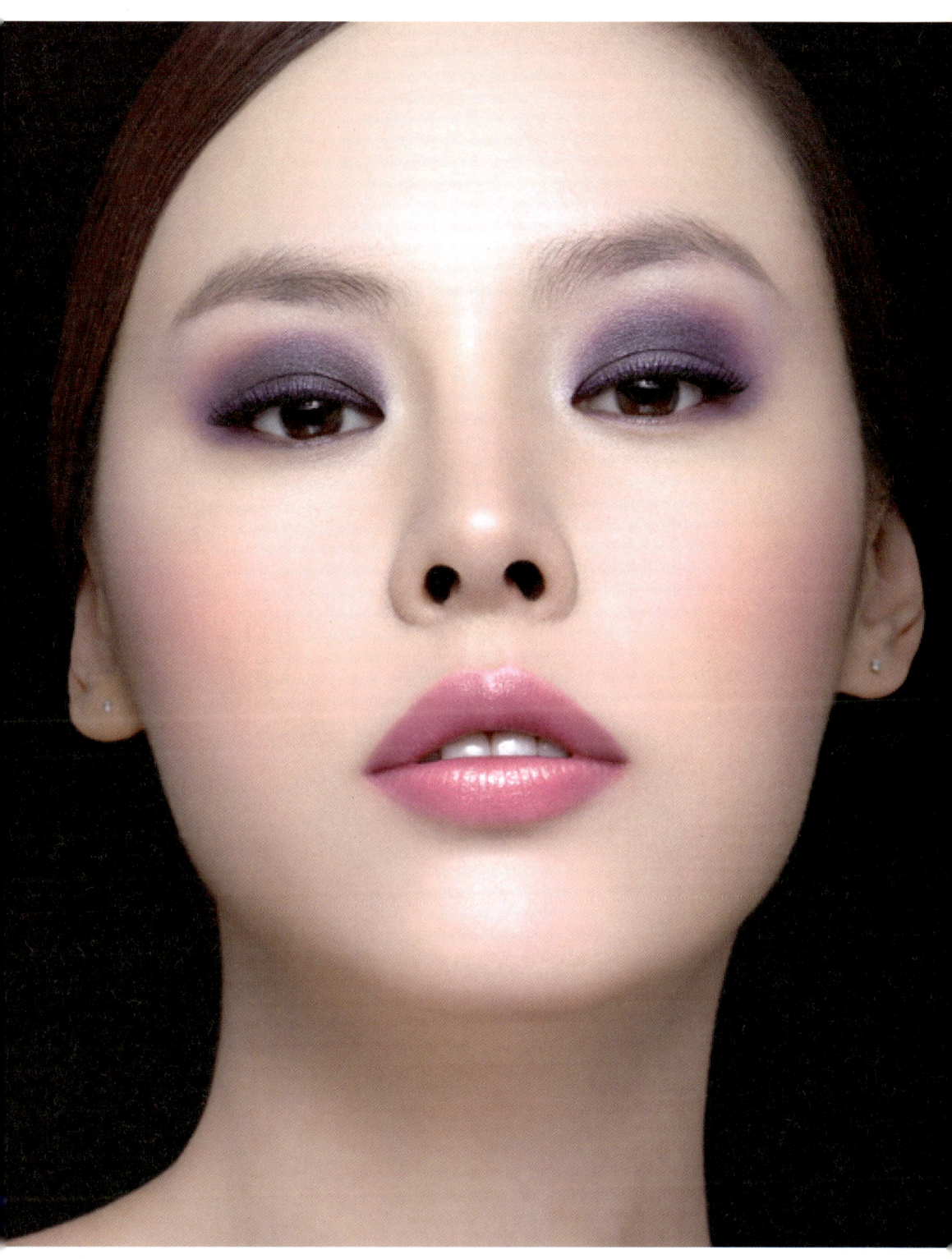

12년 헤라 봄 캠페인

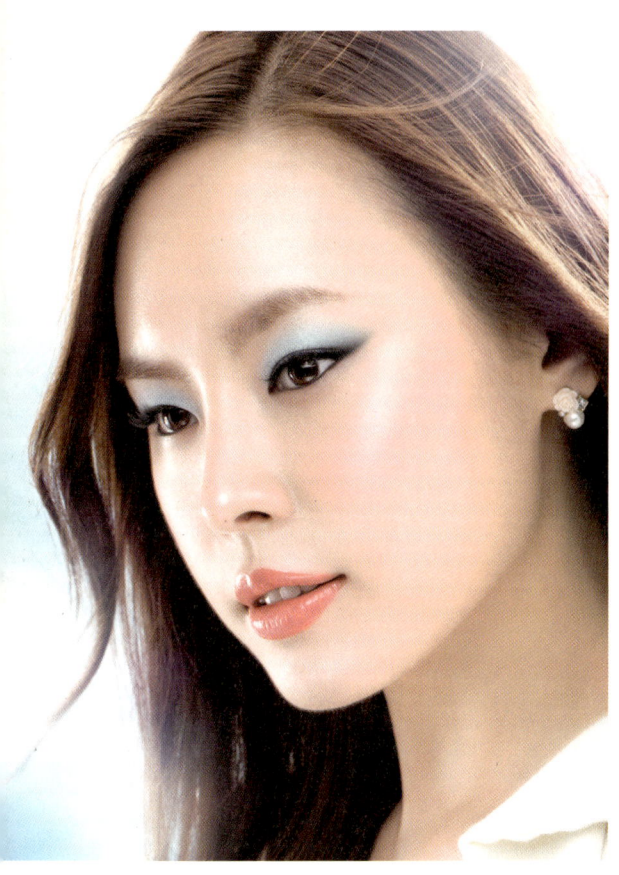

12년 헤라 여름 캠페인

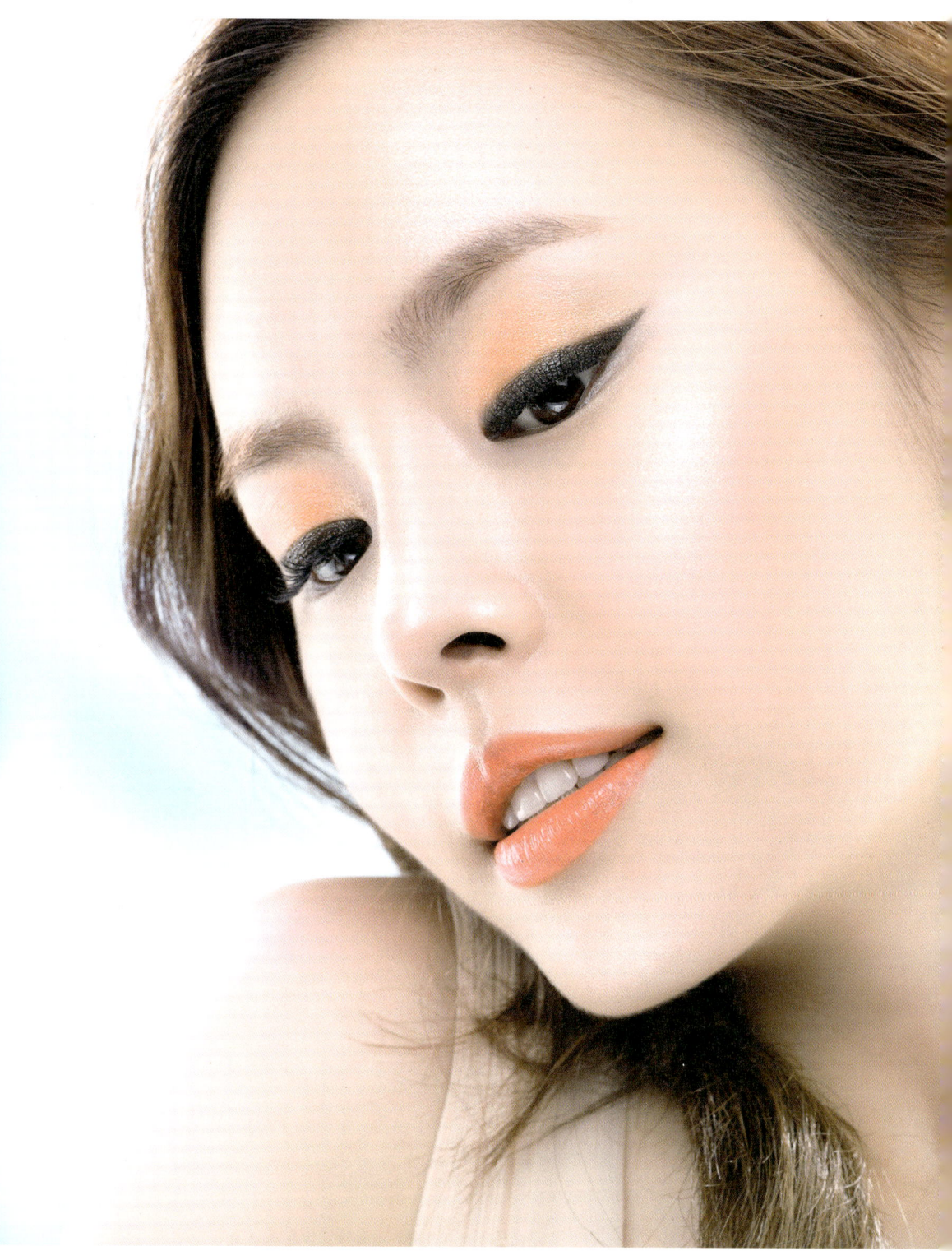

12년 헤라 여름 캠페인

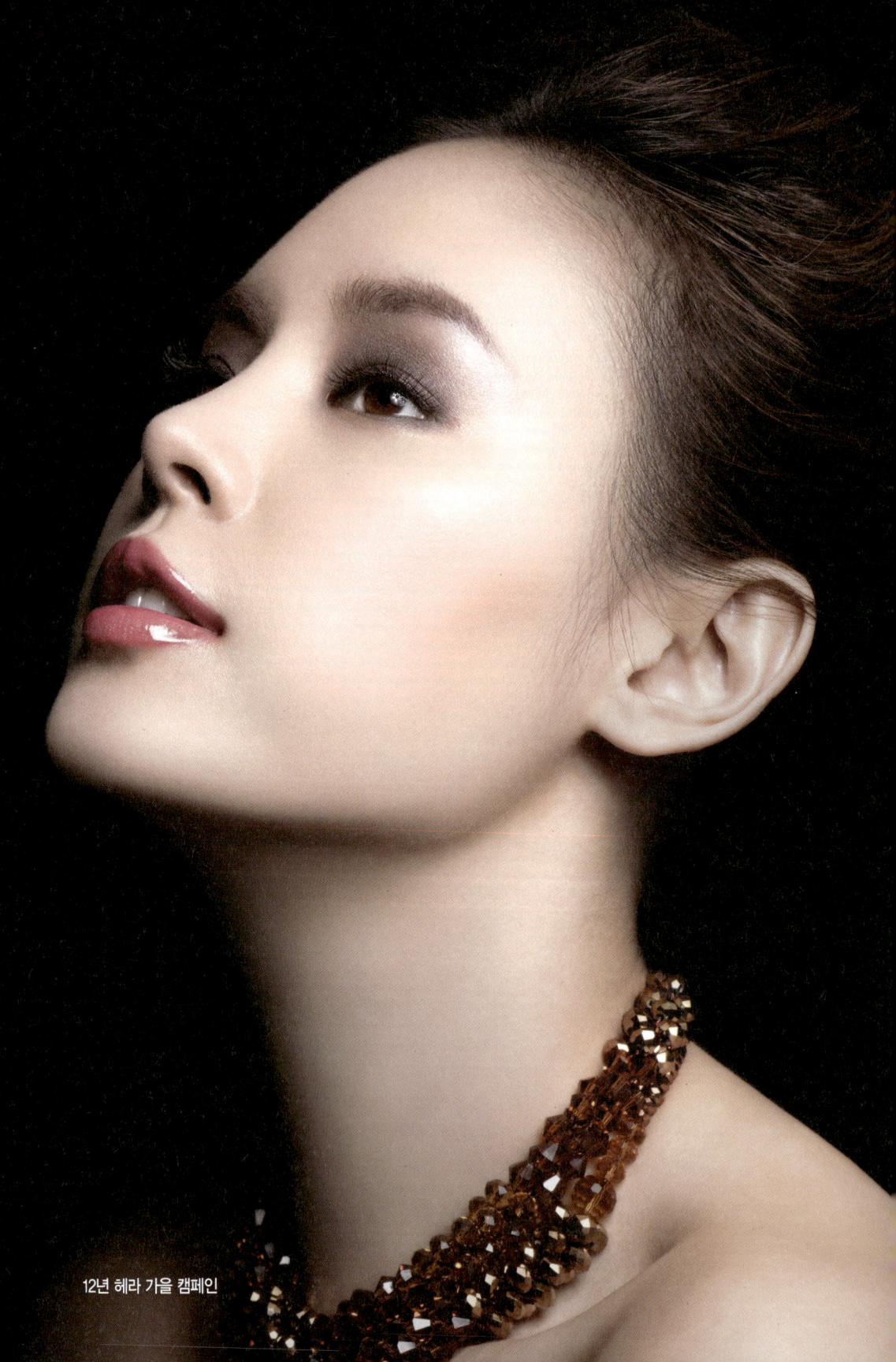

12년 헤라 가을 캠페인

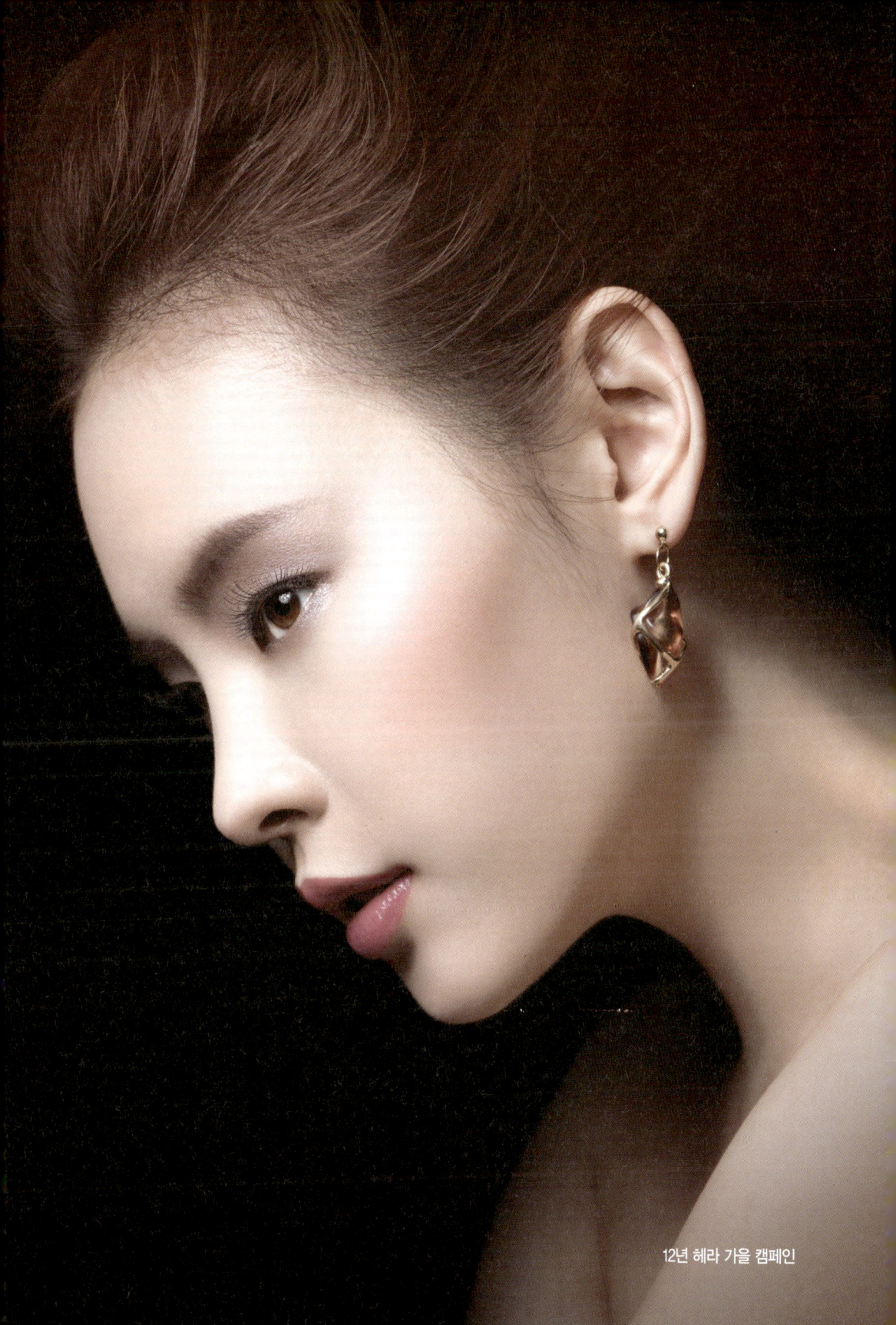

EPILOGUE

나는 이런
메이크업 아티스트가
되고 싶다

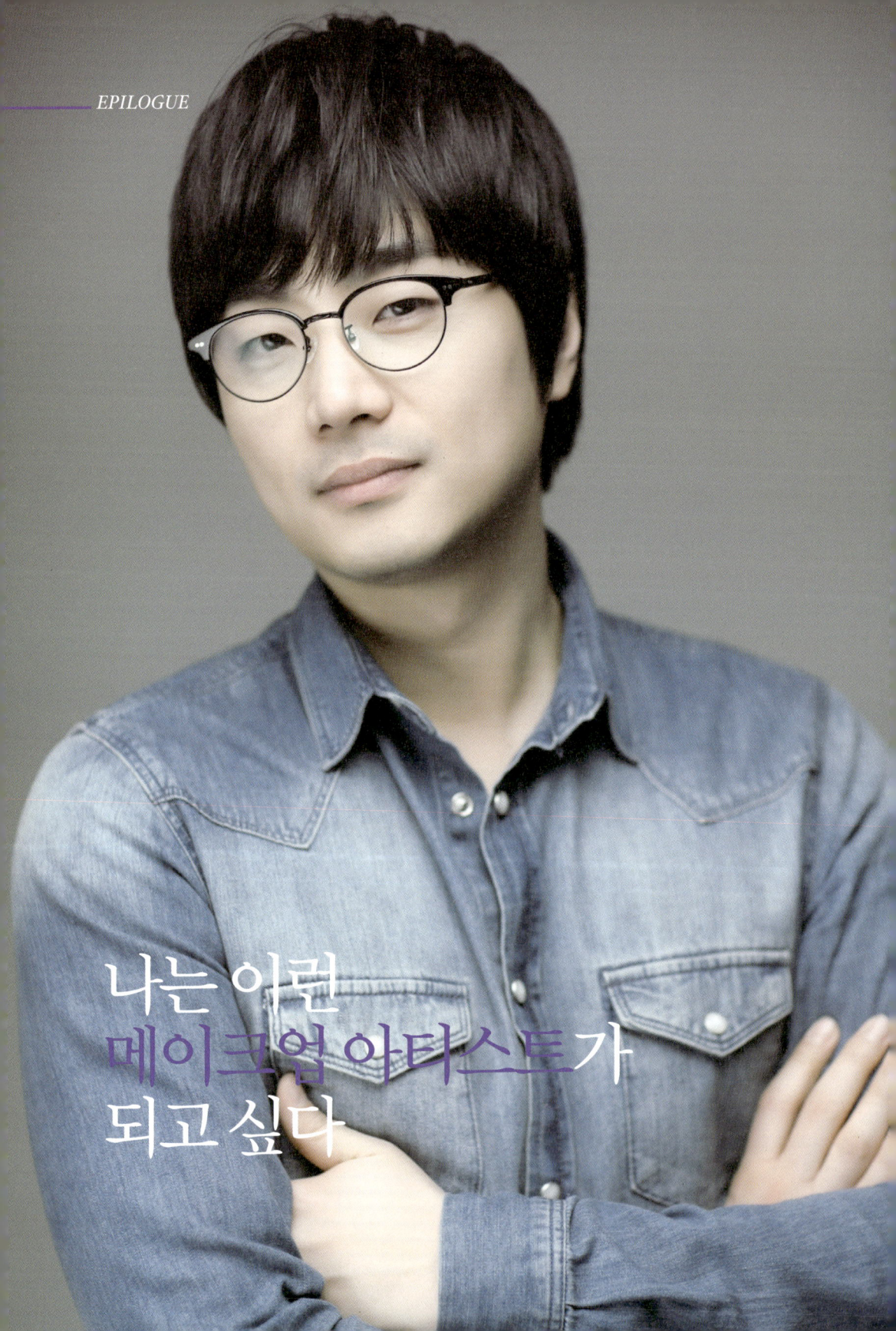

지난 3월, On Style 방송 '프로젝트 런웨이 코리아(프런코) 시즌 4' 촬영을 마쳤다. 시즌 2부터 참여했으니 벌써 3년째 출연이다. 잘 알려진 바와 같이 프런코는 창의적이고 독특한 신인 디자이너를 뽑는 방송 프로그램이다. 나는 무대 뒤 모델들의 메이크업과 의상에 맞는 메이크업을 컨설팅하는 '메이크업 멘토' 역할을 하고 있다.

오디션 형식의 프런코 방송 현장은 정말 열정적이다 못해 불꽃이 튀는 것 같은 긴장감의 연속이다. 디자이너들은 쉴 새 없이 미션을 수행하기 위해 뛰어다니고 밤을 새워 의상을 완성한다. 방송에서는 편집이 많이 이루어진 상태로 나가고 표정관리도 해야 하기 때문에 아닌 척하고 지켜보지만, 그 현장에서 놀라움을 감출 수가 없을 때가 많다. 이 하루 만에 어떻게 저런 완벽한 의상을 구상하고 또 제작해내는지 감탄사가 절로 나오는 것이다. 젊고 멋진 참가자들 사이에서 나도 자극을 받고 힘을 더 얻곤 한다.

이처럼 치열한 현장에서 좀처럼 긴장하지 않는 나도 조금 떨리기까지 한다. 디자이너들의 감각과 예민함은 바쁘게 무대에 의상을 올리기 전, 백스테이지에서 더욱 폭발한다. 전쟁통과 같은 백스테이지는 어떤 쇼에서든 같은 모습이지만, 이겨야만 살아남는 오디션 형식의 프런코에서는 특히 더욱 살벌해질 수밖에 없다. 그래서 디자이너들은 더욱 강하게, 특이하게 메이크업 해줄 것을 요구하기도 한다.

프로젝트 런웨이 코리아 촬영은 나에게 좋은 자극제가 되는 경험이다. 우승을 꿈꾸며, 또 눈빛을 반짝이며 나와 대화를 나누는 참가자들을 보면서 내가 처음 메이크업을 시작할 때를 떠올린다. 대책 없이 뜨거웠던 시절을 말이다.

EPILOGUE

이 일은 수많은 상상력과 감성을 자꾸 퍼내는 일이다. 그래서 크리에이터들은 늘 아이디얼한, 이상적인 영감을 갈구한다. 처음 이 책을 쓰기 시작했을 때의 고민은 '어떻게 하면 좀 더 차별화된 내용을 쉽게, 그리고 꼭 필요한 것들을 중심으로 담을 수 있는가' 하는 것이었다. 그래서 엄청난 양의 원고를 쓰고 지우기를 반복하며 이 책을 마무리할 때까지 그 모든 것을 다 담아내었나 하는 끊임없는 고민을 했다.

어떤 브랜드든 화장품 개발에 참여하는 사람들은 매 시즌마다 고민에 고민을 거듭하며 상품에 신경을 쓰지만, 나는 이 책의 첫 부분에도 이야기했듯 자신의 장점을 부각시키고 오래도록 그 이미지를 유지해갈 것을 권한다. 그래서 화장품 또한 자신에게 잘 맞는 것을 찾기 위한 시도를 부지런히 하고, 그것을 찾았다면 계절에 맞는 약간의 변화들만 시도하면서 베이스를 잘 유지해가라고 말해준다.

'화장품의 성분이 다 거기서 거기이고, 발색도 호수에만 맞춰 쓰면 되는 거 아닌가?'라고 이야기하지 말기를. 같은 21호라 하더라도 화장품마다 색깔이 다 다르고, 색조 또한 '핑크'라고 표현되는 이 색에도 수만 가지 차이가 있다는 사실. 따라서 지금부터 내 얼굴에 가장 어울리는 화장품을 찾아 나서자. 그리고 화장품을 선택할 때, 피부에 관련된 것은 정말 신중히 내 피부타입과 지속성을 잘 따져야 하고, 색조 또한 내 원래 색깔과 조합이 될 때 어떻게 발색이 되는지(입술 색깔에 따라 같은 색깔의 립스틱도 상당히 다르게 표현된다)를 잘 고려하여 선택해야 한다.

그 외 화장품도 마찬가지다. 아이라이너나 볼터치 하나까지도…… 20대만 즐기고 끝낼 것이 아니라, 30대가 되어도, 또 그 이후가 되어도 그에 맞는 고혹적인 내 모습을 유지하고 싶다면 신중, 또 신중해야 한다. 내 얼굴은 아무렇게나 그렸다 다시 하얗고 뽀얗게 지워버릴 수 있는 도화지가 아니지 않던가.

나는 화장을 하는 사람이자 화장품을 만드는 사람으로서 여성의 아름다움에 대한 책임이 있다고 생각한다. 그래서 나의 꿈 또한 아트 디렉터로서 좀 더 나은, 피부 건강에 도움이 되면서도 아름답게 만들 수 있는 화장품을 개발하는 것이다. 더불어 한국의 정서가 담긴, 우리나라의 이야기가 담긴 제품을 개발하기 위해 노력하고 있다. 화장품의 제형이나 용기 등을 개발할 때면 '왜 우리는 서양에서 이미 만들어져 있는 폼을 그대로 쓰거나 변형해서 따라 해야만 할까?'를 늘 고민하게 되기 때문이다. 그래서 전통적이고 한국적이며 그 무엇보다 아름다운 이 한국의 면면을 화장품을 통해 보여줄 수는 없을까, 하는 생각을 숙제처럼 달고 산다.

언젠가 한국의 여성상에 맞는, 오묘하고도 진한 감성을 메이크업에 녹여내는 작업을 꼭 해보고 싶다. 그것이 제품이든, 메이크업을 통해서든 말이다. 이런 내 꿈이 어쩌면 조금 엉뚱하게 느껴질지도 모른다. 나는 가장 현대적이고 모던한 이미지를 추구하는 화장품 현장에서 일하고 있으니 말이다. 그러나 세련됨의 대명사처럼 쓰이는 '프렌치 시크'처럼, 한 집단의 자유로운 정신과 아름다운 문화가 담긴 용어가 우리나라에서 도 꼭 파생되었으면 하는 바람은 오랜 나의 꿈이기도 하다.

이 책을 마무리하며, 아직 다 담아내지 못한 남은 이야기들을 다음 책에 기약할까 한다. 그때까지 더 많이 배우고 더 많이 성숙해져, 모든 여성들이 자신의 매력을 자신 있게 뽐낼 수 있게 하는 데 더 많은 역할을 할 수 있기를. 다시 한 번 스스로에게 다짐해본다.

Special thanks to…

모델 : 김보령, 박수희, 박소민, 정연실
포토 : 김필립
디자인 : 박앤
일러스트 : 신종우

*STYLE
EYES*